Kiefergelenk und Kaustörungen

Manuela Motzko
Melanie Weinert
Ulrike Albrecht
(Hrsg.)

Kiefergelenk und Kaustörungen

Ein multidisziplinäres Praxisbuch

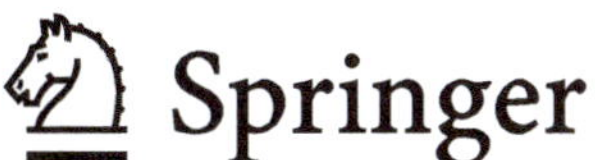

Hrsg.
Manuela Motzko
Kölner Dysphagiezentrum
Köln, Deutschland

Melanie Weinert
Kölner Dysphagiezentrum
Köln, Deutschland

Ulrike Albrecht
Stuttgart, Deutschland

ISBN 978-3-662-59209-0   ISBN 978-3-662-59210-6   (eBook)
https://doi.org/10.1007/978-3-662-59210-6

Die Deutsche Nationalbibliothek verzeichnet diese Publikation in der Deutschen Nationalbibliografie;
detaillierte bibliografische Daten sind im Internet über http://dnb.d-nb.de abrufbar.

Vorwort

Schon wieder ein Buch über CMD (= Craniomandibuläre Dysfunktion)?

Nein, das war nicht unsere Idee für dieses Buch. Die Idee zu diesem Fachbuch ist aus unserer täglichen Arbeit mit Betroffenen entstanden, die insbesondere dann von einer Behandlung ihrer Kiefer- und Kaufunktionsproblemen profitieren, wenn die Therapie multiprofessionell erfolgt und der gesamte Körper in seiner Haltung, Bewegungskompetenz und seinen muskulären Tonusverhältnissen mitbetrachtet und bei Bedarf mit behandelt wird.

Uns, als Herausgeberinnen und Autorinnen, sowie allen Mitautorinnen und Mitautoren dieses Buches ist es ein Anliegen, interessierten Ärzten (gleichwohl Zahn- sowie Humanmedizinern unterschiedlicher Fachrichtungen) und Therapeuten (Logopäden, Schlucktherapeuten, Ergo- und Physiotherapeuten, Osteopathen) die Bedeutung des Kiefergelenks, der Kieferstellung zueinander und der Kieferfunktion sowie die Rolle der Zunge im Gefüge nahezubringen und in funktioneller Verbindung mit dem gesamten Körpersystem darzustellen. Ein spezifischer Blick wird auf die Konsequenzen geworfen, die sich aus den unterschiedlichen Pathologien für den Schluckablauf ergeben.

Eine Kieferöffnung sowie ein -schluss muss bereits im Übergang von der präoralen zu den oralen Schluckphasen funktionieren. In der oralen Vorbereitungsphase hat die Kiefer- und Kaufunktion, ebenso wie die Funktion der Zunge, maßgebliche Anteile am Gelingen der Bolusvorbereitung und damit Einfluss auf alle weiteren Schluckphasen. Welche Bedeutungen haben Zahnerhalt, Zahnstatus, kieferorthopädische Veränderungen, das Alter, Tumorbehandlungen im Bereich von Mund und Kiefer sowie Mehrfachbehinderung und Veränderungen der Wahrnehmung und Kognition in Bezug auf Kiefer- und Kaufunktionsstörungen?

In den vergangenen Jahren unserer Berufstätigkeit hat sich immer deutlicher gezeigt, wie hilfreich es ist, bereits in der Analyse der individuellen Funktionsveränderung des Patienten sehr „breit" zu schauen und dabei unterschiedliche „Fachbrillen" aufzusetzen. Was hat die jeweilige Symptomatik aus zahnärztlicher, kieferorthopädischer oder funktionell therapeutischer Sicht für eine Bedeutung, wie ist sie für den Patienten zu verstehen?

Wenn wir besser verstehen und Zusammenhänge erkennen können, besteht die Chance, gezielte therapeutische Maßnahmen, als Arzt oder als Therapeut anzubieten.

Dieses praxisbezogene Fachbuch bietet somit auch einen breiten Blick in die unterschiedlichen therapeutischen Maßnahmen, die zur Verfügung stehen, um gezielte Hilfen in der Behandlung verschiedener Kiefer- und Kaufunktionsstörungen anzubieten.

Es wird weder der Anspruch auf Vollständigkeit erhoben, noch wird das Ziel verfolgt, dass sich der Leser über das Buch alle therapeutischen Maßnahmen selber aneignen kann, um alleine „optimal" zu behandeln. Vielmehr besteht der Wunsch darin, Kollegen aus anderen Fachbereichen in den Behandlungsprozess mit dem Patienten hinzuzuziehen und gemeinsam/parallel zu behandeln. Eine weitere Erfahrung aus vielen Jahren Arbeit mit Patienten ist, dass multiprofessionelle Therapien im „Parallelprozess" hochwirksam sein können, weil die Symptomatik zugleich aus verschiedenen Blickwinkeln behandelt wird, aber das gleiche Ziel im Fokus steht.

Wir freuen uns, dass es uns gelungen ist, engagierte Mitautoren zu finden, die ähnlich denken und ebenso wie wir Verfechter der multiprofessionellen Therapie sind. Ein herzliches Dankeschön allen, die dazu beigetragen haben, dass dieses Fachbuch entstehen konnte und die Hürden, die sich zwischendurch aufgetan haben, kreativ zu überwinden!

Ulrike Albrecht
Manuela Motzko
Melanie Weinert
Köln
im Frühjahr 2019

Inhaltsverzeichnis

Herausgeber- und Autorenverzeichnis

Über die Herausgeber

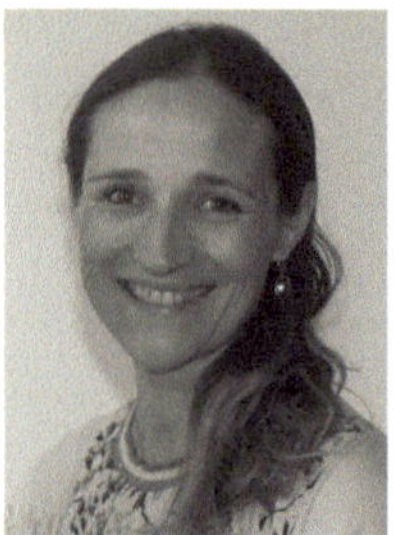

Manuela Motzko

Frau Motzko ist seit 1996 Logopädin und arbeitete zunächst einige Jahre Vollzeit an der Uniklinik Köln Klinik für HNO-Heilkunde und Phoniatrie, mit angeschlossenem Konsiliardienst an weiteren Kliniken der Universität zu Köln (Kinderklinik, Intensivstationen, etc.). Im Rahmen dieser Tätigkeit lernte sie Frau Weinert kennen und gründete mit ihr 2002 außerhalb und parallel zur Tätigkeit an der Uniklinik das Kölner Dysphagiezentrum. Dies versteht sich gleichermaßen als Fachinstitut für Menschen mit Schluckstörungen sowie Fort- und Weiterbildungsinstitut. Schwerpunkt ihrer Arbeit ist die Behandlung von Menschen mit Kau-, Schluck-, Sprech- und Stimmstörungen nach Kopf-Hals-Tumoren sowie funktionellen Stimmstörungen. Sie ist stellvertretende Vereinsvorsitzende des 2012 gegründeten Vereins für Menschen mit Schluckstörungen e. V. und unterstützt fachlich eine 2018 ins Leben gerufene Selbsthilfegruppe für Menschen mit Schluck- und Sprechproblemen nach Kopf-Hals-Tumoren.

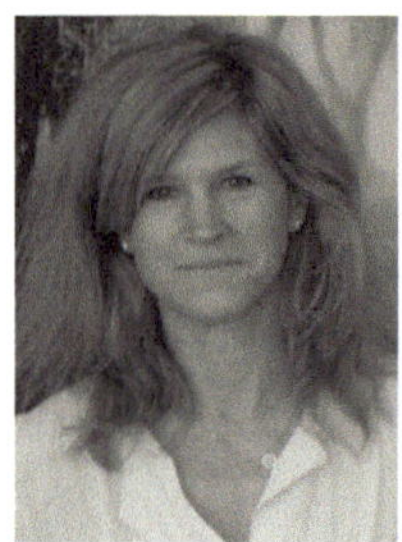

Melanie Weinert

Frau Weinert studierte an der Universität zu Köln Sonderschullehramt (Staatsexamen 1996), dann absolvierte sie ein weiteres Studium „Sprachheilpädagogik" (Diplom 1998). Sie arbeitete zunächst einige Jahre in der Universitätsklinik Köln in der Klinik für Neurologie (mit Akut- und Intensivstation) sowie in der allgemeinen Neurologie und konsiliarisch in der Psychiatrie. Im klinischen, fachübergreifenden Arbeiten lernte sie Frau Motzko kennen und gründete mit ihr 2002 das Kölner Dysphagiezentrum (zunächst in Teilzeit, später in Vollzeit). Dies versteht sich gleichermaßen als Fachinstitut für Menschen mit Schluckstörungen sowie Fort- und Weiterbildungsinstitut. Schwerpunkt ihrer Arbeit ist die Behandlung von Erwachsenen, Kindern und Jugendlichen mit Kau-, Schluck- und Sprechstörungen neurologischer Genese, psychischen/psychosomatischen Ursprungs, sowie Wahrnehmungs- und Entwicklungsbehinderungen. 2004 schloss sie eine berufsbegleitende Ausbildung als psychoanalytisch-systemische Einzel-, Paar- und Familienberaterin ab und beendete 2008 ihre Promotion. 2012 gründete sie mit Frau Motzko, Ärzten, Juristen und anderen Fachleuten den „Verein für Menschen mit Schluckstörungen e. V."

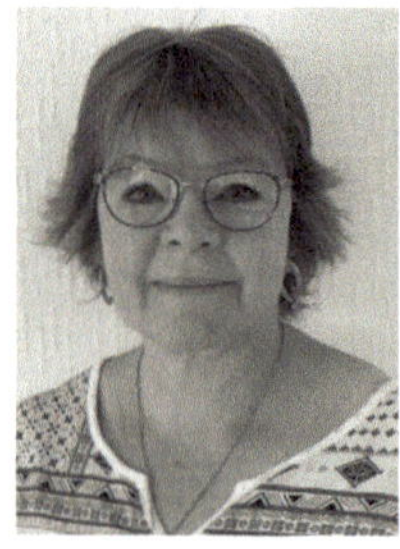

Ulrike Albrecht

Frau Albrecht ist seit 1986 Physiotherapeutin. Während ihrer physiotherapeutischen Tätigkeit hat sie verschiedene Zusatzqualifikationen, u. a. in der Funktionellen Bewegungslehre, Manuellen Therapie, Med. Trainingslehre, Bobath, PNF und Psychomotorik erworben. Ab 1995 hat sie eine osteopathische Ausbildung an der IFAO und an der Gottfried Gutmann Akademie sowie an der DAOM absolviert. In 2005 hat sie ihr Studium zur Dipl.-Physiotherapeutin (FH) beendet und mit ihrer Diplomarbeit den Innovationspreis der BKK Hessen 2005 gewonnen. Heute arbeitet Frau

Albrecht zusammen mit ihrem Mann in eigener osteopathischer Praxis in Stuttgart. Sie unterrichtet an der Reutlinger Gesundheitsakademie, der ISBA-Internationale Studien- und Berufsakademie der Kolping Berufsfachschulen für Physiotherapie in Stuttgart und ist, zusammen mit Frau Jana Sobo (Logopädin) und ihrem Mann Klaus Albrecht, Mitbegründerin von OsLo-Osteopathie und Logopädie, einem interdisziplinären Therapieansatz für Menschen mit Stimm-, Schluck- und myofunktionellen Problemen.

Autorenverzeichnis

Klaus Albrecht
Stuttgart, Deutschland

Ulrike Albrecht
Stuttgart, Deutschland

Dr. Dr. Anna Greta Barbe
Uniklinik Köln,
Köln, Deutschland

Dr. med. dent. Tobias Klur
Uniklinik Köln,
Köln, Deutschland

Birgit Kumbrink
Dortmund, Deutschland

Anna Littwin
Quedlinburg, Deutschland

Manuela Motzko
Kölner Dysphagiezentrum- Reha & Wissen,
Köln, Deutschland

Dr. hum. biol. Peter Nydahl
Pflegeforschung Universitätsklinikum Schleswig-Holstein Campus Kiel,
Kiel, Deutschland

Dr. med. dent. Markus Spalek
Reutlingen, Deutschland

Wiebke Wasilewski
Witten, Deutschland

Dr. rer. medic. Melanie Weinert
Kölner Dysphagiezentrum- Reha & Wissen,
Köln, Deutschland

Einführung ins Thema – Kauen und die Evolution des Menschen

Manuela Motzko

Literatur – 3

© Springer-Verlag GmbH Deutschland, ein Teil von Springer Nature 2019
M. Motzko, M. Weinert, U. Albrecht (Hrsg.), *Kiefergelenk und Kaustörungen*,
https://doi.org/10.1007/978-3-662-59210-6_1

Kauen ist in der Natur nicht selbstverständlich. Nicht jedes Lebewesen kaut seine Nahrung. Einige schlingen ihre Beute im Ganzen herunter, wie zum Beispiel einige Schlangenarten, Reptilien oder Fische. Bei ihnen erledigt der Magen-Darm-Trakt alles weitere, um an die für den Körper lebenswichtigen Nährstoffe zu gelangen. Wiederum andere reißen mit ihren starken Zähnen oder Schnäbeln Teile ihrer Beute ab und schlucken sie gestückelt herunter. Wiederkäuer kauen sogar zweimal oder noch häufiger, da ihr Speiseplan besonders hartnäckige zellulose-faserige Bestandteile enthält, die durch das Kauen/Mahlen mit den Zähnen erst richtig aufgeweicht werden können.

Das Kauen – auch Mastikation genannt – dient dazu, die Nahrung so zu präparieren, dass im weiteren der Verdauungsapparat alle wichtigen Nährstoffe einfacher herausfiltern kann. Wir sprechen im sprichwörtlichen Sinne auch davon, dass „gut gekaut halb verdaut" ist:

> **Die Verdauungsarbeit beginnt bereits im Mund!**

Während des Kauvorganges, der ein wichtiger Bestandteil der oralen Vorbereitungsphase des Schluckvorganges ist, werden die festen Speisen zerkleinert/zermahlen und mit Speichel vermengt.

Exkurs: Speichel und Speicheldrüsen

Es gibt drei große Speicheldrüsen: (1. Glandula parotis, 2. Glandula submandibularis, 3. Glandula sublingualis), die anatomisch gesehen an strategisch wichtigen Bereichen angesiedelt sind: direkt neben den Kiefergelenken (1), nahe des Hyoids (2) und direkt unter der Zunge im Mundboden (3). Durch Kau- und Zungenbewegungen werden die Speicheldrüsen aktiviert und sondern ihr Sekret über kleine Ausführungsgänge in die Mundhöhle ab. In der Mundhöhle sind weitere kleine Speicheldrüsen verteilt, die die Arbeit der großen Drüsen unterstützen und unterschiedliche Mundbereiche befeuchten (Gühring und Barth 2014). Weitere Aspekte zum Speichel und dessen Funktion werden in ▶ Abschn. 4.6.2 erläutert.

Die menschenähnlichen affenartigen Vorfahren des heutigen Menschen haben immer schon gekaut. Die Analyse von Schädelfunden kann Aufschluss über den damals angesagten Speiseplan geben. So gibt die Anatomie des Schädeldachs (hier besonders das Vorhandensein eines knöchernen Scheitelkamms, an dem die extrem ausgeprägte seitliche Kaumuskulatur ansetzte) und des breit ausladenden Jochbeins ebenso Auskunft über die Kautätigkeit wie die Größe der Backenzähne und die Struktur des übrigen Gebisses (Schneide- und Eckzähne). Wahrscheinlich ernährten sich unsere Vorfahren zunächst von Pflanzen, Nüssen und Schalenfrüchten, was die ausgeprägten Mahlzähne beweisen. Einige Linien unserer Vorfahren zeigten einen weniger ausgeprägten frontalen Gesichtsschädel und das Fehlen eines Scheitelkamms, aber dafür größere Schneidezähne und kleinere Backenzähne. Hier liegt der Verdacht nahe, dass diese Spezies sich von weicherer Nahrung und auch Fleisch (Aas oder auch selbst gejagtes Fleisch) ernährten. Interessant ist die These, dass erst der Verzehr von Fleisch als tierischer Eiweißlieferant dazu geführt hat, dass sich „unser" menschliches Gehirn zu dem hochleistungsfähigen „Computer" entwickeln konnte, was es heutzutage ist (▶ www.evolution-mensch.de).

Somit könnte man sagen, dass Kauen, Speiseplan und Hirnentwicklung maßgeblich in unserer evolutionären Entwicklung zum Homo sapiens miteinander verquickt waren, gekoppelt mit der Entdeckung des Feuers und der damit verbundenen Möglichkeit, Speisen und vor allem Fleisch noch einfacher zuzubereiten, bekömmlicher und auch haltbarer zu machen.

Auch die Entwicklung des Sprechens bzw. der stimmhaften Kommunikation scheint mit der Kaufunktion verbunden. Rotatorische Bewegungen des Unterkiefers und der Zunge beim Kauen könnten zusammen mit der einsetzenden Stimmproduktionsmöglichkeit aufgrund eines tiefer gelegenen Hyoids und Kehlkopfes einer aufrecht laufenden Spezies dazu geführt haben, dass unsere Vorfahren auch komplexere Laute produzieren konnten. In Koppelung mit der Ausprägung eines immer leistungsfähigeren Großhirns konnten einfache Laute immer weiter ausdifferenziert und reproduziert werden – Sprechen und Sprache entstand vielleicht nur „weil unsere Vorfahren zusammen am Feuer gesessen, das Mammut geteilt und dabei mit vollem Mund genussvoll und lautstark gekaut haben!"

Es kursieren verschiedenste Theorien zum Sprachursprung – keine wird man definitiv beweisen können, eines ist jedoch klar, ohne die Entwicklung von sozialen Gefügen sowie von anatomischen und kognitiven Voraussetzungen wäre der Mensch nicht so weit gekommen.

Literatur

Gühring W, Barth J (2014) Anatomie – Grundwissen für Zahntechniker, 6. korrigierte Auflage. Verlag Neuer Merkur, Planegg, S 104–108.

Weiterführende Literatur
► www.evolution-mensch.de

Anatomie der Zähne

Markus Spalek

© Springer-Verlag GmbH Deutschland, ein Teil von Springer Nature 2019

M. Motzko, M. Weinert, U. Albrecht (Hrsg.), *Kiefergelenk und Kaustörungen*,

https://doi.org/10.1007/978-3-662-59210-6_2

Eine gemeinsame Sprache hilft, sich mit Fachkollegen auszutauschen. Die Kenntnis über spezifische Fachbegriffe ermöglicht es aber auch dem Fachfremden, sich in ein Fachsimpeln und in Gespräche einzuschalten und zu verstehen. Das folgende Kapitel erläutert dem Leser die wichtigsten zahnmedizinischen Begriffe und hilft dabei, eine Basis für die Kommunikation mit der zahnmedizinischen Zunft aufzubauen oder zu erweitern.

2.1 Zahnschemata

Es gibt international unterschiedliche Zahnschemata. Im Folgenden wird das in Deutschland gebräuchliche Zahnschema der „Fédération Dentaire Internationale" dargestellt.

> **Die Definition von links und rechts:** Die Bezeichnung von Links und Rechts erfolgt immer aus Sicht des Patienten (Abb. 2.1). Betrachtet man den Patienten und die Zähne von vorne, ist daher ein Umdenken erforderlich!

Der Mund wird von Zahnärzten zur Definition der Zähne in vier Quadranten (Viertel) eingeteilt (Abb. 2.2):

> **Die Zählung der bleibenden Zähne beginnt rechts oben mit dem 1. Quadranten. Die Bezeichnung der weiteren Quadranten erfolgt von vorne gesehen im Uhrzeigersinn, bei den bleibenden Zähnen bis zum 4. Quadranten.**

Die Bezeichnung von Milchzähnen (Abb. 2.3) erfolgt (im Gegensatz zu den adulten Zähnen, Abb. 2.4) durch ein Weiterzählen der Quadranten. Der obere rechte Quadrant im Milchgebiss

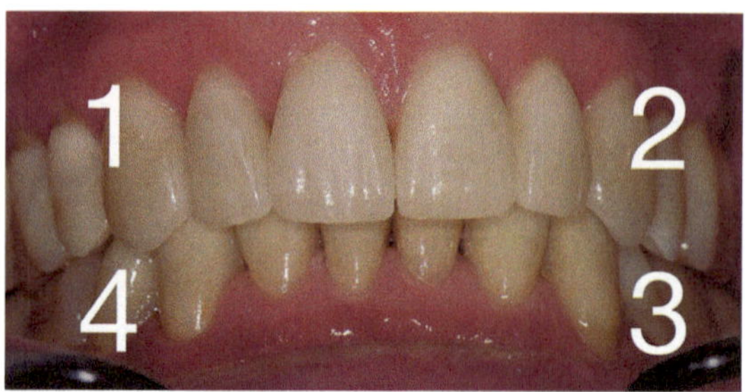

■ **Abb. 2.2** Die Bezeichnung der Quadranten im adulten Gebiss. Rechts oben der erste Quadrant und dann folgend im Uhrzeigersinn die Quadranten 2 bis 4

hat daher die Nummer 5, der untere rechte die Nummer 8.

Die einzelnen Zähne werden, beginnend mit dem mittleren Schneidezahn, von vorne bis hinten durchnummeriert. Der mittlere Schneidezahn wird mit der „Eins" bezeichnet, der Weisheitszahn mit „Acht".

Beispiel

Der mittlere, obere Schneidezahn der rechten Seite des Patienten hat die Bezeichnung 11. Gesprochen wird die Bezeichnung in einzelnen Zahlen, in diesem Beispiel „eins-eins". Der untere linke Milch-Eckzahn hat die Bezeichnung „73", gesprochen „sieben drei".

2.1.1 Funktionelle Zahngruppen

Das menschliche Gebiss ist in unterschiedliche funktionale Zahngruppen eingeteilt (Abb. 2.5).

Die **Schneidezähne** des Ober- und Unterkiefers dienen dem Abtrennen von Nahrung. Sie sind funktional im Kau- und Schluckvorgang für die Orientierung des Unterkiefers nach vorne verantwortlich.

Die **Eckzähne** sind funktional für die seitliche Orientierung des Kauvorganges verantwortlich. Aufgrund der Länge im Verhältnis zu den Schneidezähnen sind sie keine „Reißzähne".

> **Die Eckzähne und die Schneidezähne sind das Navigationssystem des Unterkiefers und steuern maßgeblich das Bewegungsmuster der Kaumuskulatur.**

Die kleinen Backenzähne (**Prämolaren**) dienen der „Vor-Zerkleinerung" der Nahrung. Sie übernehmen zusammen etwa 10 % der Kauleistung.

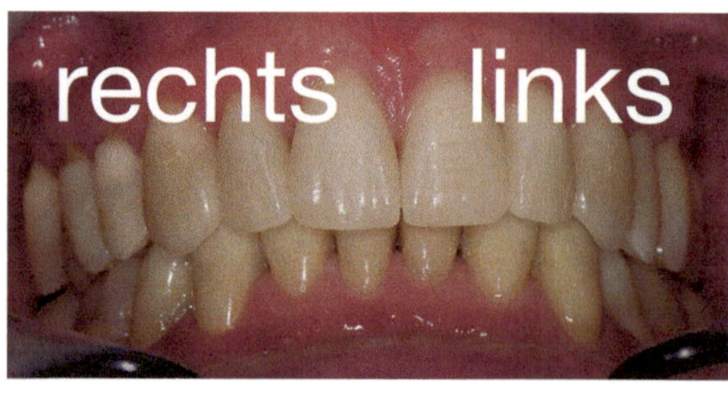

■ **Abb. 2.1** Rechts und links werden immer aus der Sicht des Patienten benannt

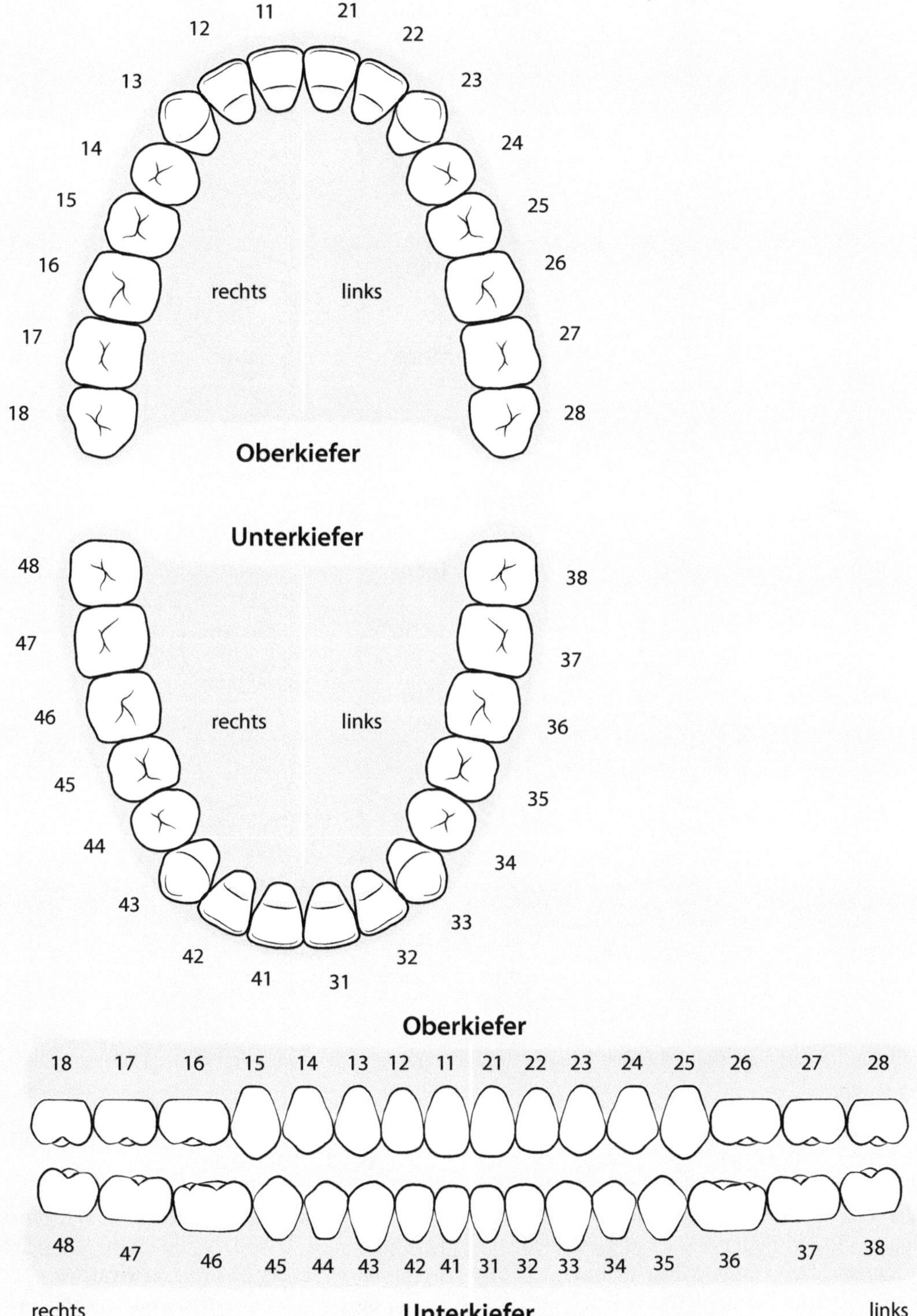

Abb. 2.3 Bezeichnung der Milchzähne nach dem Zahnschema der „Fédération Dentaire Internationale"

2

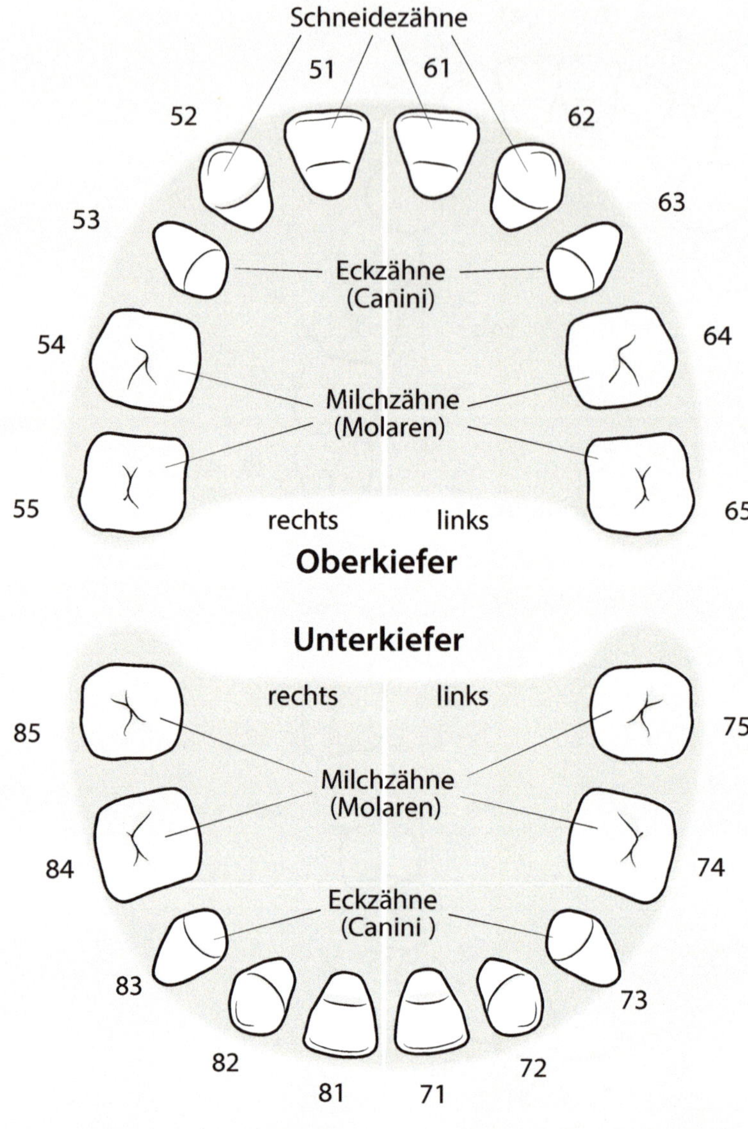

◘ **Abb. 2.4**   Bezeichnung der bleibenden Zähne nach dem Zahnschema der „Fédération Dentaire Internationale"

Die großen Backenzähne (**Molaren**) verrichten die Hauptarbeit beim Kauen, bevor die zerkleinerte Nahrung geschluckt wird. Der erste Molar (Zahn Nr. 6) übernimmt etwa 80 % der Kauleistung und bildet daher das Hauptzentrum des Kauens. Der zweite Molar (Zahn Nr. 7) ist mit etwa 10 % an der Kauleistung beteiligt.

Die **Weisheitszähne** sind entwicklungsgeschichtlich in der Rückbildung begriffen. Sie sind die am häufigsten nicht angelegten Zähne mit der größten Variabilität in ihrer Lage und Form. Sie sind für die Kauleistung nicht relevant.

2.1.2 Bezeichnung der Zahnanteile und -flächen

Die in der Zahnmedizin gebräuchlichen Richtungsbezeichnungen (◘ Abb. 2.6) unterscheiden sich teilweise von den in der Medizin verwendeten.

So sprechen Zahnärzte von **„mesial"**, wenn eine Zahnfläche in Richtung der Mitte des Zahnbogens zeigt, was auch die nach vorne zeigenden Flächen der Backenzähne betrifft.

„**Distal**" bezeichnet die Zahnflächen, die von der Mitte des Zahnbogens weg zeigt.

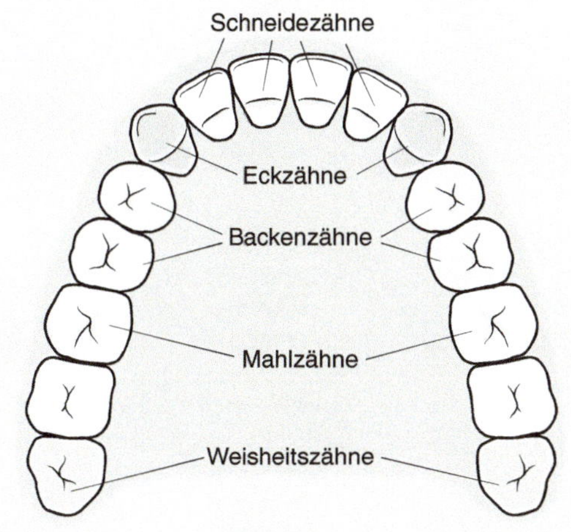

Abb. 2.5   Die funktionellen Zahngruppen

2.1.3 Aufbau der Zähne

Die Zähne bestehen aus dem in die Mundhöhle ragenden Teil, der Zahnkrone, und dem unteren, im gesunden Gebiss mit dem Knochen verbundenen Teil, der Zahnwurzel. Der Übergang von Krone zu Wurzel wird als Zahnhals bezeichnet (■ Abb. 2.7). Das Dentin bildet den größten Volumenanteil der Zähne. Es ist der Kern der Zahnkronen und der Zahnwurzeln. Während die Zahnkronen mit Schmelz überzogen in den Mund ragen und den sichtbaren Teil der Zähne ausmachen, reichen die Zahnwurzeln in die Knochenfächer (Alveolen) der Kiefer und sind über das Parodont mit dem Knochen verbunden.

Die einander zugewandten Flächen zweier Zähne werden **„Approximalflächen"** genannt, der zwischen zwei Zähnen liegende Raum **„Approximalraum"**.

Die Kauebene wird als „Okklusionsebene" bezeichnet, die Berührung der Zähne von Ober- und Unterkiefer beim Zubeißen als „statische Okklusion", die Bewegung der Kiefer gegeneinander wird (neuer) als „dynamische Okklusion" oder (älter) als „Artikulation" bezeichnet.

2.1.4 Zahnschmelz

Der Zahnschmelz ist die härteste von lebenden Organismen gebildete Substanz. Er besteht aus einzelnen Schmelzprismen, die durch eine Matrix aus organischer Substanz miteinander verbunden sind. Die Ausrichtung der Schmelzprismen läuft von der Zahnoberfläche gerade in Richtung Dentin. Durch den kombinierten Aufbau von organischer Matrix und anorganischen Kristallen wird eine außergewöhnliche Kombination von Härte und Elastizität erreicht. Die

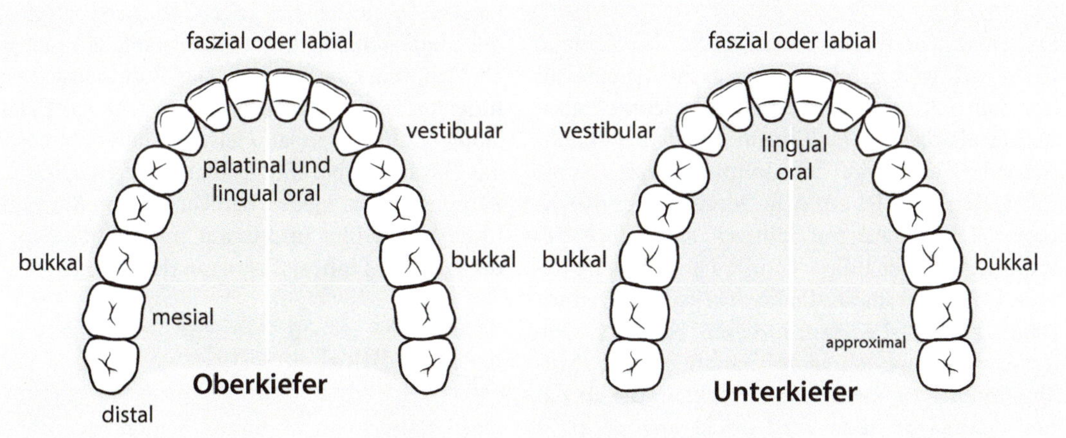

Abb. 2.6   Bezeichnung der Zahnflächen

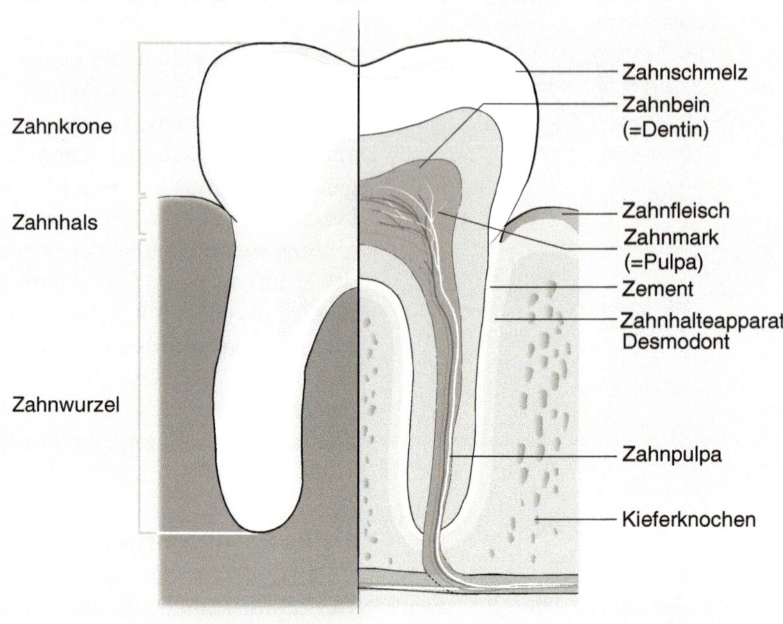

◘ Abb. 2.7   Der Aufbau eines Zahnes

einzelnen Prismen sind wie Stempel gegeneinander leicht beweglich.

Die Backenzähne, Molare wie Prämolare, besitzen auf der Kaufläche fein zulaufende Vertiefungen. Diese werden als Fissuren bezeichnet.

2.1.5 **Zahnbein (Dentin)**

Das Dentin bildet die innere, harte Zahnschicht. Es besitzt weit größere, organische Anteile als der Zahnschmelz und ist dadurch deutlich elastischer als dieser. Das Dentin bildet den stabilisierenden Unterbau des Zahnschmelzes. Es ist mit feinen Kanälchen, den Dentintubuli, durchzogen. Diese sind mit feinsten Ausläufern des Zahnnerven, der Pulpa, gefüllt. Die Schmelzprismen stoßen direkt an die hoch sensiblen Dentintubuli. Damit ist es dem inneren Sensoriksystem der Zähne möglich, eine extrem genaue Tastempfindung zu entwickeln. Druck auf die einzelnen Schmelzprismen wird direkt an durch die Dentintubuli von der Pulpa wahrgenommen. Die Dentintubuli ermöglichen es der Pulpa (s. u.),

Druck und Spannungen in der Zahnsubstanz genau zu messen.

2.1.6 **Zahnmark (Pulpa)**

Der außen sehr starr wirkende Zahn besitzt ein äußerst lebendiges Innenleben. In den Wurzelkanälen befindet sich der Zahnnerv, aufgrund der unterschiedlichen Gewebeanteile richtiger als Zahnmark bezeichnet. Das Zahnmark ist der innerste Teil des Zahnes. Der Fachbegriff dafür lautet "Pulpa" (von lat. Fleisch). Die Pulpa besteht aus Bindegewebe, Blutgefäßen, Nervenzellen und Lymphgefäßen. Neben der Versorgung des Zahninneren mit Blut und damit mit Nährstoffen, ist die Pulpa das innere Tastorgan der Zähne.

2.1.7 **Pellikel**

Diese äußerste, sehr dünne Schicht des Zahnes ist die wohl unbekannteste. Die primäre und sekundäre Pellikel, die die sich während der

Zahnentwicklung bildende Zahnkrone überziehen, werden nach dem Zahndurchbruch durch die tertiäre Pellikel ersetzt. Diese besteht aus organischem, nicht mineralisiertem Material (Proteine aus dem Speichel, die sich auflagern). Sie ist farblos, hat eine Dicke von etwa 0,5 bis 1 µm, haftet stark an der Oberfläche des Zahnschmelzes und hat eine wichtige Schutzfunktion. An den mechanisch stark belasteten Stellen (z. B. Kauflächen) reibt sich die Pellikel ab. Durch Zähneputzen wird die Pellikel nicht entfernt. Nach einer Verletzung bildet sich diese Schicht schnell wieder neu.

2.1.8 Zahnhalteapparat (Parodont)

Die Zahnwurzel ist mit Zahnzement, auch Wurzelzement genannt, überzogen. Dieser stellt die Verbindung zwischen Dentin und den Sharpeyschen Fasern her. Die Sharpeyschen Fasern bilden in ihrer Gesamtheit die Wurzelhaut, die sichtbar wird, wenn ein Zahn gezogen wird. 1 mm^2 des Parodonts enthält ca. 28.000 Faserbündel (Rateitschak, Parodontologe). Ein gesund im Knochen verankerter Zahn wird durch diese Fasern, die kurzen Sehnen vergleichbar sind, im Alveolarknochen verankert.

Die Zähne stecken nicht verkeilt im Knochen. Knochen ist auf Druck nicht belastbar und baut sich unter Druck ab. Durch die über das Parodont wirkende Verankerungsart wird der Knochen trotz des hohen, beim Kauen auftretenden Druckes auf die Zähne, auf Zug belastet. Die Zähne sind vergleichbar mit einer Hängematte im Alveolarknochen aufgehängt. Beim Kauen lässt diese Art der Verankerung eine Beweglichkeit der Zähne im Kieferknochen von etwa 20 µm zu.

2.1.9 Funktionelle Einheit Zahn

Die Betrachtung des funktionellen Zusammenspiels der Bestandteile eines Zahnes ist äußerst interessant. Wie alles in der Natur, hat jedes Detail seinen Sinn. Der Zahnschmelz gibt der Oberfläche die extreme Härte, die im physiologischen Kauen eine über Jahrzehnte nahezu verschleißfreie Funktion ermöglicht. Unterstützt wird der Zahnschmelz vom Dentin, das dem System trotz der oberflächlichen Härte ein hohes Maß an Elastizität verleiht.

These des Autors: Die Druckempfindung (Propriozeption) der Zähne beginnt mit der minimalen Verschieblichkeit der Schmelzprismen in axialer Richtung. Diese minimalen Bewegungen werden von den in den Dentintubuli laufenden Ausläufern der Pulpa registriert und als Reiz weitergeleitet. Schematisch lässt sich die Drucksensorik des Zahnschmelzes mit den in den 1990er Jahren häufig zu findenden Nagelbrettern vergleichen: Ein Druck auf die Nägel wird von der darunter liegenden Hand sehr gut wahrgenommen.

Dieser Aufbau ermöglicht eine unglaublich feine Sensorik. Die Zähne haben, nach Erfahrung des Autors, ein Tastempfinden von unter 8 µm. Patienten, die eine funktionierende Sensorik besitzen, können Unterschiede auf der Kaufläche wahrnehmen, die mit einer 8 µm dünnen Folie nicht mehr unterschieden werden können. Auch ist es der Sensorik der Zähne möglich, flächige von punktförmigen Zahnkontakten zu unterscheiden. Voraussetzung dafür ist eine geringe Anzahl von Kontakten auf den Zähnen. Zu viele Kontakte können nur als flächiger Kontakt wahrgenommen werden. Selbst der Auftreffwinkel des Gegenzahnes wird registriert. Diese Feinheit der Sensibilität ist nicht rein mit der aus dem Parodont stammenden Sensorik zu erklären. Erst die These der Druckempfindung über einzelne Schmelzprismen lässt diese sensorische Leistung möglich erscheinen.

Nachdem die Zähne bereits kurz vor einer direkten Berührung schon „ahnen", dass gleich ein Kontakt zum Gegenzahn entsteht, wird diskutiert, welche sensorischen Fähigkeiten dieses ermöglichen. Denkbar ist eine leichte Druckerhöhung in der den Zahn benetzenden Speichelschicht, die den Druck über das Pellikel und die darunterliegenden Schmelzprismen zu den Ausläufern der Pulpa im Dentin weiterleitet und dort registriert werden.

Die Summe der extrem sensiblen Nervenfasern, die erst die exakte Steuerung der Muskulatur ermöglichen, führt dem Gehirn ihre Informationen aus den Zähnen durch die Pulpa und das Parodont zu. Aus der Anzahl der Zähne, den großen Oberflächen der Alveolen und der Pulpa, der Propriozeptivität der Kaumuskulatur und der Kiefergelenke werden gewaltige Datenmengen zum Gehirn weitergeleitet. Die Verrechnung der Summe aus all diesen afferenten Informationen bestimmt das Bewegungsmuster des Unterkiefers, das wiederum unmittelbar mit der Kopfhaltung verknüpft ist.

Weiterführende Literatur

Barth J (1992) Anatomie: spezielle Biologie des Kausystems. Verlag Neuer Merkur, Planegg, ISBN 3-921280-84-2, S 314

Fanghänel J, Pera F, Anderhuber F (2009) Waldeyer – Anatomie des Menschen. D Gruyter, Berlin, ISBN 978-3-11-091119-0, S 289

Kiefer und Kauen aus funktionell therapeutischer Sicht

Ulrike Albrecht und Klaus Albrecht

© Springer-Verlag GmbH Deutschland, ein Teil von Springer Nature 2019
M. Motzko, M. Weinert, U. Albrecht (Hrsg.), *Kiefergelenk und Kaustörungen*,
https://doi.org/10.1007/978-3-662-59210-6_3

Wir sollten nicht nur die normale von der gestörten **Struktur,** sondern auch die normale von der gestörten **Funktion** (Bewegung) unterscheiden können. Aus diesem Grund ist es den Autoren ein besonderes Anliegen, in diesem Kapitel Schritt für Schritt in die funktionelle Anatomie und Biomechanik einzuführen. Es sollen einzelne Aspekte der Einheit des Körpers mit seinen Beziehungen zwischen Struktur und Funktion dargestellt werden.

3.1 Einführung in die Nomenklatur

3.1.1 Nomenklatur der Muskulatur

Die anatomische Bezeichnung der Muskeln richtet sich nach verschiedenen Kriterien.

1. **Faserverlauf:** Einige Muskeln werden nach dem Verlauf ihrer Muskelzellen beschrieben, wie z. B. der M. omohyoideus (griech.: ómos = Schulter, Latein: Os hyoideum = Zungenbein). Er verläuft von der Margo superior des Schulterblatts zum Os hyoideum.
2. **Form:** Als Platysma (griech.: platys = flächig) wird der große, flächige Muskel am vorderen Hals bezeichnet. Wie er werden auch verschiedene andere Muskeln des menschlichen Körpers nach ihrer Form bezeichnet.
3. **Lage:** Manche Muskelbezeichnungen richten sich nach der Lage der betreffenden Muskulatur, wie z. B. die Mm. intercostales (lat.: inter = zwischen, costa = Rippe). Sie liegen zwischen den Rippen.
4. **Ursprungs-/Ansatzstellen:** Einige Muskelnamen beziehen sich auf Ursprung oder Ansatz des betreffenden Muskels; Der M. sternohyoideus (griech.: stérno = Brustbein). Sein Ursprung befindet sich an der Hinterseite des Manubrium sterni und des Sternoklavikulargelenks, sein Ansatz befindet sich am Körper des Os hyoideum. Normalerweise wird der Muskelursprung als proximales Punctum fixum und der Muskelansatz als distales Punctum mobilae in Bezug auf Gelenke beschrieben.

> ❯ **Punktum fixum und Punktum mobilae können sich bei Bewegungsabläufen umkehren.**

5. **Größe:** Die Bezeichnung mancher Muskeln gibt Hinweise auf ihre Größe, wie z. B. beim M. rectus capitis posterior major (lat.: major = größer); Er verläuft von der Spitze des Axis zum mittleren Drittel der Linea nuchalis inferior und ist damit der größere von insgesamt zwei hinteren geraden Halsmuskeln.
6. **Caput commune:** Der M. stylohyoideus, M. styloglossus und der M. stylopharyngeus entspringen alle vom Proc. styloideus (Lat.: processus = Fortsatz, Vorwölbung) des Os temporale. Sie haben damit einen gemeinsamen Ursprungsort.
7. **Anzahl von Muskelköpfen:** Die Bezeichnung einiger Muskeln zeigt das Vorliegen mehrerer Muskelköpfe an: So besitzt der M. digasticus (griech.: dyo = zwei) beispielsweise zwei Muskelköpfe, -bäuche, die über eine Sehnenschleife am Os hyoideum miteinander verbunden sind.
8. **Funktion:** Muskeln werden teilweise auch nach ihrer Funktion benannt; So hebt und spannt der M. levator veli palatine (lat.: levate = heben) das Gaumensegel.
9. **Besonderheiten:** Der M. constrictor pharyngis superior, pars mylopharyngea; In dieser Beschreibung wird auf die besondere Lage, bzw. den besonderen Anteil des Muskels hingewiesen. Der Pars mylopharyngea dieses Muskels entspringt nämlich an der Linea mylohyoidea des Unterkiefers und hat damit andere Ursprünge, als die anderen Anteile dieses Muskels.

3.1.2 Agonist, Antagonist, Synergist

Wir bezeichnen den Muskel, der unmittelbar für eine bestimmte Bewegung verantwortlich ist, als **Agonist** (von griechisch agonistes – der Wettkämpfer, Spieler) (Mulder 2007). Er ist an einen spezifischen Ursprung und Ansatz gebunden und löst Folgereaktionen aus. Die Kontraktionsform kann dabei konzentrisch, exzentrisch oder isometrisch sein.

Als **Antagonist** wird ein Muskel bezeichnet, der als Gegenspieler des Agonisten fungiert und somit der Aktivität des Agonisten entgegenwirkt (also quasi „Spieler" und „Gegenspieler"). Häufig wird dieser Vorgang als passive Dehnung beschrieben. Tatsächlich handelt es sich dabei aber um eine exzentrische Muskelaktivität, die die Verkürzung oder Verlängerung des Agonisten begleitet. Dabei hat der Antagonist stets ein niedrigeres Tonusniveau als der Agonist (Peath Rohlfs 2010).

> » Agonist und Antagonist sind (neben der klassischen Bedeutung von Spieler und Gegenspieler) gleichzeitig Teilaspekte eines übergeordneten synergistischen Zusammenspiels im Rahmen globaler Bewegungen. (Physiolexikon 2010)

Synergisten (griechisch συνεργεῖν synergeín ‚zusammenarbeiten') sind Muskeln, die den Agonisten oder Antagonisten in seiner Arbeit unterstützen und/oder verstärken. Auch sie werden konzentrisch oder exzentrisch aktiv.

Was hier so einfach beschrieben wird, ist eine neurophysiologisch komplexe Funktion:

Bei einer willkürlichen Kontraktion werden sowohl die α−Motoneurone des Agonisten, als auch die γ−Motoneurone des Antagonisten aktiviert. Die Regulation dieser Aktivitäten erfolgt sowohl über vorwärtsgerichtete Interneurone auf Rückenmarksebene, die der Abstimmung zwischen Synergisten und Antagonisten dienen, als auch über recurrente Axonkollaterale, dem Renshaw-System. Dieses verhindert in erster Linie eine überschießende Reaktion der Motoneurone. M. Illert und J.-P. Kuhtz-Buschbeck (2013) zeigen, dass bei einer aktiven Schließbewegung des Kiefergelenks eines Affen die IA-Afferenz während der Muskelkontraktion aktiviert wird, während die Ia-Affernz bei passiver Gelenkführung schweigt.

Fazit

Agonist und Antagonist stehen in einem Verhältnis zueinander, welches die Muskelbalance bildet. Ist ein Muskel mehr ausgeprägt als sein Gegenspieler, entstehen arthro-muskuläre bzw. koordinative Dysbalancen.

3.1.3 Konzentrische/Exzentrische Muskelkontraktion

■ **Kontraktion**

Verkürzt sich ein Muskel während der Anspannung, dann bewegen sich Muskelursprung und -ansatz aufeinander zu. Man spricht dann von einer isotonischen, einer konzentrischen, oder dynamisch positiven Kontraktion (Hollmann und Strüder 2009).

Verlängert sich ein Muskel während seiner Anspannung, dann bewegen sich Muskelursprung und -ansatz voneinander weg. Man spricht dann von einer exzentrischen, oder dynamisch negativen Kontraktion, die auch als Bremskraft beschrieben wird (Hollmann und Strüder 2009). Exzentrische Kontraktionen spielen in den alltäglichen Bewegungen eine besondere Rolle, einschließlich Mobilität, Stabilität und Muskelkraft (Hessel et al. 2017).

Sind Muskelursprung und -ansatz während der Anspannung fixiert, spricht man von einer isometrischen oder statischen Kontraktion. Es findet hier keine Änderung der Muskellänge statt, obwohl sich auch bei der isometrischen Kontraktion die kontraktilen Elemente des Muskels verkürzen und die Spannung zunimmt (Frisch 2003).

Beispiel

Zum Verständnis

1. Beim Aufeinanderbeißen der Zähne (Okklusion) arbeitet die Kiefermuskulatur isometrisch.
2. Wird die Zunge gegen den harten Gaumen gepresst, ist dies auch eine isometrische Anspannung.
3. Beim Mundschluss arbeiten die „Kieferschließer" konzentrisch.
4. Bei der Mundöffnung arbeiten die „Kieferschließer" exzentrisch.
5. Beim Mundschluss arbeiten die „Kieferöffner" exzentrisch.
6. Bei der Mundöffnung arbeiten die „Kieferöffner" konzentrisch.
7. Im Ruheschwebezustand (= free way space, siehe später) arbeitet die Kiefermuskulatur exzentrisch (= Haltarbeit, möglichst ökonomisch)

Die meisten Alltagsbewegungen sind sich ergänzende Mischbewegungen aus konzentrischen, exzentrischen und isometrischen Muskelkontraktionen, die Bewegungen fein abstimmen und koordinieren.

Klein- Vogelbach hat Muskelarbeit 1984 folgendermaßen definiert:

> **Definition**
>
> „Isometrisch: Muskelarbeit, die mögliche
> Gelenkbewegungen verhindert. Dabei ändert
> der aktive Muskel seine Länge nicht.
> Isotonisch-konzentrisch: Aktive Verkürzung
> des Muskels
> Isotonisch-exzentrisch: Aktive Verlängerung
> des Muskels"

Ändert sich bei einer Kontraktion sowohl die Muskellänge als auch die Last/Muskelkraft durch sich z. B. ändernde Hebelarme, dann spricht man von einer auxotonischen Kontraktion. Diese wird für den Fall, dass die Last/Muskelkraft während der Verkürzung steigt, positiv auxotonisch und für den Fall, dass die Last/Muskelkraft während der Verkürzung sinkt, negativ auxotonisch genannt (Kraft und Brenner 2014).

Unterstützungs- und Anschlagskontraktionen sind zusammengesetzte Kontraktionen, bei denen jeweils zwei Phasen hintereinander ablaufen. Eine isotone oder auxotonische und eine isometrische Kontraktion. Kaubewegungen mit Kieferschluss sind typische Anschlagskontraktionen. In der isotonen Phase führt die Muskelverkürzung zum Kieferschluss (Anschlag) und in der isometrischen Phase wird der Kaudruck durch erhöhte isometrische Muskelkraft entwickelt (Kraft und Brenner 2014).

3.1.4 Muskeltonus

Unter Muskeltonus versteht man den Spannungszustand des Muskels.

Er besteht aus einer kontraktilen Komponente, die u. a. nervös- reflektorisch und zentral beeinflusst wird. Dieser, auch aktiver Tonus der Skelettmuskulatur genannt, kann mittels EMG (Elektromyographie) bestimmt werden.

Unter der passiven Komponente des Muskeltonus versteht man die viskösen und elastischen Elemente des Muskels. Die Viskosität (=Zähigkeit) beschreibt die Fließeigenschaft gasförmiger und flüssiger Stoffe (gestört z. B. beim Vorliegen eines Ödems). Unter Elastizität wird die mechanische Eigenschaft des Gewebes verstanden, das durch mechanische Spannung oder Druck verformt werden kann. Ist der Reiz (Druck oder Zug) verschwunden, dann kehrt das Gewebe im Normalfall in seinen ursprünglichen

Zustand zurück (gestört z. B. beim Vorliegen von Narbengewebe).

Die passive Komponente ist abhängig vom Dehnungsgrad der Muskulatur (gestört z. B. bei Haltungsdysbalancen).

Befindet sich ein Muskel in mechanischer Inaktivität, wird dieser Zustand als „Ruhetonus" bezeichnet. Der Ruhetonus wird über neuronale Reflexbögen kontrolliert.

3.1.5 Dehnung

Dehnen ist ein Vorgehen, bei dem vielfältige Therapieziele verfolgt werden. Ein besonders wichtiges Therapieziel ist dabei die Erweiterung der Bewegungsamplitude eines Gelenkes oder eines Körperabschnittes. Um dieses Ziel zu erreichen, kommen verschiedene Methoden zur Anwendung:

1. **Passives Dehnen im Sinne von Stretchen:** Dehnen ist für den Muskel ein passiver Vorgang, der nicht mit einer exzentrischen Kontraktion – bei der sich Ursprung und Ansatz des Muskels voneinander entfernen – verwechselt werden darf.
2. **Exzentrische Muskelarbeit des Antagonisten,** wie es Dr. Brügger (Kubalek-Schröder und Dehler 2004) lehrt. Bei dieser Methode wird im Anschluss an die Dekontraktion keine Dehnung ausgeführt.
3. **PNF** (Propriozeptive, neuromuskuläre Faszilitation): Postisometrische Relaxation (Contract Relax) (Sullivan et al. 1985) mit anschließender passiver Dehnung.
4. **Atmung als Dehnungsverstärkung,** wie es in der Osteopathie oder anderen Körperschulen (z. B. Yoga etc.) praktiziert wird.

3.1.6 Beweglichkeit

> » Wenn Leben Bewegung ist, begünstigt die
> Beförderung der Bewegung das Leben.
> Darum ist es die Aufgabe des Therapeuten,
> Bewegung in Gang zu setzen (Klein-
> Vogelbach 1984).

Die folgende Beschreibung bezieht sich auf die Beweglichkeit (Synonyme=Gelenkigkeit, Flexibilität) des muskuloskelettalen Systems. In der Trainingslehre wird Beweglichkeit häufig als die maximal mögliche Amplitude in einem

Gelenk beschrieben. Diese Definition ist therapeutisch nicht ausreichend.

Wir unterscheiden grundsätzlich eine willkürliche von einer unwillkürlichen Bewegung.

Willkürliche Bewegungen des muskuloskelettalen Systems sind aktive Bewegungen infolge bewusster Muskelkontraktion. Unwillkürliche Bewegungen sind Bewegungen, die durch Einflüsse von außen entstehen. Dabei ist der aktive Bewegungsumfang geringer, als der passive Bewegungsumfang.

Das Ende der aktiven Beweglichkeit wird als „physiologische Barriere" bezeichnet. Für die Befundung und Behandlung ist es wichtig, dass der Behandler eine „physiologische" von einer „pathologischen Barriere" unterscheiden kann.

Der Begriff „Beweglichkeit" suggeriert, dass es im Körper auch einen Zustand der „Nicht-Beweglichkeit" gäbe. Diese wird als Haltung oder Statik beschrieben. Auch der Begriff „Säule" – Wirbelsäule – ist eine visuelle Illusion des Rückgrates. Schon Lewit (Lewit et al. 2010) hat in einer beeindruckenden Studie über das tiefe stabilisierende System der Wirbelsäule geschrieben: „Es gibt keine konstante Position in einem so gegliederten System, wie es die Wirbelsäule darstellt".

Der Begriff „Wirbel-Säule" ist funktionell gesehen also ein semantischer Widerspruch. Der Begriff der Wirbelkette würde dem funktionellen Sachverhalt der Wirbelsäule mehr gerecht werden.

Dies gilt auch für den orofazialen Trakt (Cheng et al. 2008). Selbst die Zunge als muskulärer Hydrostat (Abschn. 2.2.4) kennt keine Ruheposition. Bei jeder Einatmung bewegt sie sich nach anterior, bei der Ausatmung nach posterior.

Wenn wir also von Beweglichkeit sprechen, muss uns klar sein, dass diese Teil eines komplexen, neuromuskuloskelettalen Kontrollsystems ist.

Bewegungseinschränkung Das Wort Bewegungseinschränkung beschreibt nicht zwangsläufig eine pathologische Einschränkung der Bewegung. (Greenman 1998) beschreibt den Unterschied zwischen physiologischen und pathologischen Bewegungseinschränkungen am Beispiel eines Gelenks. Das Ende der aktiven Bewegung wird als „physiologische Barriere" bezeichnet. Die Maximalbewegung des Gelenkes ist allerdings erst dann erreicht, wenn ein weiteres Bewegen zur Fraktur bzw. zur Strukturverletzung führen würde.

Zwischen dem Ende der aktiven Bewegungsmöglichkeit und dem Umfang der Maximalbewegung liegt der Bereich der passiven Beweglichkeit, die in einer „elastischen Barriere" kurz vor Erreichen der Maximalbeweglichkeit endet. Jede dieser Barrieren kann manuell er-/getastet und bewertet werden. Und an jeder dieser Barrieren können physiologische oder gestörte Palpationsbefunde gefunden werden.

In der klassischen Manuellen Medizin/Therapie wird jede aktive oder passive Funktionsbewegung von Gelenken in die Teilkomponenten „Rollen und Gleiten" aufgegliedert. Bewegungseinschränkungen werden als hypomobile Funktionsstörungen bzw. als Blockaden bezeichnet. Blockaden entstehen dann, wenn der Gleitvorgang in einem Gelenk gestört ist (Frisch 2003).

▪ Rollen und Gleiten

Jede Bewegung in einem Gelenk kann in zwei Komponenten aufgegliedert werden.

1. **Rollen:** Stellen Sie sich eine Kugel auf einer flachen Fläche vor. Wird diese Kugel in eine Richtung bewegt, dann kommen immer neue Punkte der rollenden runden Kugeloberfläche mit immer neuen Punkten der flachen unbewegten Fläche in Verbindung.
2. **Gleiten:** Nun stellen Sie sich zwei flache, aufeinander liegende Scheiben vor. Wird die eine Scheibe auf der anderen Scheibe bewegt, dann kommen immer dieselben Punkte der sich bewegenden Scheibe mit immer neuen Punkten der nicht bewegten Scheibe in Verbindung (Kaltenborn 1985). Die „biologische Schmierung" geschieht durch die Synovialflüssigkeit, einem Ultrafiltrat des Blutplasmas. Zellen der Synovialmembran produzieren schmierende Moleküle, Hyaluronan (Hyaluronsäure) und Proteoglykane. Mechanische Reizung der Gelenkkapsel (z. B. Kiefergelenkskapsel) durch Zug oder passive Gelenkbewegungen erhöhen die Produktion von Hyaluronan (Momberger et al. 2005).

Durch die Kombination von Roll- und Gleitbewegungen wird das Bewegungsausmaß eines Gelenks vergrößert, das Gelenk wird in der Bewegung für seine Funktion zentriert (annähernd konstante Achse) und Über-/Fehlbelastungen werden verhindert.

Die ◘ Abb. 3.1 gibt einen Überblick über alle Komponenten der Funktionsbewegung.

Beim Öffnen des Mundes vollzieht das Caput mandibulare zuerst primär eine Roll- und erst danach eine Gleitbewegung. Die Kiefergelenke bleiben bei der Mundöffnung nicht zentriert.

▪ Knochen- und Gelenkstellungen

Ruhestellung (loose-packed position): Von der Ruhestellung eines Gelenks spricht man dann, wenn die Gelenkkapsel maximal entspannt ist. Die Gelenkflächen der beiden Gelenkpartner haben hier den wenigsten Kontakt miteinander. Das Gelenkspiel (Joint-Play ist am größten). In der Manuellen Therapie ist es wichtig, die Ruhestellung aller Gelenke des Körpers zu kennen.

Verriegelte Gelenkstellung (close-packed position): Von der verriegelten Stellung eines Gelenks spricht man dann, wenn die Gelenkkapsel und die Bänder gestrafft sind. Die Gelenkflächen haben hier vollen Kontakt (Kongruenz).

▪ Bewegungsumfang

Der aktive Bewegungsumfang kann sich aus der Gelenkamplitude vieler Gelenke zusammensetzen.

Er ist nicht nur von der knöchernen Gelenkbeweglichkeit abhängig, sondern auch von der Kraftentwicklung und Koordinationsfähigkeit der agonistischen Muskulatur und vom Widerstand der antagonistischen Muskulatur sowie vom Kapselbandapparat und anderen Faktoren der Beweglichkeit.

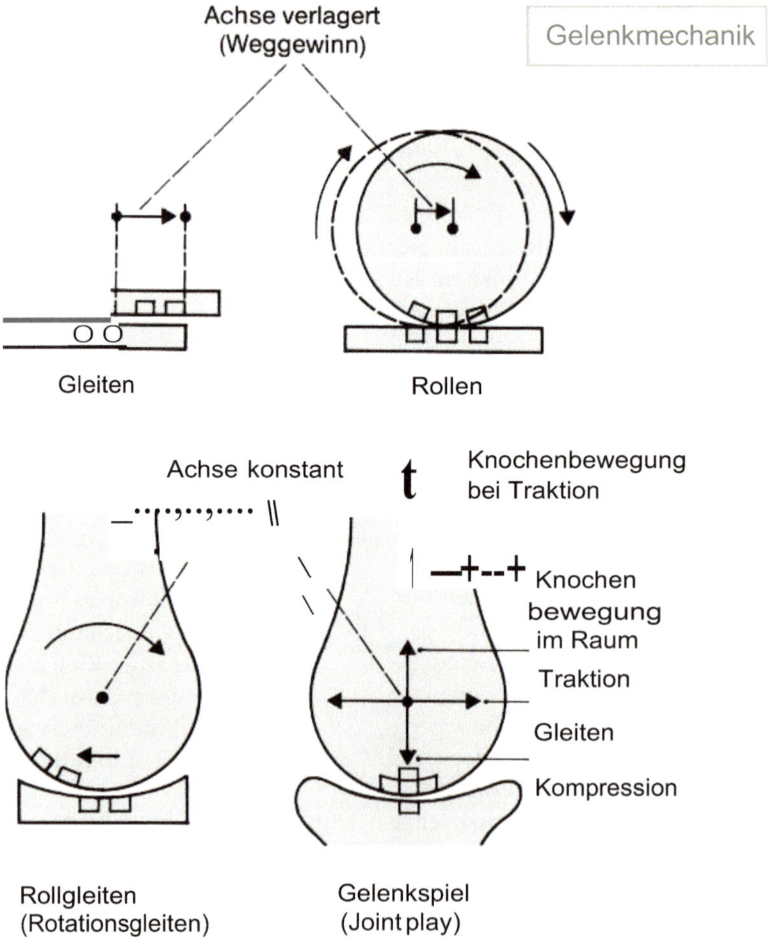

◘ **Abb. 3.1** Komponenten der Funktionsbewegungen. (Aus Frisch 1999)

Beispiel

Zum Verständnis: Der Bewegungsumfang beim Drehen des Kopfes auf eine Seite ist sowohl von der Beweglichkeit knöcherner Strukturen des Halses, der oberen Brustwirbel und den Schlüsselbeinen, als auch von der Beweglichkeit der Weichteile des Halses und der oberen Thoraxapertur abhängig. Ohne die Fähigkeit der agonistischen Muskulatur einerseits, den Kopf aktiv zur Seite zur drehen, und ohne die Fähigkeit der antagonistischen Muskulatur andererseits, in diese Richtung exzentrisch nachzugeben, käme diese Bewegung nicht zustande.

■ **Hypo- und Hypermobilität**

Die Begriffe Hypo- und Hypermobilität bezeichnen eine eingeschränkte (=hypo) und eine erweiterte (=hyper) Beweglichkeit von Gelenken und Körperabschnitten gegenüber normativen Werten.

Die Schwierigkeit dabei ist die Aussage darüber, was normativ bedeutet. Es bietet sich in der Praxis an, den Patienten selbst, mit seinem Koordinatensystem in sagittaler, frontaler und auch transversaler Ebene als Bezugssystem zu verwenden.

3.1.7 Gravitation/Schwerkraft

» Die Einwirkungsrichtung der Schwerkraft ist eine räumliche Konstante, während sich die Stellung des Körpers im Raum ändert. Unser Körper unterliegt stets der Einwirkung der Schwerkraft, gleichgültig, in welcher Stellung er sich befindet und ob er in Ruhe oder in Bewegung ist. (Klein-Vogelbach 1976)

Im Stehen liegt die mittlere vertikale Schwerelotlinie als Achse in einer fronto-sagittalen Ebene des Körpers.

■ **Ruheschwebe der Zunge**

In der Literatur findet sich häufig der Begriff „Ruhelage". Das Wort Ruhelage impliziert jedoch, dass es sich bei dieser Position um einen nicht bewegten Zustand handelt. Da sich die Zunge bei der Atmung bewegt, gibt es – wie auch beim Kiefergelenk – keine Ruheposition der Zunge und die Autoren verwenden deshalb den Begriff „Ruheschwebe der Zunge".

■ **Ruheschwebe des Condylus mandibulae im Temporomandibulargelenk (TMG)**

Befindet sich der Körper im Lot, dann wirkt die Schwerkraft gleichermaßen auf beide Kiefergelenke. Im Idealfall sollten auch beide Kiefergelenke in einer Ruheschwebe (Ruheschwebe der Mandibula im TMG) sein, d. h. die Zähne berühren sich nicht und die Zunge liegt locker in einer mittleren Position.

Wird der Kopf bewegt, dann passen sich die Kiefergelenke und die Position der Zunge dieser Bewegung an und ändern dabei ihr Muskelaktivitätsmuster, um auch in einer neuen Ausgangsposition eine Ruheschwebe beibehalten zu können. Therapeutisch interessant ist, Patienten auf ungünstige Haltungs-, Bewegungs-, Kau- und Zungenmuster aufmerksam zu machen und diese zu ökonomisieren.

Unserer Erfahrung nach lohnt es sich immer, Patienten auf die Ruheschwebe der Mandibula und der Zunge aufmerksam zu machen.

Posturales System (Haltungssystem)/Posturale Kontrolle.

Das Posturale System ermöglicht es dem Körper, unter dem Einfluss der Schwerkraft eine aufrechte Körperposition einzunehmen. Dies bedeutet, dass der Körper in der Lage ist, sich automatisch in aufrechter Position sowohl statisch, als auch dynamisch auszubalancieren (z. B. Sport).

Es erfolgt eine ständige Kompensation von auf den Körper einwirkenden internen Kräften – Bewegung des Körpers an sich – und externen Kräften – Schwerkraft etc.

Das posturale System verwendet neben Informationen aus dem zentralen Nervensystem (Kortex, Vestibularorgan, Auge etc.) und deren Verschaltungen, Afferenzen aus dem ganzen Körper (mannigfaltige Arten von Propriozeptoren aus unterschiedlichen Strukturen und Tiefenschichten des Körpers).

3.1.8 Funktionsprinzipien von Bewegungsabläufen

■ **Koordination**

Neben den motorischen Grundfähigkeiten wie Kraft, Schnelligkeit und Ausdauer, spielt die Koordination eine große Rolle für das Zusammenspiel von Agonisten und

Antagonisten (Tittel 1994). Koordinative Fähigkeiten bestimmen nach Tittel maßgeblich Tempo, Effektivität und Qualität der Aneignung technischer Fähigkeiten. Dabei werden zwei Formen der Koordination unterschieden:

> **Definition**
>
> Intramuskuläre Koordination = Optimierung des Zusammenwirkens „motorischer Einheiten" in einem Muskel
> Intermuskuläre
> Koordination = Zusammenspiel verschiedener Muskelgruppen unter Einbeziehung interner und externer Rückkoppelungsmechanismen

Matsuo und Palmer (2008) zeigen, wie die Bewegungen von Zunge, Kiefer, Hyoid und weichem Gaumen beim Kauen und Schlucken in einem koordinierten Bewegungsrhythmus aufeinander abgestimmt sind. Für diesen Bewegungsrhythmus spielt die intramuskuläre und intermuskuläre Koordination eine große Rolle. Das räumlich und zeitlich aufeinander abgestimmte Zusammenspiel der an diesen Funktionen beteiligten Strukturen bezeichnen die Autoren im Folgenden als Mandibula-hyoidalen Bewegungsrhythmus (MHR, s. u.).

Weiterlaufende Bewegung Wenn durch einen Bewegungsimpuls der Körper in eine bestimmte Richtung gelenkt wird, finden in benachbarten Gelenken ebenfalls Bewegungsausschläge statt. Dies ist eine weiterlaufende Bewegung, die als Impulsübertragung gesehen werden kann. Die Impulsübertragung stellte eine Sonderform des Actio-Reactio-Prinzips dar. Impulsübertragung über mehrere Abschnitte des Körpers kommen im menschlichen Körper dauernd vor.

> **Zum Verständnis: Beim Bewegen der Augen in Blickrichtung, z. B. rechts, folgt die Halswirbelsäule dieser Bewegung mit einer Rechtsrotation.**

Widerlagerung Eine weiterlaufende Bewegung wird durch eine Gegenaktivität, eine Gegenbewegung, oder durch ein Gegengewicht begrenzt (Klein-Vogelbach 1984).

> **Zum Verständnis: Beim Öffnen des Mundes findet in den oberen Kopfgelenken eine leichte Streckung statt.**

Muskelfunktionsketten Schon im letzten Jahrhundert haben sich Autoren wie Kabat, Knott, Voss oder Tittel, um nur einige Wenige zu nennen, mit dem Zusammenspiel der Muskulatur bei Bewegung beschäftigt. Wir finden in der Literatur Beschreibungen von Bewegungsmustern, die das Zusammenschließen von Muskelgruppen bei der Ausführung von Bewegung beschreiben. Muskelgruppen arbeiten miteinander und auch hintereinandergeschaltet, sodass sich Bewegung im Körper immer weiter fortsetzt (fortlaufende Bewegung). Im optimalen Fall ermöglichen diese Bewegungsmuster, die auch Muskelschlingen genannt werden, ästhetische und ökonomische Bewegungsabläufe.

Auch spätere Forschungen zeigen, dass sich die Wirkung eines Muskels innerhalb einer Bewegung niemals nur auf das von ihm überzogene Gelenk beschränkt.

An dieser Stelle möchten die Autoren auf interessante Studien von Ohlendorf u. Kopp aus den Jahren 2014 und 2016 zum Thema „Absteigende Funktionsketten" und „aufsteigende Funktionsketten" aufmerksam machen (Ohlendorf und Kopp 2014, 2016).

Mandibula-hyoidaler Bewegungsrhythmus (MHR) Kieferbewegungen werden immer von Bewegungen der Zunge, des Hyoids und des weichen Gaumens begleitet (Matsuo und Palmer 2008). Matuso und Palmer konnten eindrucksvoll zeigen, dass es sich beim Kauen und Schlucken um ein rhythmisches, fein aufeinander abgestimmtes Bewegungsmuster der Kiefer- und Zungenmuskulatur, der supra- und infrahyoidalen Muskulatur, der Muskulatur des weichen Gaumens und der damit in Verbindung stehenden „passiven" Strukturen handelt. Die Muskelketten, die diese Bewegungsmuster bis inklusive dem Pharynx darstellen, werden im Folgenden mit der Bezeichnung MHR beschrieben.

3.1.9 Tensegrity-Modell: Vorstellung

Das Wort Tensegrity ist ein Kunstwort, das sich aus dem englischen Wort tension (Zugspannung) und integrity (Ganzheit, Zusammenhalt) zusammensetzt. Es bezeichnet die Erfindung eines stabilen Stabwerkes des US-amerikanischen Architekten Buckminster Fuller und des US-amerikanischen Künstlers und Bildhauers Kenneth Snelson, in dem sich die Stäbe nicht untereinander berühren und lediglich zur Zugelemente (Seile) miteinander verbunden sind. Es gelang ihnen eine Konstruktion von gleichermaßen leichten wie hoch stabilen Bauwerken.

Dieses Bauprinzip kann auf biologische Modelle übertragen werden. Es ermöglicht dann einerseits die Aufnahme von Spannung durch flexible Strukturen (Faszien, Sehnen etc.) und andererseits die Aufnahme von Kompression durch feste Strukturen (Knochen).

Das Tensegrity-Modell wird mittlerweile makro- und mikroanatomisch als universell gültiges Konstruktionsmerkmal angesehen (Scarr 2014; Schleip et al. 2014). Es revidiert die jahrhundertealte Vorstellung, wonach das Skelett das Gerüst für das Weichgewebe darstellt. Die voneinander gelösten Druckelemente (Knochen) sind durch Zugelemente (integriertes Fasziengewebe) miteinander verbunden und erst durch diese Vorspannung der Zugelemente erhalten Tensegrity-Modelle ihre äußere Form. Wird eines der Teile bewegt, dann bewegen sich folglich alle anderen Teile in Anpassung daran mit. Die strukturell muskuloskelettale Betrachtungsweise der Biomechanik muss also um die strukturell bindegewebig/faszial/viszerale Betrachtungsweise ergänzt werden.

3.2 Funktionelle Anatomie und Biomechanik

3.2.1 Kiefergelenk

- **Knochen**

Das Kiefergelenk wird von der Mandibula (=Gelenkkopf) und dem Os temporale (Gelenkpfanne) gebildet (◘ Abb. 3.2). Die Mandibula ist neben dem Kreuzbein der einzige Knochen am Körper, der die Medianlinie des Körpers überquert. Die Kiefergelenke, die von der Mandibula und den Ossa temporalia rechts und links gebildet werden, können nur gemeinsam bewegt werden. Jegliche Form von Einschränkungen, Dysbalancen oder Irritationen der einen Seite übertragen sich folglich in irgendeiner Form auf die andere Seite.

Das Temporomandibulargelenk (◘ Abb. 3.3) zeichnet sich anatomisch durch seine eigenwillige, s-förmige Gelenkfläche aus. Das Caput mandibulae liegt bei geschlossenem Mund in der konkaven Gelenkpfanne, Fossa mandibularis des Os temporale und bewegt sich bei der Mundöffnung aus dieser heraus und über den konvexen Teil der Gelenkfläche, Tuberculum articulare ossis temporalis hinweg.

Discus mandibulae Der discus mandibulae befindet sich bei geschlossenem Kiefergelenk in der konkaven Fossa mandubularis. Er besteht aus Faserknorpel und ist dorsal in der bilaminären Zone mit der Gelenkkapsel verbunden. Ventral ist der Discus mandibulae ebenfalls mit der Gelenkkapsel und mit dem Caput superior des M. pterygoideus lateralis verwachsen.

Das Kiefergelenk wird durch den Discus in einen oberen und unteren Gelenkabschnitt geteilt. Seine Aufgabe ist es, Inkongruenzen zwischen den artikulierenden Gelenkflächen auszugleichen und Belastungsspitzen abzudämpfen.

Beim Öffnen des Kiefers wird der Discus mandibulae mit nach vorne gezogen und verformt. Dabei hebelt er das Kiefergelenksköpfchen damit sozusagen über das Tuberculum articulare nach ventral (Radlanski und Wesker 2012).

Der Discus mandibularis und der Condylus mandibulae bilden eine funktionelle Einheit.

Kapsel- Bandapparat und Bewegung Das Kiefergelenk wird von einer dünnen fibrösen Kapsel umgeben. Bumann und Lotzmann (2000) beschreiben, dass diese Kapsel, besonders im posterioren Kapselanteil, sympathisch innerviert ist. Neben der vasomotorischen Kontrolle gibt es Hinweise darauf, dass diese sympathischen Neurone auch für die Schmerzperzeption eine Rolle spielen.

Neurone aus dem sensiblen Nervensystem befinden sich dagegen hauptsächlich im vorderen Kapselanteil.

Im vorderen Teil der Kiefergelenkskapsel befindet sich das Ligamentum laterale. Zusammen mit dem Lig. stylomandibulare wirkt es stabilisierend auf das Kiefergelenk, da beide Bänder während der gesamten Mundöffnung angespannt sind (Heel 2002). Dies ist entscheidend für ein kraftvolles Zubeißen, denn das Kiefergelenk befindet sich bei geöffnetem

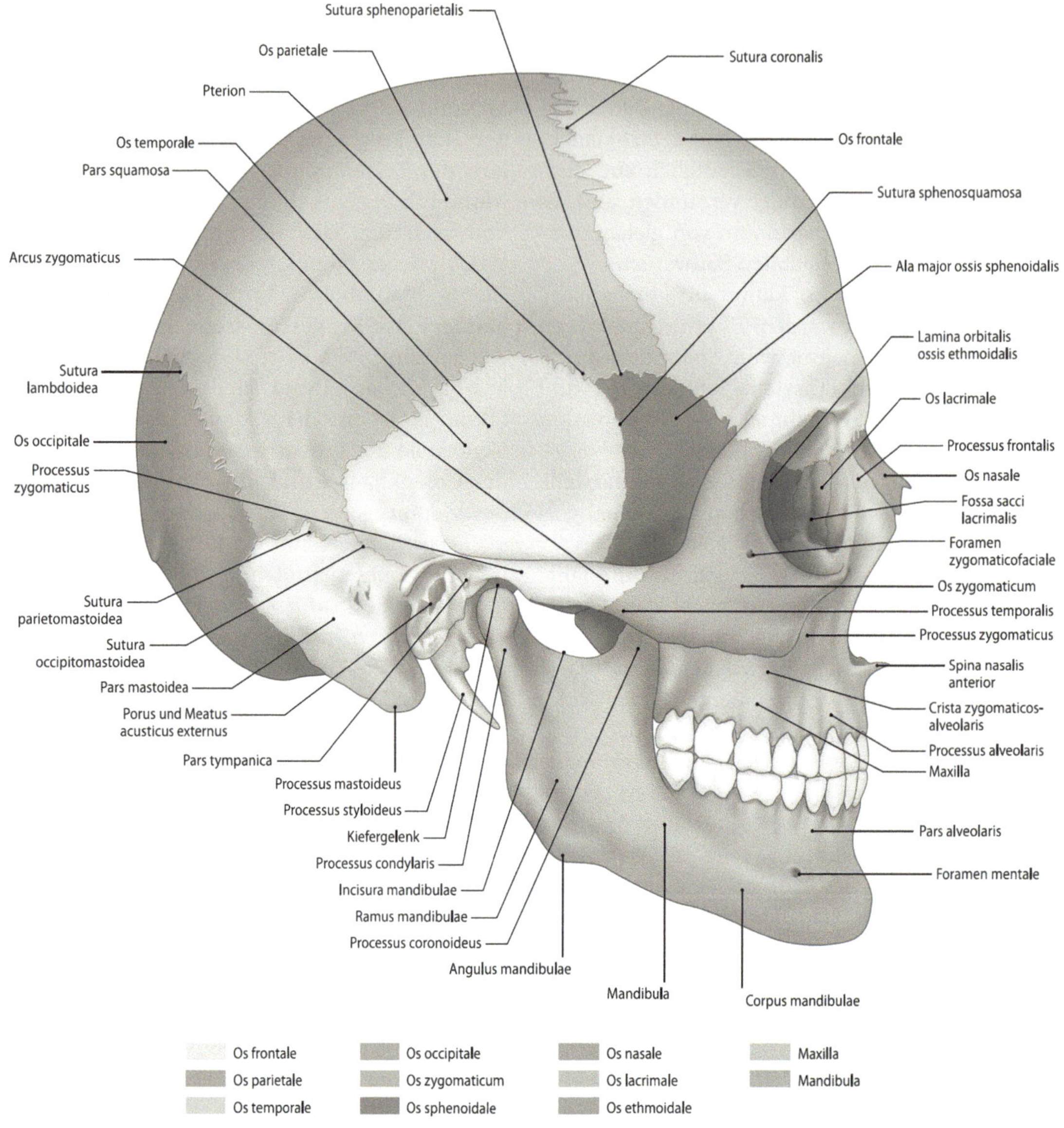

▣ Abb. 3.2 Schädel in der Seitenansicht. (Aus Zilles und Tillmann 2010)

Mund ohne Gegenlager des Gelenkkopfes in seiner Gelenkpfanne und damit in einer instabilen Lage.

Das Temporo-mandibular-Gelenk besitzt drei Bewegungsachsen mit sechs Bewegungsrichtungen (▣ Tab. 3.1).

Die Normwerte der Unterkieferbewegungen variieren je nach Autor. Die folgenden Angaben dienen der Orientierung.

Wie in jedem Gelenk des Körpers, so besteht auch die Kiefergelenksbewegung aus einer kombinierten Roll-Gleit-Bewegung.

▪ Mundöffnung/Abduktion

Die initiale Mundöffnung (ca.20–25 mm) besteht primär aus einer Rotation um eine horizontale Achse und findet im diskomandibularen Gelenkraum, also zwischen dem Discus articulare und dem Caput mandiubulae statt.

Die intermediäre Mundöffnung (ca. 20–35 mm) ist eine translatorisch gleitende Bewegung des Caput mandibulae nach ventral und caudal unter das Tuberculum articulare. Diese Bewegung findet hauptsächlich im diskotemporalen Gelenkraum, also zwischen dem

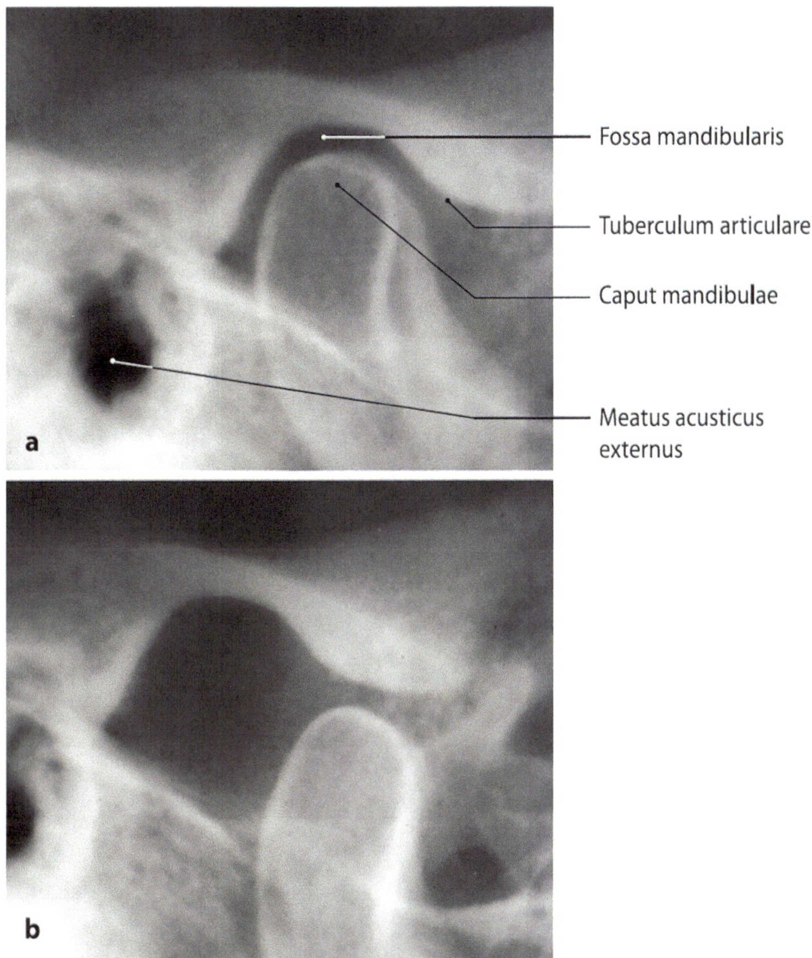

■ **Abb. 3.3**   Rechtes Kiefergelenk einer 52-jährigen Frau. (Aus Zilles und Tillmann 2010)

■ **Tab. 3.1**   Bewegungsrichtungen und Bewegungsausmaß des TMG-Gelenks

Bewegungsrichtung		Bewegungsausmaß
Mundöffnen	Depression	Normwert: >40 mm
Mundschluss	Elevation/Adduktion	
Seitbewegung gekoppelt	Laterotrusion der einen und Mediotrusion der anderen Seite	Ausgehend von der Mitte je Seite 11–15 mm
Nach vorne gerichtete Gleitbewegung	Protrusion	Ca. 7–10 mm
Nach dorsal gerichtete Gleitbewegung	Retrusion	Ca. 0–3< mm
Ruheschwebe (Ruhelage)	Unbewusste Abstandshaltung des Unterkiefers vom Oberkiefer bei aufrechter Kopf- und Körperhaltung	

Discus articularis und der Fossa mandibularis des Os temporale statt (Bartow 2011).

Die terminale Mundöffnung wird durch die Anspannung des Lig. laterale gebremst. Sowohl die Faserzüge des M. masseter, des M. temoralis als auch der Kapselbandapparat limitieren die Mundöffnung.

- **Mundschließbewegung/Adduktion**

Wie das Öffnen des Mundes, so unterteilt man auch das Schließen des Mundes in eine initiale, eine intermediäre und eine terminale Phase.

M. temporalis, M. masseter und M. pterygoideus medialis ziehen den Kondylus durch konzentrische Muskelaktivität nach dorsal. Während der initialen und der intermediären Phase bremst das Caput superius des M. pterygoideus lateralis exzentrisch die Dorsalbewegung des Kondylus. Das Caput inferius des M. pterygoideus lateralis ist an der Bewegung nicht beteiligt (Bumann und Lotzmann 2000).

- **Protrusion**

Protrusion ist die Bewegung der Mandibula in ventraler Richtung

Begrenzt wird diese translatorische Kieferbewegung nach ventral durch das Lig. sphenomandibulare und durch die Straffung der bilaminären Zone.

Wenn die Lippen locker geschlossen sind, die Zähne keinen Kontakt haben und sich auch die Zunge in der Ruheschwebe befindet, kann über die passiv ausgeführte Protrusion der free-way-space/Ruheschwebe des Kondylus im TMG festgestellt werden. Dieser Freiraum in vertikaler Richtung wird in der manuellen Medizin/Therapie auch als „range of motion" bezeichnet.

- **Retrusion**

Retrusion ist die Bewegung des Unterkiefers in dorsaler Richtung. Begrenzt wird diese Bewegung durch die zunehmende Kompression der bilaminären Zone und den ventralen Kapselbandapparat.

- **Medio- und Laterotrusion**

- Mediotrusion: Bewegung einer Unterkieferseite zur Medianebene hin.
- Laterotrusion: Bewegung einer Unterkieferseite von der Medianebene weg.

Medio- und Laterotrusion laufen gemeinsam ab. Wird die eine Seite in eine Mediotrusion bewegt, dann bewegt sich die andere Seite automatisch in eine Laterotrusion (◘ Abb. 3.4).

Begrenzt werden diese Bewegungen ebenfalls vom Kapselbandapparat.

Am Ende der aktiven Bewegungen finden im Kiefergelenk Zusatzbewegungen in den passiven Weichteilen statt. Für Therapeuten ist es wichtig, diese Zusatzbewegungen zu überprüfen, denn sie geben Auskunft über das Roll- und Gleitvermögen des Kiefergelenks und deuten bei Schmerzen auf intraartikuläre Problematiken hin. Diese Zusatzbewegungen werden z. B. in der Manuellen Medizin, in der Manuellen Therapie nach Maitland oder auch als Tests des „joint plays" beschrieben.

- **Okklusion und Interkuspitation**

Der Begriff Okklusion bedeutet Verschließung, Verschluss, Zusammenschluss und wird synonym auch mit den Begriffen Interkuspidation, Höcker-Fossa-Relation verwendet. Mit Okklusion wird jeglicher Kontakt zwischen den Zähnen des Ober- und des Unterkiefers beschrieben. Wir unterscheiden:

1. Statische Okklusion: Zahnkontakte ohne Bewegung des Unterkiefers in Interkuspidation.
2. Maximale Okklusion: Statische Okklusion mit maximalem Vielpunktekontakt zwischen den Zähnen des Ober- und des Unterkiefers. Sie wird auch maximale Interkuspidation genannt.
3. Dynamische Okklusion: Zahnkontakte, die infolge einer Bewegung des Unterkiefers entstehen.
4. Habituelle Okklusion: Gewohnheitsmäßig eingenommene statische Okklusion.
5. Zentrische Okklusion: Statische Okklusion in zentrischer Kondylenposition, d. h. die Zahnkontakte, die bei zentrischer Kondylenposition entstehen/bestehen.

Bei der maximalen Okklusion = maximale Interkuspitation greifen alle Höcker und Grübchen der Zähne mit maximalem Vielpunktkontakt vollständig ineinander. Grunert (2012) beschreibt, dass die Muskulatur im Kieferbereich zwar den Kieferschluss herbeiführt, die Gelenkposition in der habituellen

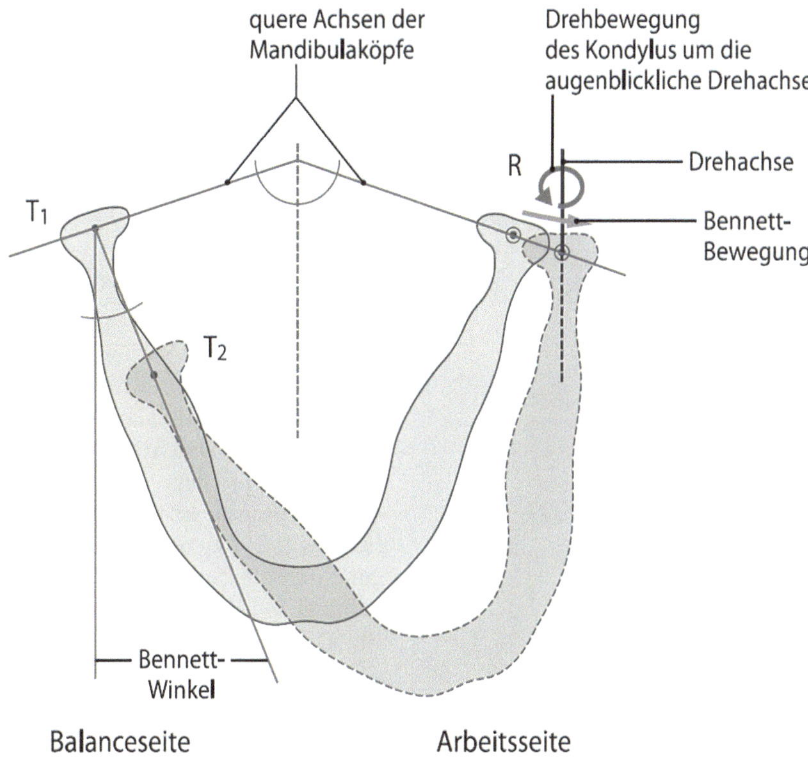

Abb. 3.4 Mahlbewegung des Unterkiefers, Ansicht von vorn oben. (Aus Zilles und Tillmann 2010)

Interkuspidation (HIKP) jedoch über die Zähne bestimmt wird. Die Zahnkontakte des Ober- und Unterkiefers (Okklusion) bestimmen also die Position der Kiefergelenke/des Condylus in der Gelenkpfanne beim festen Zubeißen.

> **Wichtig**
> – **Die Gelenkbewegungen des Kiefergelenks findet zwischen Os temporale und Mandibula statt.**
> – **Die Zahnkontakte zwischen Maxilla und Mandibula bestimmen die Position der Kiefergelenke beim Kauen, Zu- oder Abbeißen.**

3.2.2 HWS/Kopf- und Kiefergelenk

Am occipito-cervicalen Übergang treffen sich verschiedene Berufsgruppen: Von posterior die Physio-Manual-Therapeuten, die Osteopathen und die Orthopäden, von anterior die Logopäden, die HNO- und Zahnärzte. Die erstgenannte Gruppe fokussiert besonders den muskuloskelettalen posterioren Bereich, vernachlässigt aber die oberen Fasern des Pharynx, der ebenfalls am Occiput ansetzt und den anterioren „Weichteilapparat". Die letztgenannte Gruppe fokussiert den Pharynx, misst der biomechanischen Interaktion zwischen Kopf und Rumpf aber häufig weniger funktionelle Bedeutung zu.

Die Halswirbelsäule setzt sich anatomisch und funktionell aus zwei Anteilen zusammen.

1. Die **obere Halswirbelsäule** besteht aus Occiput, Atlas und Axis (erster und zweiter Halswirbel). Der Atlas artikuliert nach cranial mit dem Occiput, nach caudal mit dem Axis. Der Axis artikuliert nach cranial mit dem Atlas, nach caudal mit dem dritten Halswirbel. Occiput, Atlas und Axis bilden die Kopfgelenke. Diese lassen sich in ein oberes, Art. atlantooccipitale und ein unteres, Art. atlantoaxiale unterteilen. In diesen oberen Kopfgelenken findet die Nickbewegung (20–35°) und die Seitwärtsneigung des Kopfes (10–15°) mit einer zwangsweisen Rotation (Ligg. alaria) statt (■ Tab. 3.2, 3.3). Wir sprechen vom O-A-A-Komplex (occiput-atlas-axis). Dieser

3

◘ Tab. 3.2 Bewegungsausschlag der HWS. (Nach Kapandji 1999)

	Gesamtausschlag	Davon obere HWS	Davon untere HWS
Beugung/Streckung	Ca. 130°	Ca 20- 30° (ca 15° pro Seite)	Ca 100 bis 110°
Seitneigung	Ca. 90° (ca. 45° pro Seite)	Ca 8° pro Seite	
Rotation	Ca. 160° (ca. 80° pro Seite)	Ca 24° pro Seite	Ca 65° pro Seite

◘ Tab. 3.3 Bewegungsausschlag der einseitig möglichen segmentalen Rotation der Halswirbelsäule. (Nach Dvořák und Grob 1999)

Segment	Rotation
C0–C1	4
C1–C2	43
C2–C3	3
C3–C4	6,5
C4–C5	6,7
C5–C6	7
C6–C7	5,4

Bereich ist besonders für osteopathisch/manualtherapeutisch tätige Behandler für Behandlungen im cranio-sacralen Bereich von großem Interesse, da die Dura mater Befestigungen am Occiput, den ersten beiden Halswirbeln und (unregelmäßig) auch am dritten Halswirbel hat. Der M. obliquus capitis inferior (OCI) und der M. rectus capitis posterior major haben darüber hinaus ihrerseits Verbindungen zur Dura mater, eine myodurale (=MDB myodural bridge) Verbindung (Pontell et al. 2013).

2. Die **untere Halswirbelsäule** beginnt mit der Unterfläche des Axis und endet an der Oberfläche des ersten Brustwirbels (C3–C7). Abgesehen von einer reinen Extension und Flexion führt sie immer auch eine gemischte Seitneigungs-Rotations-Extension aus (◘ Tab. 3.2, 3.3).

Cervico-thorakaler Übergang (C7-Th3): Unter dem cervico-thorakalen Übergang versteht man die Übergangsregion zwischen der unteren HWS und der oberen BWS. Knöcherne Strukturen, wie die erste, zweite (und dritte) Rippe, die Clavicula und das Manubrium gehören ebenfalls zu diesem funktionellen Bereich.

Der Kopf liegt der Halswirbelsäule auf, wird sozusagen auf ihr ausbalanciert. Kapandji (Kapandji 1999) beschreibt, dass sich der Kopf auf der Halswirbelsäule im Gleichgewicht befindet, wenn der Blick nach vorne gerichtet ist. Die Augendominanz (okulare Dominanz) spielt hierbei ebenfalls eine wesentliche Rolle. Gleichzeitig befinden sich die Okklusionsebene der Zähne und die aurikulo-nasale Ebene (oberer Rand des Porus acusticus externus und Spina nasalis anterior) in einer Horizontalen. Der Schwerpunkt des Kopfes befindet sich in Nähe der Sella turcica und damit relativ weit nasal. Von Heymann (2015) beschreibt das Kiefergelenk mit seiner angrenzenden Muskulatur als „oberstes Kopfgelenk" und Teil einer sehr komplexen, geschlossenen kinematischen Kette.

◼ Die Muskulatur des Halses
◼◼ Nackenmuskulatur

Um den Kopf auf der Halswirbelsäule in seinem Gleichgewicht zu halten, müssen die Nackenextensoren der Schwerkraft entgegenwirken. Sie zeigen eine Dauerspannung, die verhindert, dass der Kopf nach vorne sinkt. Alle Nackenmuskeln wirken extendierend, seitneigend und rotierend auf die Halswirbelsäule und Kopf.

Die Nackenmuskulatur kann in eine tiefe, mittlere und oberflächliche Schicht unterteilt werden.

Tiefe Schicht der Nackenmuskulatur (◘ Abb. 3.5)
Die präzise Einstellung des Kopfes erfolgt durch die subokzipitale, tiefe Schicht der Nackenmuskulatur. Sie entspringt im Bereich der oberen HWS am Atlas oder Axis und setzt am Occiput an.

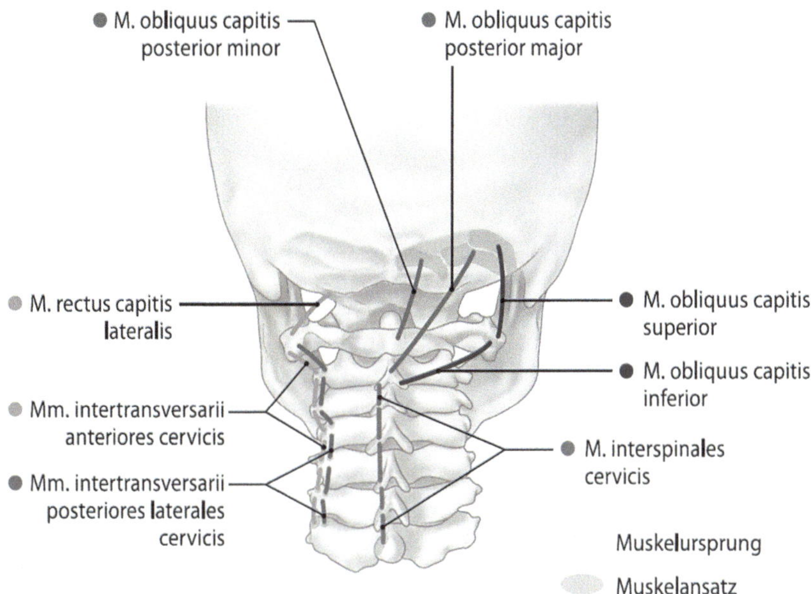

Abb. 3.5 Kurze Kopfgelenksmuskeln. (Aus Zilles und Tillmann 2010)

1. M. rectus capitis posterior major, der vom Dornfortsatz des Axis nach oben und leicht außen zur Linea nuchae inferior des Hinterhauptes läuft.
2. M. rectus capitis posterior minor, der vom Tuberculum posterior des Atlas ebenfalls zur Linea nuchae, allerdings medial vom vorigen verläuft.
3. M. obliquus capitis inferior: Er zieht vom Dornfortsatz des Axis zu den Unten- und Außenflächen des Atlasquerfortsatzes.
4. M. obliquus capitis superior: Er verläuft senkrecht vom Querfortsatz des Atlas nach oben und außen an das äußere Drittel der Linea nuchae inferior.
5. Mm. interspinales: Sie befinden sich unterhalb des Axis zwischen den Tubercula der Dornfortsätze.

Die tiefe Schicht der Muskulatur besteht im unteren Teil der Halswirbelsäule aus dem cervicalen Anteil des M. transversospinalis. Dieser bewirkt, wird er einseitig angespannt, eine Streckung, Seitneigung zur angespannten und Rotation zur kontralateralen Seite der Halswirbelsäule. Damit kann er als Synergist des M. sternocleidomastoideus angesehen werden, der die entsprechende Bewegung des Kopfes ausführt.

▪▪ Mittlere Schicht der Nackenmuskulatur

Zur mittleren Schicht der Nackenmuskulatur gehören die Mm. splenii und der M. levator scapulae.

Der M. levator scapulae entspringt an den Tubercula posteriores der oberen 4 Halswirbel und setzt am Angulus superior der Spina scapula und an der Margo medialis bis zur Spina scapula an.

Graf-Baumann und Lohse-Busch (1997) spricht bei den Ursprüngen des M. levator scapulae von fleischigen Zacken, von denen die oberste, vom Atlas kommende Zacke von besonderer Bedeutung ist. Sie besitzt eine sehr ausgeprägte sagittale Kraftkomponente und kann am Atlas eine Rotation bewirken. Bedenkt man, dass der M. levator scapulae ebenfalls ein Extremitätenmuskel ist, kann man sich gut die unterschiedlichen Kräfte – z. B. durch Rechtshändigkeit – vorstellen, die über diesen Muskel auf die Querfortsätze des Atlas einwirken können.

▪▪ Oberflächliche Schicht der Nackenmuskulatur

Die oberflächliche Schicht der Nackenmuskulatur wird vom M. trapezius und dem M. sternocleidomastoideus gebildet, die beide vom N. accessorius (XI), also einem Hirnnerven, versorgt werden.

Der M. trapezius entspringt am med. Drittel der Linea nuchae, am Lig. nuchae und an den Dornfortsätzen der Hals- und Brustwirbel. Die Dornfortsätze der HWS sind durch die Lig. interspinalia miteinander verbunden. Diese Bänder bilden weiter cranial das Lig. nuchae.

Die Ansätze des M. trapezius befinden sich an der äußeren Clavicula, am Acromion und an der Scapula.

Bei fixiertem Schultergürtel wirkt der M. trapezius auf die HWS und den Kopf.

Der M. sternocleidomastoideus hat einen interessanten Verlauf. Ausgehend von der Fossa supraclavicularis, dem Manubrium und dem medialen Ende der Clavicula zieht er nach cranial posterior zum Proc. mastoideus des Os temporale und zur Linea nuchae superior. Ist die HWS beweglich, dann wird sie bei gleichzeitiger Anspannung beider Mm. sternocleidomastoideii in eine Hyperlordose bewegt. Ist die HWS allerdings fixiert, dann bewirkt die gleichzeitige Anspannung eine Flexion in der HWS.

Bei beweglicher HWS wirken der M. trapezius und der M. sternocleidomastoideus derselben Seite synergistisch im Sinne einer Seitneigung zur angespannten und Rotation zur kontralateralen Seite.

- **Die prävertebrale Muskulatur**

Den Nackenextensoren stehen die Nackenflexoren, also die prävertebrale Muskulatur gegenüber.

Im kranialen Bereich der Halswirbelsäule handelt es sich dabei um:
1. M. longus capitis, der ganz mittig an der Schädelbasis - an der Pars basilaris des Os occipitale- beginnt und an den Tubercula anteriora der Querfortsätze des dritten bis sechste Halswirbels inseriert.
2. M. rectus capitis lateralis. Er entspringt am Tuberculum anterius des Atlasquerfortsatzes und inseriert an einer rauhen Fläche dorsal des Foramen jugulare.
3. M. rectus capitis anterior. Er verläuft von der Massa lateralis atlantis und an der Wurzel des Querfortsatzes und setzt an der Pars basilaris des Os occipitale an.

Die genannten prävertebralen Muskeln beugen bei beidseitiger Tätigkeit den Kopf gegenüber der Halswirbelsäule und diese gegenüber der Brustwirbelsäule. Bei einseitiger Anspannung wirken sie seitneigend, die schräg verlaufenden Fasern rotieren den Kopf.

Im caudalen Bereich der Halswirbelsäule werden sie dabei durch den, ebenfalls prävertebral gelegenen M. longi colli unterstützt. Dieser lange Muskel erstreckt sich vom Arcus anterior des Atlas bis hinab zum, je nach Literatur, zweiten oder dritten thorakalen Wirbelkörper. Er verspannt die Vorderfläche der HWS, führt bei beidseitiger Kontraktion zur Aufhebung der HWS-Lordose („Versteifung" und Aufrichtung der HWS) und bei einseitiger Kontraktion zur Flexion und ipsilateralen Seitneigung der HWS. Kapandji (1999) betont seine Bedeutung für die Statik der HWS.

Die Mm. scaleni gehören ebenfalls zur Gruppe der prävertebralen Muskulatur. Sie bewirken bei beidseitiger Aktivierung eine Flexion der HWS gegenüber der BWS unter der Voraussetzung, dass der M. longus colli nicht fixiert ist. Ist die HWS fixiert oder festgestellt, dann helfen sie als Atemhilfsmuskeln bei der Inspiration.

Betrachtet man die Lage der Mm. scaleni und des M. longus colli, dann fällt die kontinuierliche Fortsetzung dieser Muskelzüge im Sinne einer Muskelkette auf.

Als letzte prävertebrale Muskeln des Halses sei an dieser Stelle – der Vollständigkeit halber – auf die Mm. intertransversarii anteriores cervicis aufmerksam gemacht: Sie verlaufen zwischen den Tubercula anteriora zweier benachbarter Halswirbelfortsätze.

- **Ventrale Muskulatur des Halses**

Weiter ventral der prävertebralen Muskulatur gelegen befinden sich die supra-und infrahyoidale Muskulatur (▶ Abschn. 3.2.3) als vorderste Muskelgruppe der HWS-Region. Nach Ansicht der Autoren gehört zu dieser Muskelgruppe auch der M. omohyoideus. Die ventrale Muskulatur wirkt aufgrund des größeren Hebelarms bei angespanntem M. temporalis und M. masseter ebenfalls an der Beugung des Kopfes mit.

Muskelsäule

Die Autoren möchten abschließend und zusammenfassend anmerken, dass sich also posterior der Wirbelsäule eine Muskel"säule" und ventral der Wirbelsäule zwei „Muskelsäulen" für die Stabilisation und Beweglichkeit der HWS und des Kopfes befinden (▶ Abschn. 3.2.6).

■ HWS-Kopf-Kiefer-Zusammenspiel

Schon Urbanowicz (1991) belegen einen Zusammenhang zwischen Okklusion und Kopf-Nacken-Muskulatur. Auch Freesmeyer (1993) schreibt von einem funktionellen Zusammenwirken von Kopf, Halswirbelsäule und Kiefer. Jede Änderung der Kopfhaltung wirkt sich auf die Stellung der Halswirbelsäule und die Position des Unterkiefers zum Oberkiefer aus, so wie sich auch jede Bewegung der Haltungsänderung der Halswirbelsäule auf die Haltung des Kopfes und die Lage des Oberkiefers zum Unterkiefer auswirkt. Er unterscheidet eine posteriore muskuläre Stabilisation des Kopfes über die Halswirbelsäule und eine anteriore reflektorische muskuläre Stabilisation über die Lage von Oberkiefer und Unterkiefer. Die Spannungsanpassungen in der supra- und infrahyoidalen Muskulatur, beeinflussen Bewegungen des Unterkiefers und damit letztlich das Kauen (Visscher et al. 2000).

Alle Bewegungen im Kiefergelenk werden von Bewegungen der gesamten Halswirbelsäule begleitet. Dieses biomechanische und funktionelle Zusammenwirken von Kiefergelenk und Halswirbelsäule ist nachgewiesen. Bei der Öffnung des Mundes kommt es zu einer leichten Rückneigung des Kopfes (occiput) und zu einer geringgradigen Streckung der Halswirbelsäule (Rauber und Kopsch 1998). Piekartz (2015) schreibt diese geringgradige Streckung der oberen Halswirbelsäulensegmente beim Mundöffnen den Segmenten C0–C2 zu. Die untere Halswirbelsäule (C6–C7) reagiert als Widerlager darauf mit einer Flexion.

Die gleichzeitigen Bewegungen von Unterkiefer und Kopf lassen sich selbst tasten.

> **Beim Öffnen des Mundes findet als widerlagernde Bewegung eine kleine Hals-Nacken-Extension statt. Beim Schließen des Mundes findet eine Kopf-Nacken-Flexion statt.**

Für das Kauen von besonderer Bedeutung ist die Position des Kopfes auf der Halswirbelsäule.

Beispiel

Eigenversuch: Setzen Sie sich aufrecht auf einen Stuhl und halten Sie den Kopf gerade. Nun führen Sie bei geschlossenen Lippen eine leichte Kaubewegung durch und spüren, wie die Zähne aufeinander kommen. Dann setzen Sie sich locker und entspannt und gestatten Sie es dem Kopf, dass er sich einige cm nach vorne schiebt. Wiederholen Sie die Kaubewegung. Sie werden das Gefühl haben, dass sich die Zähne jetzt auf anderen Punkten berühren, der Unterkiefer gegenüber dem Oberkiefer eine andere Position (weiter nach posterior) eingenommen hat.

An diesem Beispiel wird deutlich, in welcher Wechselbeziehung die Position der Mandibula zur Position von Kopf und HWS steht. Die Mandibula ist lediglich über die beiden Kiefergelenke mit dem Schädel verbunden. Sie ist beim Kauen und Schlucken immer in Bewegung und wird muskulär über die Hals- und Kopfmuskulatur stabilisiert bzw. widerlagert. Je nach Position der Mandibula entstehen bei der Interkuspidation unterschiedliche Zahnkontakte und damit andere Spannungsmuster der daran beteiligten Muskelgruppen.

Umgekehrt bewirkt auch die statische Okklusion eine Anpassung der Kopf-, Kiefer- und Halsmuskulatur. Bei statischer Okklusion bilden Ober-/Unterkiefer und Kopf eine funktionelle Einheit. Das heißt, dass bei allen Bewegungen des Kopfes auch die Kiefer- und vordere Halsmuskulatur mit reagieren. Die Art der statischen Okklusion – retrusiv oder protrusiv – wiederum bestimmt die Position des Kopfes auf der Halswirbelsäule. Bei einer z. B. retrusiv eingestellten oder retrusiv habituellen Position der Mandibula bewegt sich der Kopf zur Einnahme der habituellen Interdiskupation in eine Flexionsposition (Freesmeyer 1993).

Fazit

Die enge funktionelle Verbindung zwischen Kopf, Halswirbelsäule und Mandibula zeigt, dass es sich bei der Muskulatur bis zum Schultergürtel um Muskulatur handelt, die funktionell dem Kausystem zugeordnet werden kann.

3.2.3 Augen und Kiefergelenk

Schon Feldenkrais (1978) hat auf den natürlichen Zusammenhang zwischen den Augenmuskeln und den Kopfgelenke hingewiesen. Unsere sechs Augenmuskeln steuern die Nackenmuskeln.

Beim binocularen Sehen sind die Augen räumlich unterschiedlich positioniert. Die Netzhaut der Augen wird von differenten Lichtstrahlen getroffen. Erst das Gehirn koordiniert sie zu einem einheitlichen Bild. Die visuelle Information des nicht dominanten Auges wird auf die des dominanten Auges hin projiziert. Dieser Vorgang wird Fusion genannt.

Beim Lesen oder Fixieren von Gegenständen führt das dominante Auge. Die Blickrichtung ist eher konvergent, auf einen Punkt gerichtet. Divergentes Sehen, wie z. B. der Blick auf den Horizont am Meer, ist räumliches Sehen ohne offensichtliche Fixation.

Diese unterschiedlichen Formen des Blicks beeinflussen die Aktivitätsmuster der suboccipitalen und weiter angrenzenden Muskulatur. Nervenfasern aus den Muskelspindeln der posterioren tiefen Nackenmuskulatur ziehen in den Hirnstamm. Einige Fasern verlaufen von dort aus weiter zu den Vesitubulariskernen und den perihypoglossären Kernen (Baumann und Lohse-Busch 1997).

Ohlendorf et al. (2010) haben sich die Frage gestellt, wie stark sich der Einfluss des visuellen und des sensomotorischen Systems im Stehen auf die horizontale Kieferrelationsbestimmung, d. h. auf die exzentrische und zentrische Kondylenposition sowie die Laterotrusion und Protrusion auswirkt. Sie konnten **signifikante Veränderungen** in der Kondylenposition zeigen.

In einer späteren Studie (Ohlendorf und Kopp 2016) wurde die Kondylenposition bei Bewegungen des Kiefergelenks im Vergleich zwischen geöffneten und geschlossenen Augen an stehenden und an sitzenden Probanden untersucht. Es konnte gezeigt werden, dass im Stehen mit geschlossenen Augen der Unterkiefer bereits nach kurzer Zeit veränderte Bewegungen durchführt.

3.2.4 Muskuläres System im orofazialen Bereich

- **Allgemeines**

Das Skelettmuskelgewebe ist das am häufigsten vorkommende Gewebe am menschlichen Körper und beansprucht ca. 40 % des gesamten Körpergewichts. Der menschliche Körper besitzt mehr als 600 Skelettmuskeln, die unter der Kontrolle des peripheren und zentralen Nervensystems stehen.

In Muskelzellen wird chemische Energie in mechanische Arbeit umgewandelt, was Grundlage für Herzschlag, Bewegung der mimischen Muskulatur, Darmperistaltik oder die Bewegung der Zunge, und viele andere Vorgänge ist.

Wir unterscheiden verschiedene Formen des Muskelgewebes.

- **Skelettmuskulatur:** Sie wirkt als Stützmotorik der Erdanziehungskraft entgegen. Als Zielmotorik leistet sie mechanische Bewegungs- und Haltearbeit und (gehen, sprechen, kauen …).
- **Glatte Muskulatur:** Sie ist Bestandteil der Organe und unterstützen diese in ihrer Arbeit z. B. bei der Aufnahme von Nahrung und der Ausscheidung von Stoffen.
- **Herzmuskulatur**

In der Skelettmuskulatur finden sich sowohl kontraktile, als auch bindegewebige Anteile. Sehnen, die aus zugfestem Bindegewebe bestehen, verbinden Ursprung und Ansatz der Muskulatur mit dem Knochen oder einer ebenfalls bindegewebigen Struktur. Der straffen Muskelfaszie, die einen Muskel und seine Sehne äußerlich umschließt, liegt innen eine lockere, bindegewebige Verschiebeschicht an, das Epimysium. Das Endomysium, das auch Perimysium internum genannt wird, umschließt einzelne Muskelfasern (=Muskelzellen). Es erleichtert die Kontraktion und Dehnung der Muskelfaser.

Albert von Szent-Györgyi (1893–1986) sagte:

» Ein Muskel gehört zu diesen Allerweltssachen, die bei oberflächlicher Betrachtung etwas ganz Einfaches zu sein scheinen. Je eingehender man sich aber dann damit beschäftigt, desto komplizierter wird der Muskel und seine Funktionsweise. Es gibt kein anderes Gewebe in unserem Körper, dessen Funktionen so gravierende Veränderungen des Chemie- und Energiehaushaltes, der physikalischen Verhältnisse und der räumlichen Ausdehnung hervorrufen. Durch Kontraktion und Entspannung kontrolliert die Muskulatur buchstäblich den Lebensrhythmus von Mensch und Tier…. (Rolf 1997)

Aufgabe der Muskulatur:
- Bewegung
- Thermoregulation
- Ausbildung von Muskelketten
- Faszienspanner – Zuggurtende Funktion
- Ausschüttung von Myokinen (Pedersen et al. 2007)

Fast alle Zellen besitzen die Eigenschaft der Kontraktilität. In Muskelzellen steht diese Funktion im Vordergrund aller Zellleistungen. Die gesamte Struktur der Muskelzellen ist auf diese Eigenschaft hin ausgerichtet. In Muskelzellen wird chemische in mechanische Arbeit umgewandelt. Laut Frisch (2003) hängt die Kraft, die durch eine Muskelkontraktion entwickelt wird, von der Größe der motorischen Einheit (motor unit) ab. Das ist die Anzahl, der von einem motorischen Neuron innervierten Muskelfasern. Die Feinregulierung der Kraft geschieht durch kleinere motorische Einheiten, in denen das Motoneuron eine nicht so große Anzahl von Muskelfasern innerviert. Je feiner abgestuft eine Bewegung ist, umso mehr und umso kleinere motorische Einheiten werden zur Ausführung der Bewegung genutzt.

Einteilung der Muskulatur des cranio-mandibulären Systems:

Folgende Einteilung der Muskulatur nach Lokalisation und Funktion erweist sich als sinnvoll:

- Kaumuskeln: Sie wirken direkt auf das TMG und verbinden die Mandibula mit dem knöchernen Schädel (Os Temporale).
- Zunge: Die intrinsische Muskulatur verbindet sich über die extrinsische Muskulatur mit der Mandibula, dem Hyoid und dem Proc. styloideus (Os sphenoidale).
- Suprahyoidale Muskulatur: Sie ist Teil des Mundbodens und stellt einen Teil der extrinsischen Zungenmuskulatur dar. Sie verbindet Hyoid, Schädelbasis und Mandibula.
- Infrahyoidale Muskulatur: Sie verbindet das Hyoid mit dem Manubrium (Thorax) und dem Schulterblatt.
- Mimische Muskulatur: Unser Gesicht erhält durch diese Muskulatur ihren Ausdruck (Emotionalität). Sie ist am Essen, Trinken, Kauen, Schlucken und am Sprechen und beteiligt.

■ Kaumuskulatur (◘ Abb. 3.6)

M. masseter: Er prägt die Kontur der hinteren Wangenregion. Der Muskel besteht aus einem oberflächlichen – pars superficialis - und einem tiefen – pars profunda – Teil. Der M. masseter bildet zusammen mit dem M. pterygoideus medialis eine Muskelschlinge. Beide wirken bei der Adduktion (=Kieferschluss) synergistisch und bringen nach Zilles und Tillmann (2010) 55 % der Kaukraft auf.

Interessant am M. masseter ist die anatomische Nähe zur Glandula parotis. Während der Kaubewegung übt der Muskel Druck auf die Ohrspeicheldrüse aus und regt dadurch deren Sekretion an. Der Speichel der Glandula parotis enthält neben Enzymen und Proteinen auch Immunglobuline. Diese dienen der immunologischen Abwehr im Mund.

M. temporalis: Der M. temporalis verläuft wie ein Fächer. Er bildet funktionell drei unterschiedliche Gruppen. Die anterioren Fasern verlaufen nahezu vertikal, die mittleren Fasern schräg und die hinteren Fasern verlaufen nahezu horizontal.

Alle Fasern wirken an der Hauptfunktion Elevation = Kieferschluss mit.

Der mittlere und vor allem der posteriore Anteil des Muskels führen die für die Verriegelung wichtige Retrusion im TMG durch. Da die Muskelfasern nahe dem Tuberculum ossis temporalis vorbeilaufen, vermuten Travell und Simons (2002) eine gelenkstabilisierende Wirkung des M. temporalis auf das Kiefergelenk. Die Autoren weisen darauf hin, dass eine Anspannung des M. temporalis auch schon bei leichtem Zungendruck gegen den harten Gaumen und ohne Okklusion palpiert werden kann. Nach unserer Ansicht bildet auch der M. temporalis für die Zunge ein muskuläres Widerlager.

M. pterygoideus medialis: Der Verlauf des Muskels entspricht annähernd dem des Pars superficialis des Masseters. Er setzt an der Innenseite der Mandibula an, wo er die oben erwähnte Muskelschlinge mit dem M. masseter bildet. Zusammen mit dem M. masseter und dem M. temporalis bildet er die Gruppe der Mundschließer.

Bei einseitiger Aktion lenkt der M. pterygoideus medialis die Mandibula zur gegenüberliegenden Seite ab (=Mediotrusion). Diese seitliche Bewegung führt er synergistisch mit dem gleichseitigen M. pterygoideus lateralis aus, während die gleichnamigen Muskeln der anderen Seite bei dieser Seitverschiebung als Antagonisten fungieren. Die seitlichen Bewegungen sind beim Kauen wichtig und müssen neurophysiologisch sehr fein aufeinander abgestimmt werden.

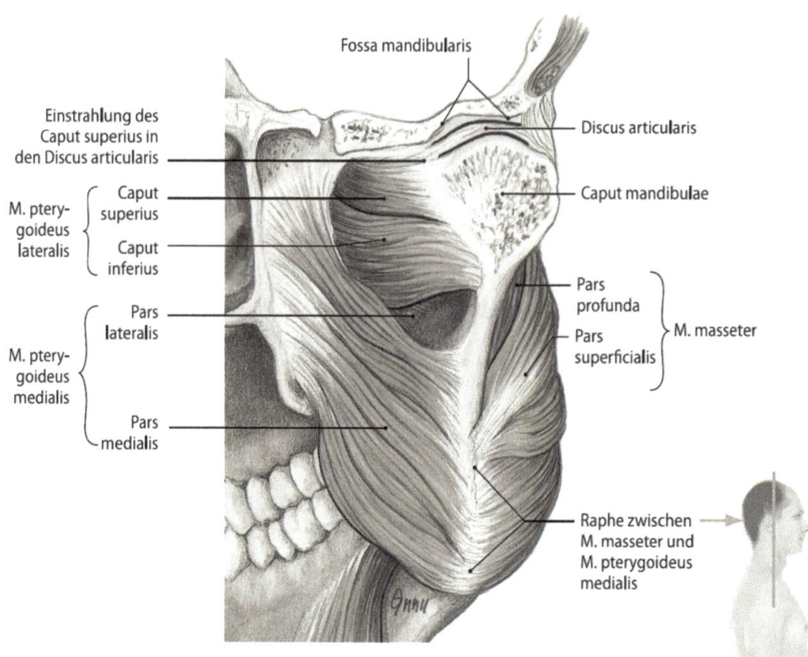

Abb. 3.6 Kaumuskulatur der rechten Seite. Frontalschnitt durch den Kopf im Bereich des Kiefergelenks. (Aus Zilles und Tillmann 2010)

M. pterygoideus lateralis: Der M. pterygoideus lateralis gehört zu der Gruppe der Kieferöffner. Er besteht aus zwei funktionell unterschiedlichen muskulären Anteilen, dem Caput superius und dem Caput inferius.

Das Caput superius inseriert, von der Ala major des Os sphenoidale kommend, am Discus articularis und am oberen Anteil der Fovea pterygoidea. Es zieht den Discus bei der Kieferöffnung nach ventral (Stelzenmüller und Wiesner 2010). Nach Bumann und Lotzmann (2000) ist das Caput superius bei inkursiven Bewegungen wie dem Mundschluss, der Retrusion und der Laterotrusion der Mandibula aktiv. Es wird ihm eine stabilisierende Funktion beim Schließen des Kiefers zugesprochen, sodass die beiden Köpfe des M. pterygoideus lateralis sogar als funktionelle Antagonisten beim Mundschluss betrachtet werden können (McNamara 1973). Während der Haltearbeit arbeitet das Caput superius exzentrisch, das heißt, es arbeitet aus einer verlängerten Ausgangsstellung.

Das Caput inferius inseriert, von der lateralen Faszie der Lamina lateralis des Processus pterygoideus kommend, am Processus condylaris mandibulae (fovea pterygoidea). Es führt die Gleitbewegung der Mandibula nach ventral durch und ist damit bei exkursiven Bewegungen des Unterkiefers aktiv.

Bei beidseitiger Aktion des Muskels wird die Mandibula in eine Protrusion gezogen.

Bei einseitiger Aktion des Muskels wird die Mandibula zur Gegenseite (=Mediotrusion) verschoben.

Zunge (Abb. 3.7)

Die Zunge ist ein besonderer Muskel des menschlichen Körpers. Sie ist ein muskulärer Hydrostat (s. u.) und stellt wegen ihrer komplexen Anatomie eine der am wenigsten verstandenen Strukturen dar (Sanders und Mu 2013).

Die Zunge wird anatomisch in die drei Bereiche **Zungenbasis, Zungenkörper** und **Zungenspitze** eingeteilt. Die bewegende Zungenmuskulatur wird in die extrinsische und intrinsische Muskulatur aufgeteilt.

Die extrinsischen Zungenmuskeln (Abb. 3.7, 3.8) haben ihren Ursprung an knöchernen Referenzpunkten des Proc. styloideus, des Hyoids oder der Mandibula. Sie ermöglichen der Zunge Lageveränderungen im Raum.

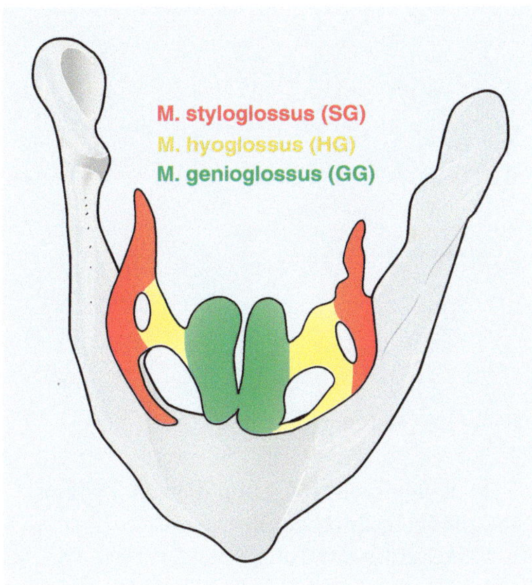

☐ Abb. 3.7 Extrinsische Zungenmuskulatur; Blick von frontal

- Musculus genioglossus (GG)
- Musculus hyoglossus (HG)
- Musculus styloglossus (SG)
- Musculus palatoglossus, Musculus chondroglossus und Musculus glossopharyngeus werden nicht von allen Autoren ebenfalls zu den extrinsischen Zungenmuskeln gezählt.

Der fächerförmige, paarige GG hat eine zentrale Position. Er geht von der inneren Mittellinie des Unterkiefers aus. Seine Muskelfasern haben eine Verlaufsrichtung, die im hintersten Teil des GG horizontal und in einem 90°-Bogen in den Zungenkörper einstrahlen. Alle Muskelfasern durchdringen die intrinsische Muskulatur und enden im Dorsum der Zunge. Die hintersten, horizontalen Fasern strahlen bis in das Zungenbein oder das darüberliegende Bindegewebe ein. Die vordersten Faszikel bilden das Zungenbändchen (Frenulum). Die Zungenprotrusion ist die Hauptbewegung des GG.

> **»** Es wird angenommen, dass das horizontale Kompartiment in erster Linie für die Atmungsaktivität der Zunge verantwortlich ist und das Zungenbein und die Zungenbasis während der Inspiration nach vorne bewegt, um die Atemwege zu weiten. (Mu und Sanders 2000)

Der HG ist ein planer Muskel, der der Zunge entlang nach posterior verläuft. Es scheint, als ob die am weitesten hinten gelegenen Muskelfaszikel des HG mit dem Ursprung einiger intrinsischer Muskel zusammenhängen (SL s. u.) (Sanders und Mu 2013).

Der SG ist der am weitesten lateral gelegene Zungenmuskel. Der Muskel ist insofern von funktionellem Interesse, weil er von der Spitze des Proc. styloideus des Os sphenoidale und vom Lig. stylomandibulare kommend, nach ventral seitlich in die Zunge einstrahlt und eine Art horizontale Schlaufe bildet. Er führt die

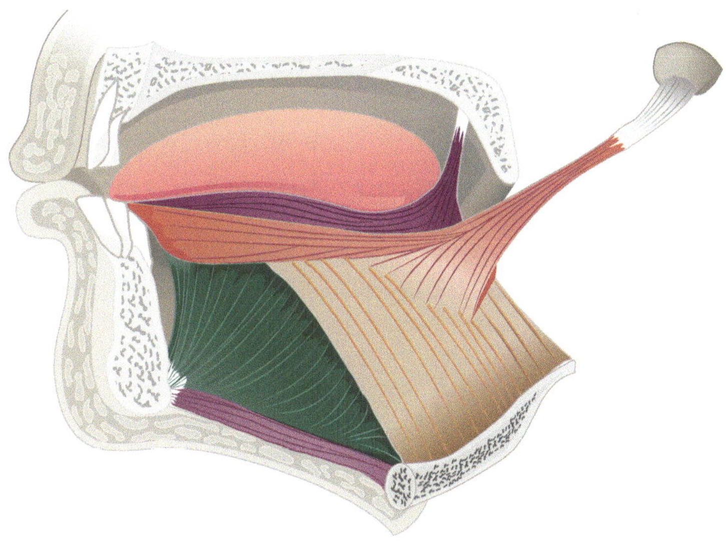

☐ Abb. 3.8 Extrinsische Zungenmuskulatur; Blick von lateral

Zungenränder nach hinten oben. Auch der SG hat Verbindungen zur intrinsischen Zungenmuskulatur.

Ebenfalls vom Proc. styloideus kommen der M. stylohyoideus, mit seinem mittigen Ursprung und der M. stylopharyngeus, der cranial am Proc. styloideus entspringt. Diese drei Muskeln haben nach Ansicht der Autoren eine wichtige posteriore Hebe- und Zügelfunktion im Mandiubla-hyoidaler Bewegunsrhythmus (MHR). Bei Anspannung bilden sie nach Ansicht der Autoren das craniale, posteriore Gegenlager gegenüber der ventral-caudal über das Zwerchfell stabilisierten Luftröhre im Moment des Schluckens.

Die intrinsischen Zungenmuskeln haben keine knöcherne Anheftung. Sie inserieren in der Zunge selbst und ermöglichen der Zunge ihre Formveränderung.

Zu ihnen gehören:

- Musculus longitudinalis superior (SL)
- Musculus longitudinalis inferior (IL)
- Musculus verticalis linguae (V)
- Musculus transversus linguae (T)

Bei der Formänderung der Zunge wirken konzentrisch zwei der Muskeln zusammen (z. B. T und V → Zunge wird schmal und lang), während der dritte Muskel (demnach L) exzentrisch nachgibt (Graf 2014). Dieser Vorgang kann als reziproker Spannungsausgleich der Zunge, dem muskulären Hydrostat des orofazialen Bereichs bezeichnet werden.

Einige intrinsische Zungenmuskeln überlappen so stark, dass sie eher als Einheit, denn als getrennte Muskeln betrachtet werden können. Dies betrifft in besonderem Maße die T- und die V-Muskulatur und den inferioren Aspekt der vorderen Zunge. Hier greifen vier longitudinal orientierte Zungenmuskeln ineinander (Il, HGG, HG und SG) und sind nicht mehr unterscheidbar. Der Einfachheit halber verwenden Sanders und Mu hier den Begriff des „kombinierten longitudinalen Muskels (CL)" (Sanders und Mu 2013).

Die Zunge kann sich als Einheit bewegen (Bewegungsrichtungen nach Sanders und Mu 2013):

- **Retrusion** (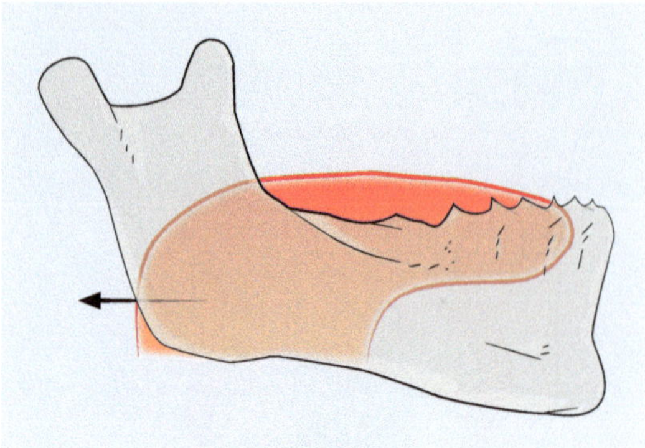 Abb. 3.9) = gesamte Zunge bewegt sich nach hinten mit wenig Veränderung der Form. Sie wird von den extrinsischen Muskeln, besonders dem

Abb. 3.9   Retrusion der Zunge

M. styloglossus (SG) und dem M. hyoglossuns (HG) durchgeführt.

- **Verkürzung der Zunge** bei der Retrusion: SL und IL
- **Protrusion** (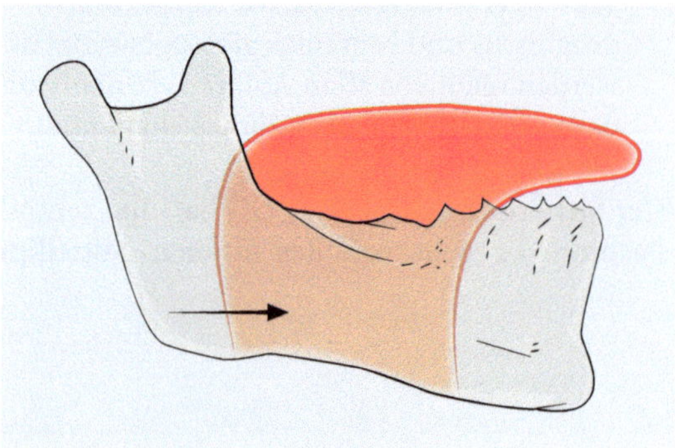 Abb. 3.10) = Gesamte Zunge bewegt sich nach vorne: M. genioglossus (GG)
- **Verlängerung der Zunge** bei der Protrusion = Elongation durch T und V
- **Dorsoflexion** (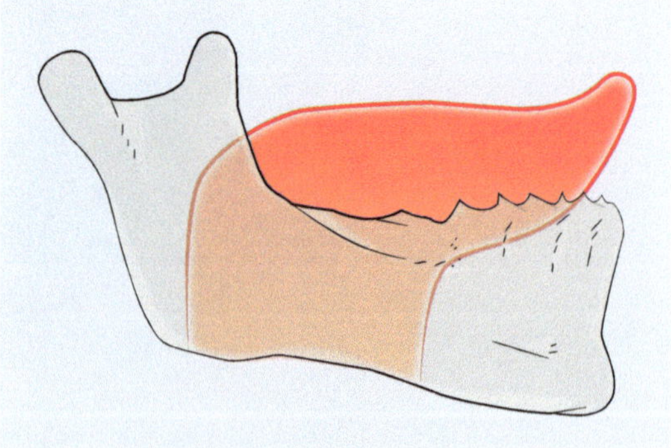 Abb. 3.11) = Zungenspitze bewegt sich nach oben

Abb. 3.10   Protrusion der Zunge

Abb. 3.11   Dorsoflexion der Zunge

- Wird hauptsächlich durchgeführt von den SL- Muskeln
- **Ventroflexion** (■ Abb. 3.12) = Zungenspitze bewegt sich nach unten
- Wird hauptsächlich durchgeführt von den Il-Muskeln und den longitudinalen Muskeln
- **Retroflexion** (■ Abb. 3.13) = Zungenbasis geht nach oben, Zungenkörper geht nach unten

Weitere, in der Fachliteratur angegebene Bewegungen der Zunge sind:
- **Elevation** = Ganze Zunge bewegt sich nach oben
- **Depression** = Ganze Zunge bewegt sich nach unten

Die Zunge weist sich durch hohe Flexibilität aus.

Punctum fixum und Punctum mobilae können dynamisch gewechselt werden. Dies ermöglicht unterschiedlich weiterlaufende Bewegungen wie z. B. die anterior-superior-hyolaryngeale Exkursion beim Schluckakt

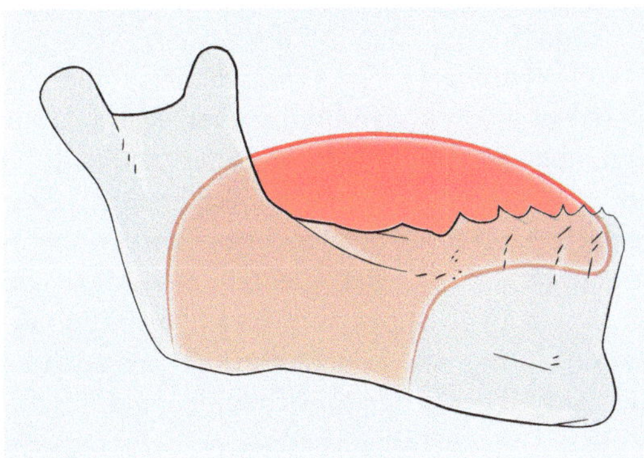

■ **Abb. 3.12**   Ventroflexion der Zunge

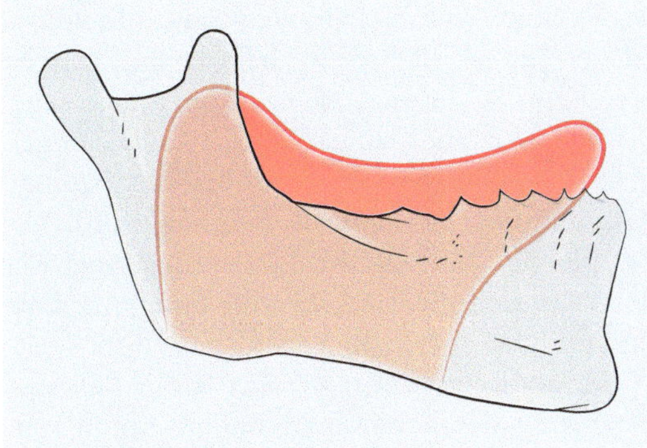

■ **Abb. 3.13**   Retroflexion der Zunge

(Prosiegel und Weber 2013b), die Beteiligung am MHR oder auch das Sprechen etc.

Sicherlich dient es dem Verständnis, Bewegungen der Zunge der Aktivität bestimmter Muskeln zuzuordnen. Sanders und Mu (Sanders und Mu 2013) zeigen jedoch, dass dies bei der menschlichen Zunge nicht so einfach ist. Ihre Studie zeigt die eng verwobenen anatomischen Verbindungen der extrinsischen und intrinsischen Zungenmuskulatur.

■ Muskulärer Hydrostat

Ein muskulärer Hydrostat besitzt mehr hydraulische Eigenschaften, als dass er sich mechanisch über Hebelwirkungen beschreiben lässt. Ein biomechanisches Merkmal eines muskulären Hydrostats ist, dass seine Struktur ein konstantes Volumen besitzt.

Das Zungenmuskelgewebe ist hauptsächlich wie eine wässrige Flüssigkeit zusammengesetzt, die praktisch mit physiologischem Druck nicht komprimierbar ist. Das Verhältnis zwischen Länge und Weite bei ihrem konstanten Volumen ermöglicht eine Verstärkung der Muskelkraft. Verkürzt sich ein muskulärer Hydrostat in anterior-posteriorer Richtung, wird er in lateraler Richtung weiter und andersherum.

> **Bei Zunahme des Drucks der Zunge gegen den harten Gaumen wird die Kiefermuskulatur reflektorisch/ synergistisch angespannt. Dies ist auch dann der Fall, wenn keine Okklusion der Zähne stattfindet. Dies ist nach Ansicht der Autoren ein Beleg dafür, zu welcher enorm hohen Kraftentfaltung der Hydrostat Zunge in der Lage ist.**

Die Zunge als muskulärer Hydrostat nimmt im Mundraum eine muskulär funktionelle Mittelpunktposition ein und bildet ein Äquilibrium zwischen Mandibula und Schädel. Bei der Mundöffnung bewegt sie sich ein wenig nach ventral, um den hinteren Rachen zu öffnen. Die muskuläre Spannungsbalance und ihre Muskelaktivitäten ändert sich dabei dynamisch. Selbst bei der Atmung verhält sich die Zunge wie ein muskulärer Hydrostat (Cheng et al. 2008).

Nach Ansicht der Autoren stellt die Zunge das muskuläre Gleichgewichtsorgan des cranio-mandibulären Systems dar und ist der „Systemschwerpunkt" für das oro-fasziale System. Sie ist unter anderem auch ein Mittler zwischen dem stomatognatem und dem posturalem System. Eine Beschreibung des Zusammenspiels von supra- und infrahyoidaler Muskulatur ohne Einbeziehen der Zunge als dynamischem und statischem Muskel erscheint als nicht vollständig für eine physiologische Betrachtungsweise des Kauens.

■ Kauen (◘ Abb. 3.4)

Das Kauen ist keine gleichförmige, sondern eine rhythmische, in Abhängigkeit von vielen Faktoren stattfindende Bewegung.

Sehr interessante Untersuchungen zur Kaubewegung haben Müller, Luckenbach und Körber 1984 veröffentlicht (Müller et al. 1984). Mittels eines von Luckenbach entwickelten Unterkiefermesssystems konnte gezeigt werden, dass Kaubewegungen einzelner Probanden sehr voneinander abweichen. Selbst die linke und rechte Kaubewegung desselben Probanden kann voneinander unterschiedlich sein. Die Mahlbewegungen des Kiefers verlaufen also nicht immer gleich. Ein Beweis dafür, dass jede Bewegung einmalig und Veränderungen unterworfen ist (Varianz der „normalen" Bewegung).

Zu Beginn der Kaubewegung findet demnach eine Ausholbewegung unter Mundöffnung zur Gegenseite hin statt. Durch dieses „initiale Schwingen" zur Nichtarbeitsseite, das Physiotherapeuten in ihrer Bewegungsanalyse als Vordehnung bezeichnen, wird der Speisebolus auf die Zahnreihe der Arbeitsseite befördert. Müller et al. (1984) zeigen, dass die Bewegungsbahnen der Kondylen bei der Öffnungsbewegung kaudaler als bei der Schließbewegung liegen. Es findet bei der Schließphase eine Zentrierung der Kondylen in die Gelenkgrube statt. Diese wird sowohl von der Kiefermuskulatur, als auch von einem angemessenen Zungendruck gesichert.

Der Kaudruck (Zunge und Zähne) passt sich an Form und Konsistenz dem Bolus an. Man sollte sich dabei immer funktionell vor Augen halten, dass mit der optimalen Entwicklung des Kaudrucks in den agonistischen Kiefermuskeln eine ebenso gute „Entspannungsfähigkeit" im Sinne einer exzentrischen Kontraktion der Antagonisten einhergehen muss.

Beispiel
Zum Verständnis: Beim Öffnen des Kiefers durch Aktivierung der „Kieferöffner" muss es den „Kieferschließern" möglich sein, exzentrisch zu arbeiten.

Funktionell ist von Bedeutung, dass der weiche Gaumen während der Kaubewegungen völlig andere Bewegungen aufzeigt, als während des Schluckens. Beim Essen bewegt sich der weiche Gaumen im Moment der Kieferöffnung nach oben und beim Kieferschluss nach unten. Beim Schlucken hebt sich der weiche Gaumen (Anspannung des M. tensor veli palatini/N. trigeminus) nachdem das Kiefergelenk geschlossen ist (M. pterygoideus medialis). M. tensor veli palatini und M. pterygoideus medialis werden beide vom N. trigeminus versorgt und arbeiten zusammen. Funktionell wird dann der Rachen durch Anspannen des M. constrictor superior und durch Anspannen des M. levator veli palatini (beide Plexus pharyngeus) nach oben abgeschlossen. Der weiche Gaumen senkt sich, sobald der Mund wieder geöffnet wird (Matsuo und Palmer 2009).

■ Suprahyoidale Muskulatur (◘ Abb. 3.14)

M. digastricus: Der M. digastricus verbindet das Os temporale (Proc. mastoideus) über das Hyoid mit der Mandibula. Der Muskel verfügt über eine interessante Innervation, durch die er die Kiefer- und die Gesichtsmuskulatur verbindet. Der Venter anterior wird vom N. trigeminus (V3), der Venter posterior vom N. facialis (VII) innerviert. Er ist sowohl an der Kieferöffnung und dem Schluckakt, als auch bei der Aktivierung der Gesichtsmuskulatur (z. B. Lippen spitzen/Lippenschluss – Venter posterior des M. digastricus – beteiligt.

M. mylohyoideus: Er stellt das Diaphragma oris dar. Funktionell ist interessant, dass er beim einseitig fixierten Zungenbein Mahl- und Drehbewegungen zur ipsilateralen Seite hin macht. Ist der Unterkiefer fixiert, hebt er das Zungenbein beim Schluckakt an, er ist aber auch schon beim Kauen und Saugen aktiv. Ist das Zungenbein fixiert, dann öffnet er bei gleichzeitiger Anspannung den Mund (=Abduktion). Am Beispiel des M. mylohyoideus kann gezeigt werden, wie sich die Umkehr von Punctum fixum und mobilae auf die Bewegung auswirkt.

M. geniohyoideus: Dieser Muskel fällt nach Erfahrung der Autoren besonders durch seine hohe Spannung bei Mundatmern auf.

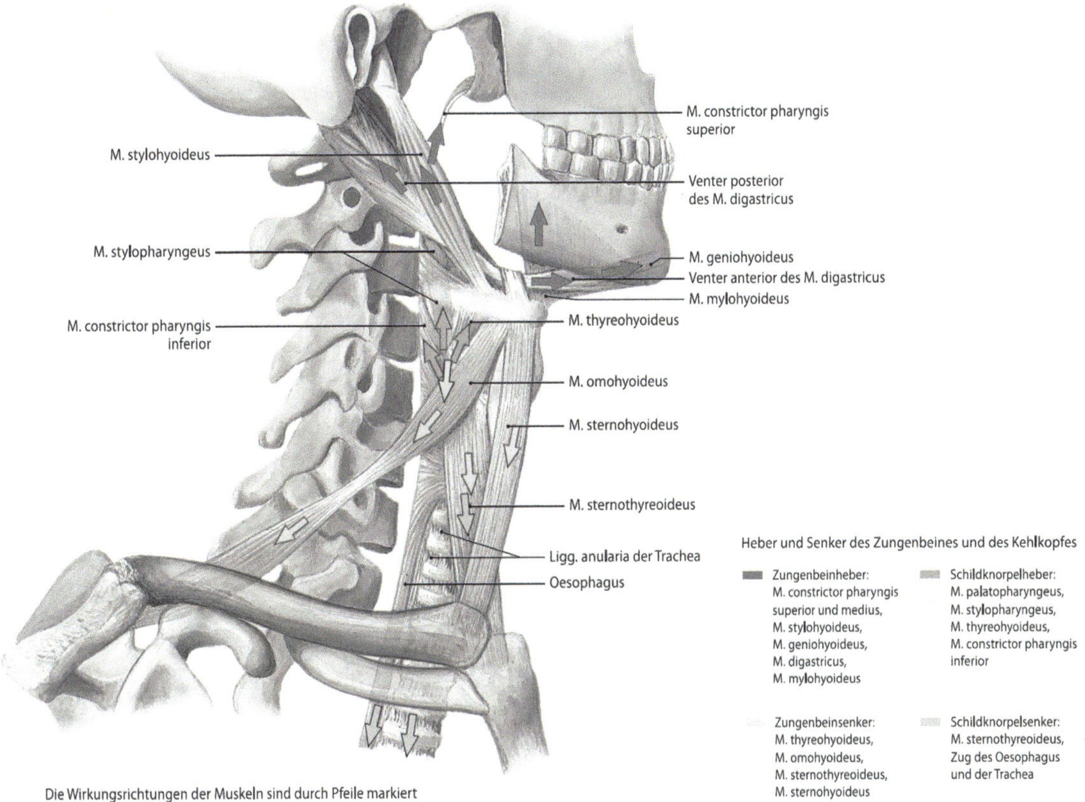

Abb. 3.14   Infrahyoidale und suprahyoidale Muskeln. Funktionen am Zungenbein und am Kehlkopfskelett. (Aus Zilles und Tillmann 2010)

M. stylohyoideus: Dieser Muskel bildet zusammen mit dem **M. stylopharyngeus** und **M. styloglossususculus:** eine funktionell interessante Verbindung zwischen dem Pharynx, der Zunge und dem Zungenbein. Hier wird eine Verbindung zwischen parietalem, cranio-mandibularen und viszeralen, sozusagen cranio-viszeralem System hergestellt. Die Autoren möchten an dieser Stelle darauf aufmerksam machen, dass der Pharynx mit seinem mittleren Anteil **(M. constrictor medius)** seine Ursprünge am Cornu majus und minus des Hyoids hat.

■ **Infrahyoidale Muskulatur (**▣ Abb. 3.14)

Die suprahyoidale Muskulatur bewirkt eine Anhebung und Vorwärtsbewegung des Hyoids. Dementsprechend muss dabei die infrahyoidale Muskulatur exzentrisch arbeiten, damit die superior-anteriore-hyolaryngeale Exkursion (Prosiegel und Weber 2013a) beim Schlucken stattfindet. Das Prinzip des Wechsels zwischen Punctum fixum und mobilae trifft also auch für das Zusammenspiel der supra- und infrahyoidalen Muskulatur zu. Eine gut aufeinander abgestimmte Koordination zwischen der supra- und infrahyoidalen Muskulatur wirkt sich folglich auf den fein abgestimmten, messbaren Rhythmus zwischen Zunge, Kiefermuskulatur und Bewegung des Os hyoideum und des weichen Gaumens aus (Matsuo und Palmer 2008). Man kann funktionell vom mandibula-hyoidalen Bewegungsrhythmus (MHR) sprechen.

M. omohyoideus: Der Muskel besteht aus einem Venter superior und inferior. Die beiden Anteile werden durch eine zentrale Zwischensehne voneinander getrennt. Diese Zwischensehne hat einen fibrösen Ansatz an der tiefen Fascia cervicalis, die sich nach unten verlängert und am Schlüsselbein und an der ersten Rippe inseriert. Der M. omohyoideus ist in erster Linie ein Faszienspanner der Fascia cervicalis und erweitert die darunter liegende Vena jugularis interna. In diese wird mittels des zentralen Venenkatheters (ZVK) infiltriert. Die

Ansatzstelle des Venter superior ist am Zungenbein, die Ansatzstelle des Venter inferior ist am cranialen Rand der Scapula. So entsteht eine muskuläre Verbindung zwischen dem Hyoid und dem Schultergürtel (Kurt et al. 2006).

M. sternohyoideus: Der Muskel hat seine Ansätze am Manubrium sterni dorsal, aber auch den der Kapsel des Sternoclaviculargelenks (SC-Gelenk) (Lippert 2000) und am sternalen Ende der Clavicula, an der Dorsalfläche des Lig. costoclaviculare und am oberen Rand des ersten Rippenknorpels (Eisler 1912). Als vorderster der infrahyoidalen Muskulatur gehört er funktionell auch zur oberen Thoraxapertur bzw. dem Schultergürtel. Nach Eisler ist der größte Teil des Muskels nur von Faszie überzogen, direkt unter der Haut gelegen (Abschn. 2.2.5).

M. sternothyroideus: Dieser Muskel ist ein Kehlkopfsenker und damit der Antagonist zum M. thyrohyoideus, der ein Kehlkopfheber ist. Dies ist ein interessantes Beispiel dafür, wie Agonisten und Antagonisten im Körper auch hintereinandergeschaltet zusammenarbeiten können. Zusammen mit dem M. thyrohyoideus senkt der M. sternothyroideus das Os hyoideum und zusammen mit dem M. sternothyroideus stabilisiert er das Os hyoideum und den Schildknorpel.

M. thyrohyoideus: Er ist der Muskel, der den Abstand zwischen Zungenbein und Kehlkopf verkürzt und dadurch den Corpus adiposum preepiglotticum gegen die Epiglottis presst. Er arbeitet also flexibel sowohl als Kehlkopfheber z. B. beim Schlucken, als auch als Zungenbeinsenker beim Kieferöffnen.

Fazit

Das neurophysiologisch fein aufeinander abgestimmte Zusammenspiel zwischen der supra- und infrahyoidalen Muskulatur benutzt das Os hyoideum als Dreh- und Angelpunkt während der Kau- und Schluckbewegung.

▪ Mimische Muskulatur

Die mimische Muskulatur ist für den emotionalen Gesichtsausdruck, den Schutz der Augen (M. orbicularis occuli), aber auch für die Form des Mundes bei der Artikulation beim Sprechen, die Ansteuerung der Nase und dem Essen und Trinken zuständig. Diese Muskulatur besitzt keine eigene Faszie, da sie direkt mit der Haut verwachsen ist.

Das gesamte Gesicht ist von einer subcutanen Fettschicht überzogen, deren Dicke individuell variiert. Nur die dünne bindegewebige Schicht auf dem M. orbicularis occuli enthält so gut wie kein Fett.

M. obricularis oris und **M. buccinators** bilden eine muskuläre Funktionseinheit. Diese umgreift die Mundhöhle. Die Muskelfasern des M. orbicularis oris verlaufen um die Mundöffnung herum und strahlen zum Teil auch in den M. buccinator ein. Diese Funktionseinheit wird muskulär bis zum **M. constrictor pharyngis superior** weiter fortgesetzt und bildet somit eine fast horizontale Muskelschlinge, die Tsumori selbst (Tsumori et al. 2007) als eine Art „single sphincter muscle" (Sphinktermuskel) beschreibt.

Ziel der Studie von Tsumori et al. (2007) war unter anderem, morphologische Unterschiede des superioren pharyngealen Constrictors aufzusuchen und diese zu zeigen. Im Großteil der anatomischen Literatur gibt es eine Trennung zwischen dem M. buccinator und dem M. constrictor pharyngis superior in Form einer Zwischenfaszie (=Fascia buccopharyngea). Tsumori et al. konnte aber in 68,5 % seiner untersuchten Präparate keine Fascia buccopharyngea zwischen dem M. buccinator und dem M. constrictor pharyngis superior finden.

Funktionell können sich die Autoren vorstellen, dass der M. orbicularis oris und der M. buccinator während des Kauens vordehnend und vorbereitend auf den M. constrictor pharyngeus einwirken.

Schon Garliner (1989) betont die Wichtigkeit der mimischen Muskelkräfte beim Kauen und beim Schlucken. Er beschreibt, dass der Mensch im wachen Zustand ca. zwei Mal pro Minute schluckt. Durchschnittlich ergibt das innerhalb von 24 h ca. 2000 Schluckakte. Er führt das Schema des **triangulären Kräftefeldes** ein (◘ Abb. 3.15). Damit werden die Muskelkräfte während des Schluckens aufgezeigt.

1. M. masseter und M. buccinator üben laterale Kraft aus.
2. M. orbicularis oris übt posteriore Kraft gegen die oberen Frontzähne aus.
3. Die Zunge übt posterior Kraft gegen die Rugae (Gewebefalte, Einfaltung) der oberen Schneidezähne aus.

Dieses Kräftefeld wirkt beim Kauen und Bewegen des Bolus im Mund und bestätigt die

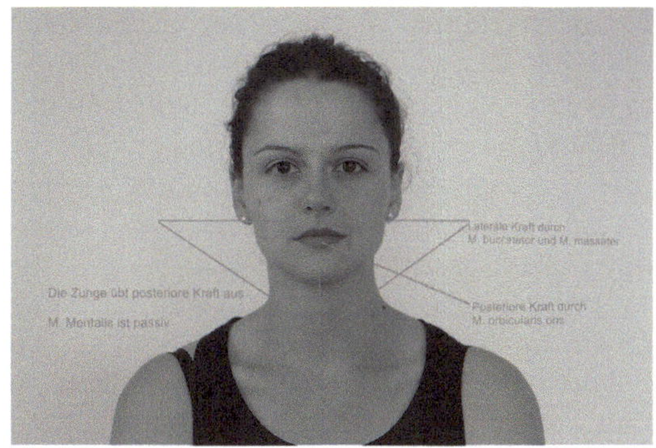

■ **Abb. 3.15** Trianguläres Kräftefeld nach Garliner

enge Zusammenarbeit der Muskulatur im cranio-mandibulären System. Nach Auffassung der Autoren wäre dieses dreieckige Kräftefeld besser mit dem **Tensegrity-Modell** zu erklären. Castillio Morales (1991) beschreibt ebenfalls den Buccinatormechanismus. Er schreibt, dass alle drei Muskeln (M. obricularis oris, M. buccinator und M. constrictor pharyngeus superior) immer zusammenarbeiten. Durch die Spannung des M. buccinator nähern sich die Wangen der Mittellinie an und der intraorale Druck nimmt zu. Dieser Unterdruck ist sowohl für die Abbeißphase, als auch für die Zerkleinerungsphase von Bedeutung, da er verhindert, dass die Nahrung in das Mundvestibulum fällt.

■ **Muskulatur des Schultergürtels**

M. trapezius, M. levator scapulae und **M. sternocleidomastoideus** wurden bereits oben beschrieben. Sie gehören zu den Nackenmuskeln und wirken durch ihre Insertionsstellen auch auf den Schultergürtel. Dasselbe gilt für den M. omohyoideus und den M. sternohyoideus. Sie gehören beide zur infrahyoidalen Muskulatur, wirken aber durch ihre Ursprünge auch auf die Knochen des Schultergürtels.

M. subclavius: Er verläuft von der kranialen Seite der ersten Rippe bis zur Unterseite des Claviculakörpers. Er fixiert die Clavicula im Sternoclaviculargelenk und spannt die Fascia clavipectoralis zum Offenhalten des Lumens der V. subclavia.

Fazit

Die enge funktionelle Verbindung zwischen Kopf, Halswirbelsäule, Mandibula und Schultergürtel zeigt, dass es sich bei der Muskulatur des Schultergürtels ebenfalls um funktionell dem Kausystem zuzuordnende Muskulatur handelt.

3.2.5 Atmung

Atmung ist eine große physiologische Leistung. Sie hat in der Anthroposophie, in der Traditionellen chinesischen Medizin, in der Kunst und in allen religiösen Richtungen einen Platz und wird dort mit „Tor zum Leben", „das Selbst", „Energieaustausch" etc. beschrieben. Der Versuch, das Phänomen Atmung zu verstehen, könnte eine Lebensaufgabe werden. Denn die Atmung ist mehr, als nur die Bewegung der Lungen, sie ist mehr als die Summe von Druckgrößen oder Retraktionskräften, sie korrespondiert mit dem ganzen Körper und geht eine Allianz mit nahezu allen Funktionssystemen ein. Vielleicht ist das der Grund, warum sich diverse Fachrichtungen nur auf einen Teil der Atmung fokussieren. Die Autoren hoffen, dass sie in den folgenden Ausführungen auch einen kleinen Teil zum Verständnis der Atmung für das Kauen und Schlucken beitragen können.

■ **Nase**

Im Normalfall atmen wir durch die Nase. Bei einem Großteil der Bevölkerung wechselt der Atemstrom innerhalb eines gewissen Zeitraums (eine bis drei Stunden) und über den Tag verteilt zum jeweils anderen Nasenloch. Dieser Wechsel wird „Nasenzyklus" genannt und ist erstmals von dem Arzt Kayser im Jahre 1889 beschrieben worden (Kantchew-Haustein 2009). Der auslösende Reiz dazu stammt vom Hypothalamus.

Die Nase hat sieben Grundfunktionen:
1. Atmung
2. Anfeuchten der Atemluft
3. Anwärmen der Atemluft
4. Reinigung von Partikeln
5. Riechvermögen
6. Teil des phonatorischen Ansatzraumes (Resonanzraum)
7. Sekundäres Sexualorgan

Physiologisch werden etwa 3/4 der eingeatmeten Luft den Schleimhäuten des oberen Respirationstrakts zugeführt, das restliche Viertel denen in der Luftröhre. Eine Mundatmung hat zur Folge, dass in den oberen Atemwegen ankommende Luft um ca. vier Grad kühler ist und eine deutlich geringere Feuchtigkeit enthält. Bei langanhaltender Mundatmung besteht also die Gefahr der Austrocknung der oberen Schleimhäute.

Oczenski (2017) schreibt, dass eingeatmete Luft bei einer Raumtemperatur von 22 °C und relativer Luftfeuchtigkeit von 50 % nach Passage der Nase mit etwa 34 °C und 85 % Luftfeuchtigkeit in der Trachea ankommt. Unterhalb der Carina trachea (=Bifurkation der Luftröhre) wird diese Einatemluft sogar weiter auf 37 °C und 100 % Luftfeuchtigkeit erhöht. Die Position dieser isothermen Sättigungszone ist von der Temperatur und der Feuchtigkeit der Atemgase und vom Atemzugvolumen (!) abhängig (Oczenski 2017).

Inhalierte Partikel werden in den oberen Luftwegen durch Husten und Niesen entfernt (tussive Clearance), während in den tieferen Atemwegen vorwiegend eine mukoziliäre Clearance stattfindet. Das Flimmerepithel bewegt zur Reinigung der unteren Luftwege den Oberflächenbelag kontinuierlich in Richtung Pharynx.

Die Nasenmuskeln sind in das superficial muscular aponeurotic system (SMAS) eingebettet. Die wichtigsten Muskeln, die die Nasenklappenregion öffnen und stabilisieren, sind der **M. dilatator naris anterior** und die Pars alaris des **M. nasalis.** Die übrigen Nasenmuskeln, wie z. B. der **M. procerus** und der **M. levator labii superioris alaeque nasi** haben Bedeutung für die Nasenklappenregion im Sinne einer senkrecht verlaufenden Muskelkette, ausgehend von der Oberlippe, dem **M. orbicularis oris** bis zur Stirn, dem M. procerus, der in den Venter frontalis des **M. occipitofrontalis** einstrahlt.

- **Zunge – Trachea**

Cheng et al. (2008) haben die Bewegung der Zunge bei normaler Atmung von wachen, gesunden Probanden untersucht. Der M. genioglossus zieht die Zunge bei der Einatmung minimal nach vorne. Dies hat scheinbar den physiologischen Sinn, das Lumen des Nasenrachenraums für die Einatemluft zu vergrößern, denn gleichzeitig wird der weiche Gaumen dabei abgesenkt (Matsuo und Palmer 2009). Bei 12–14 Atemzügen pro Minute bedeutet

das doch einiges an Bewegung in einer entspannten Zunge. Die inspiratorische Aktivierung des M. genioglossus im Verhältnis zum Diaphragma werden diskutiert und erlauben die Aussage, dass pharyngeal erweiternde Muskeln als zusätzliche Atemmuskeln betrachtet werden dürfen (Aleksandrova 2006).

Die Zunge als muskulärer Hydrostat (▶ Abschn. 3.2.4) spielt bei der Atmung eine Sonderrolle. Wie oben beschrieben, öffnet die Zunge einerseits dorsal bei der Einatmung den Nasen-Rachen-Raum, sie bildet aber andererseits gleichzeitig ventral über das Os hyoideum ein Gegenlager für die zunehmende Spannung der Fascia pretrachealis (Ansatz am Periost der Os hyoideum) und der Trachea, die sich bei der Einatmung, dem Zwerchfell folgend, nach caudal bewegt. Carla Stecco (2016) zitiert Allan Burns, der schon 1824 darauf hinwies (Burns 1824), dass eine Hauptfunktion der Halsfaszien darin besteht, eine korrekte Atmung sicher zu stellen. Er beschreibt, dass in dem Moment, in dem Faszien und Muskeln vom Hals operativ entfernt werden, die Trachea nicht mehr gut stabilisiert werden kann und die Einatemluft die Trachea komprimiert. Dies zeigt, dass die **Mm. sternohyoideus** und **sternothyroideus** das Hyoid während der Atmung gemeinsam mit den Faszien stabilisieren.

Das **Os hyoideum** bildet hier den Drehpunkt für diese entgegengesetzten Kräfte/Züge.

- **Weicher Gaumen**

Während des Kauens sind die zyklischen Bewegungen der Zunge und des weichen Gaumens an die Bewegungen des Kiefergelenks gekoppelt. Dies öffnet den Rachen während des Kauens und schafft eine Verbindung der Mundhöhle mit dem Nasenrachenraum. So kann während des Essens durch die Nase geatmet werden. Es kann aber auch während des Essens Luft aus dem Mundbereich über den Pharynx in den Nasenraum gedrückt werden, um nasale Chemorezeptoren zu stimulieren (Büttner 2001). Interessant ist, wie sich die Atmung während des Kauens und Schluckens verändert. Beim Essen von fester Nahrung wird die Atemfrequenz beschleunigt, das Schlucken selbst passiert während einer Atempause und mit dem Schlucken senkt sich die Atemfrequenz wieder (Matsuo und Palmer 2009).

■ **Zwerchfell**

Bei der thorakalen Einatmung kommt der Körper in eine Streckung und Außendrehung, bei der Ausatmung in eine Beugebewegung und Eindrehung. Da in unserer Gesellschaft häufig eine sitzende Tätigkeit vorherrscht, verbringt der Körper viel Zeit in einer Beuge- und in einer Eindrehungsposition und damit in einer Ausatemposition der Rippen und des Thorax. Schon Brügger hat diese Körperhaltung mit dem Begriff „Sterno-symphysales Belastungssyndrom" beschrieben.

Die Bedeutung einer guten Körperhaltung hat Lewit et al. (2010) in seiner Studie über das tiefe stabilisierende System der Wirbelsäule und seine Bedeutung für das funktionelle Denken dargelegt. Eine zentrale Bedeutung/ Aussage für das Verstehen der funktionellen Anatomie, die Bewegungsmuster in auf- und absteigenden Ketten begreifen möchte, ist die, dass es keine konstante Position in einem so gegliederten System, wie es die Wirbelsäule darstellt, gibt. Auch eigene Messungen der Autoren mittels dem Pedobarografen (Zebris-Platte) haben gezeigt, dass der Körper zu jedem Zeitpunkt in Bewegung ist, um Atembewegung und Gravitationskräfte auszugleichen (▶ Abschn. 3.2.7).

❯ **Das Zwerchfell ist ein Atemmuskel mit posturaler Funktion.**

Wie wesentlich unsere Körperhaltung und damit auch die Entfaltung des Zwerchfells für die volle Kraftentfaltung der Zungenmuskulatur ist, lässt sich an einem einfachen Experiment verdeutlichen:

Beispiel

Eigenversuch: Versuchen Sie, maximal auszuatmen und drücken Sie am Ende der maximalen Ausatmung ihre Zunge nach oben, gegen ihren harten Gaumen. Dann wiederholen sie diese Übung, allerdings am Ende einer maximalen Einatmung. Wie wirkt sich die Atemposition auf die Entfaltung Ihrer Zungenkraft aus? Spüren Sie bitte nach.

Das Diaphragma braucht eine bisher in der Literatur nur wenig beschriebene Mittelstellung für die volle Kraftentfaltung der Zunge. Über diese Mittelstellung gibt es keine Untersuchungen und somit auch keine Definition. Sie muss von vielerlei Faktoren abhängig sein, wie z. B. der knöchernen Thoraxmobilität, der Kraftentfaltung des Zwerchfells, der neurologischen Ansteuerbarkeit des Zwerchfells, den thorakalen und abdominalen Druckverhältnissen und auch der Haltung etc.

Ein weiterer interessanter Faktor, der in der Literatur wenig Beachtung findet, ist das Luftanhalten beim Schlucken. Es ist uns selbstverständlich. Welche Position nimmt das Zwerchfell beim Luftanhalten ein und gibt es dafür eine ideale Position? Was für eine Bedeutung hat dieses Luftanhalten, außer die, den Luftweg zu schützen?

Auch wenn wir nicht essen, schlucken wir ca. 1000 bis 3000 Mal am Tag und das hat Auswirkung auf unseren Körper.

Das Anhalten der Luft ist die Voraussetzung dafür, dass der Luftweg während dem Schlucken verschlossen wird. Gleichzeitig schafft das Zwerchfell damit einen stabilen Thorax als Punctum fixum. Unterstützt wird dieses System durch die Trachea. Schon Hayek (1970) hat vom Zug an der Trachea bei der Hebung des Kehlkopfes einerseits und von einer Anspannung der Trachea bei Senkung des Zwerchfells andererseits geschrieben. Fixiert wird die Trachea über die Membrana bronchopericardiaca (Membran nach Hayek) am Zwerchfell und an der hinteren Fläche des Perikards (◨ Abb. 3.16).

Dem oberen Pharynx und der Speiseröhre wird somit nach Auffassung der Autoren durch das Luftanhalten ein longitudinales Widerlager geschaffen, das beim Schluckakt eine stabile Umgebung bietet. So können sich Zug- und Druckkräfte, Punctum fixum und Punctum mobilae adäquat abwechseln, Kauen und Schlucken wird koordiniert.

■ **Lunge**

Für die Beschreibung der Spannungs- und Druckverhältnisse in der Lunge möchten die Autoren auf die Veröffentlichung von Hayek (1970) über die menschliche Lunge hinweisen.

❯❯ Jedenfalls steht das ganze System, vom Schädel, über Zungenbein, Kehlkopf, Trachea und Bronchen, bis zu den Alveolarsepten und der Abgrenzung der Lungenläppchen unter einer elastischen Zugspannung, die den Druck im Pleuraspalt unter den atmosphärischen Druck herabsetzt, wobei die Thoraxwand den elastischen Gegenzug gleicher Größe erzeugt. (Hayek 1970)

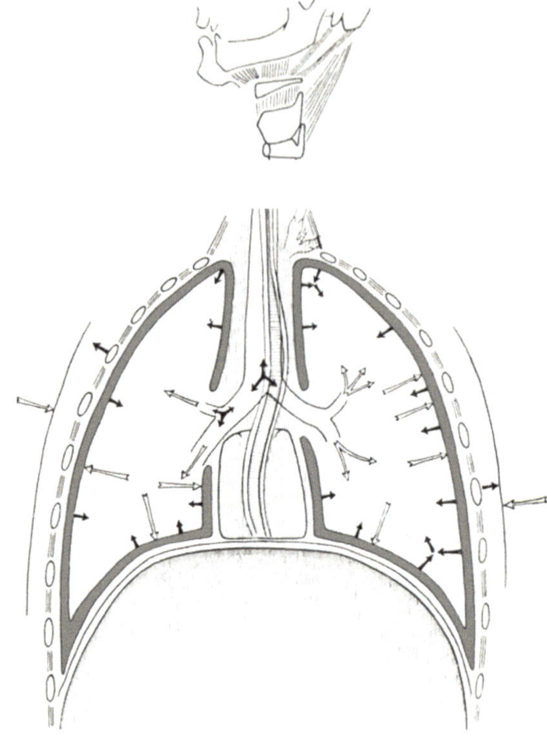

Abb. 3.16   Druckverhältnisse und Zugspannung im Thorax. (Hayek 1970)

Diese Tatsache ist von großer Bedeutung für das biomechanische Verständnis des Kauens, Schluckens und des Atmens (Einatmen, Ausatmen, Luft anhalten). Für das vorliegende Thema wäre aber nach Ansicht der Autoren ein tieferer Einstieg in die Physiologie der Lunge zu weitführend.

3.2.6 Fasziensystem/Myofasziale Ketten

Das Fasziensystem erhielt in Deutschland nicht zuletzt durch die Forschungsergebnisse des Ulmer Psychologen und Humanbiologen Robert Schleip über viele Fachrichtungen hinaus Aufmerksamkeit und Einzug in unzählige Therapieverfahren. Historisch gesehen begann das Interesse an diesem Gewebe allerdings schon wesentlich früher.

Andrew Taylor Still (1828 bis 1917), der Begründer der Osteopathie, hat bereits im vorletzten Jahrhundert seine Faszienkonzepte entwickelt (Stark 2007).

Ida Rolf (1896 bis 1979), eine amerikanische Biochemikerin, ist die Begründerin des Rolfing.

Ida Rolf vertrat die Grundannahme, dass Faszien die Grundlage von Strukturen darstellen. Sie prägte den Begriff der „Strukturellen Integration", die den Wandel der Körperstruktur in seiner Anpassung an die Schwerkraft bedeutet.

Im Laufe der letzten Jahrzehnte waren es viele Wissenschaftler und Therapeuten, die, wollte man sie alle aufführen, eine eigene Enzyklopädie verdienen würden und die sich wissenschaftlich und klinisch mit dem Fasziensystem beschäftigt haben. Deshalb können die Autoren an dieser Stelle nur einige Autoren anführen.

So zum Beispiel Serge Paoletti: Er veröffentlichte sein detailliertes Wissen über die Aufgaben und Funktionsweise von Faszien und Faszienketten bereits in 2001 (Paoletti 2001).

Peter Schwind (2003) gab den Therapeuten unterschiedlichster Fachrichtung buchstäblich ein wertvolles Buch zur praktischen Anwendung von Faszien- und Membrantechniken an die Hand.

Carla Stecco zeigt in ihrem Atlas (Stecco 2016) des menschlichen Fasziensystems faszinierende Bilder über die Anatomie des Fasziensystems mit seinen komplexen Verbindungen zur Muskulatur, den Knochen, Gelenken und Organen.

■ Worum handelt es sich beim Fasziengewebe?

Es handelt sich beim Fasziengewebe im weiteren Sinne um Bindegewebe. Diese Weichteilgewebe stammen, bis auf die Schleimhäute und die Haut, embryologisch gesehen vom Mesoderm ab. Sie stellen ein Kontinuum im Körper dar. Das heißt, das Bindegewebe/die fasziale Struktur umschließt als Hülle alle Arten von Organen (Muskel-faszie, Knochen-haut, Leber-kapsel etc.), dringt aber auch in diese Strukturen ein.

Je nach Lokalisation und je nach Aufgabe, sind Faszien dabei in ihrer Zusammensetzung unterschiedlich. So ist die Struktur von Faszien im Bereich von Sehnen beispielsweise sehr dicht, wohingegen sie im Bereich der oberflächlichen Körperfaszie widerstandsfähig sein muss. Je nach Funktion tragen Faszien deshalb auch unterschiedliche Namen, wie Aponeurose, Ligament, Membran etc.

Muskulatur und Faszie weisen zweierlei Eigenschaften auf. Muskeln sind elastisch, das heißt, dass sie auf Dehnung derart reagieren, dass sie versuchen, ihre ursprüngliche Ruhelänge wieder einzunehmen. Faszien dagegen sind plastisch. Das bedeutet, dass sich Fasziengewebe auf langsame Dehnung hin deformieren kann, sich sozusagen an die einwirkende Kraft anpasst.

So lässt sich die Entstehung von Überlastungssyndromen und/oder ungünstigen Haltungs- und Bewegungsmustern erklären. Im Bereich der Überlastung werden Fibroblasten zusätzliches Kollagen in und um die betroffene Muskulatur herum sezernieren und damit zur Bildung von nicht-elastischen „Gurten" führen. Dieser beschriebene Prozess ist Dank der Plastizität faszialen Gewebes therapeutisch umkehrbar, auch wenn ungünstige Muster bereits lange Zeit bestanden haben.

■ Die Faszie als untrennbare Einheit-Faszienkette/Myofaszialer Meridian

Einen für das Verständnis der anatomischen Verknüpfungen und der faszialen Ketten wertvollen Beitrag hat Thomas Myers in den 90er-Jahren unter dem Begriff „Anatomische Zuglinien" und „Myofasziale Meridiane"

geleistet (Myers 2004). In der Beschreibung dieser anatomischen Zuglinien spricht er von Gleisen, direkte, ununterbrochene Linien aus Faszienfasern. Muskelansatzstellen an Knochen oder an der Knochenmatrix werden als Bahnhöfe bezeichnet. Hier setzen Faszienfasern einerseits sowohl direkt als Sehne an, verlaufen aber andererseits auch über die diese knöchernen Bahnhöfe hinweg als kontinuierliche Fortsetzung dieser Gleisstrecke.

Am Beispiel der „Tiefen Frontallinie", der „oberflächlichen Rückenlinie" und der „oberflächlichen Frontallinie" soll der Verlauf dreier bis in den Kieferbereich ragenden, Faszienketten gezeigt werden. Jegliche Art von Störung kann sich innerhalb dieser Ketten sowohl nach cranial, als auch nach caudal in die Nachbarregion fortsetzen und dort wiederum zu erneuten Störungen führen.

■ Tiefe Frontallinie/TFL

Tiefe Frontallinie (TFL) nach Myers: Eine Linie durch die innersten Kernstrukturen; sie beginnt tief in der Fußsohle und verläuft entlang des Beines zum Becken und von dort aus bis zum Diaphragma. Ab dem Diaphragma breitet sich die TFL über drei beschriebene Linien durch den Brustkorb weiter hinauf zum Kiefer und zur Schädelbasis aus:

Drei Wege vom Zwerchfell zum Kiefer

– **Obere posteriore Strecke:** Lig. longitutinale anterior bis Occiput nach cranial (Linie umfasst M. longitudinalis capitis und M. longus colli sowie den kleinen M. rectus capitis). Assoziierte Muskeln dieser Strecke sind: Mm scaleni und M. sternocleidomastoideus

– **Obere mediale Strecke:** Das Centrum tendineum (Zentralsehne des Zwerchfells) ist mit dem Perikard und dem begleitenden Mediastinum, einschließlich der Pleura parietalia der Lungen, der Gewebe um den Ösophagus und dem Lungengefäßsystem, verbunden. Die mittleren Gewebe bilden eine viszerale Zuglinie (Röhre des Ösophagus und der V. cava sind ebenfalls mit diesem Gleis assoziiert). Die Gewebe der Pleurakuppel „hängen" an den Proc. transv. (PT) der unteren HWS und sind auch mit den inneren Anteilen der M. scaleni verbunden (siehe posteriore Strecke). Die mediale Strecke zieht mit dem Ösophagus zur hinteren Seite des Pharynx und den Pharynxkonstriktoren, die am

Tuberculum pharyngeum des Os occipitale ansetzen und über die Mm. styloidei eine Verbindung zum Os temporale hat.

- **Obere anteriore Strecke:** Diese Linie verläuft vom Diaphragma, über den Proc. xiphoideus, an der Rückseite des Sternums – den M. transversus thoracis einschließend – bis zum Manubrium. Von dort aus verläuft die Linie entlang der infrahyoidalen Muskulatur zum Os hyoideum und weiter über die Muskeln M. stylohyoideus und M. digastricus sowohl nach vorne zum Kiefer, als auch nach hinten zum Os temporale. Sowohl der M. mylohyoideus, als auch der M. genohyoideus begleiten den M. digastricus nach cranial und bilden die Verbindung zur Mandibula, von der aus nach Myers eine – indirekte – Verbindung zu den Kieferschließmuskeln bis in das Gesicht und den Schädel besteht.

■ Oberflächliche Rückenlinie (ORL)

Die ORL liegt auf der Rückseite des Körpers. Sie stellt eine Verbindung von den Zehen bis zum Knie und vom Knie bis zum Becken her. Über das Lig. sacrotuberale verläuft die ORL von dort aus weiter zur Fascia thoracolumbalis und über den M. erector spinae nach cranial bis zu den kurzen Nackenmuskeln der oberen Halswirbelsäule und zum Augenbrauenbogen.

Die Hauptaufgabe der ORL liegt darin, den Körper dauerhaft in Streckung zu halten, weswegen in dieser Rückenlinie auch ein hoher Anteil an tonischen Muskelfasern, starken Bändern und Faszien anzutreffen ist. Laut Myers können der M. rectus capitis posterior und der M. obliquus capitis als funktionelle Kernstücke der ORL betrachtet werden. Sie sind nicht nur an den Bewegungen der oberen Halswirbelsäule beteiligt, sie werden bei jeglicher Bewegung der Augen mit aktiviert und vermitteln diese Bewegung an die Spinalmuskeln. Um dieser Aufgabe nachkommen zu können, benötigen sie eine hohe Zahl an Rezeptoren (36 Muskelspindeln pro Gramm Muskelmasse). Ein Teil der Nervenfasern, die aus diesen Rezeptoren (Muskelspindeln) kommen, verlaufen bis zu den Vestibulariskernen und stellen so eine Verbindung mit dem Gleichgewichtsorgan dar.

■ Oberflächliche Frontallinie (OFL)

Die oberflächliche Frontallinie (OFL) befindet sich sozusagen gegenüber der ORL. Die OFL liegt auf der Vorderseite des Körpers und stellt eine Verbindung von den Füßen bis zum Processus mastoideus und der Galea aponeurotica her.

Ihre Hauptaufgabe liegt nach Myers zum einen darin, ein Gegengewicht zur ORL zu bilden und zum anderen darin, die vor der Schwerkraftlinie liegenden Skelettanteilen zu unterstützen. Die OFL führt die Flexion des Rumpfes und der Hüften, die Extension in den Kniegelenken und die Dorsalflexion im Fußgelenk durch. Sie ist in der Lage, schnelle Flexionsbewegungen durchzuführen, weswegen die OFL – im Gegensatz zur ORL – über einen größeren Anteil an quergestreifter Skelettmuskulatur aufweist.

Die Anspannung der OFL im Stehen führt im Rumpf zu einer Beugung und im oberen HWS-Bereich zu einer Hyperextension. Im Liegen führt der M. sternocleidomastoideus, der zu dieser OFL gehört, zu einer Flexion des Nackens, wenn der Kopf gegen die Schwerkraft angehoben werden muss.

■ Fascia buccopharyngea (◘ Abb. 3.17)

Für den orofazialen Trakt ist die bereits beschriebene horizontale Muskelkette, die u. a. Tsumori (Tsumori et al. 2007) beschrieben hat und die ausgehend vom M. buccinator bis zum M. pharyngeus superior verläuft von Bedeutung. Die Faszie dieser „Muskelschleife", fascia buccopharyngea, bettet zusammen mit der fascia pharyngobasilaris das cranio-mandibuläre System ein (Heller 2012). Liem (2005) zählt dazu folgende Anheftungen der viszeralen Loge auf:

- Nach oben als Fascia pharyngobasilaris am Tuberculum pharyngeum des Hinterhaupts fest verankert
- An der unteren Fläche des Pars petrosa des Schläfenbeins bis zum medialen Rand der Canalis caroticus
- Am Foramen lacerum
- Am Lig. pterygomandibularis
- An der Lamina medialis des Processus pterygoideus
- Am hinteren Teil der Linea mylohyoidea
- Am Lig. stylohyoideum
- An den Cornuae des Zungenbeins
- An der Membrana thyrohyoidea
- An der hinteren Seite der Knorpelspangen des Kehlkopfes

Das Tuberculum occipitale, an dem die Fascia pharyngobasiliaris anheftet, stellt zugleich die obere Anheftung der sogenannten viszeralen Faszie dar. Der Name viszerale oder auch tiefe Faszie ist die didaktische Beschreibung der Gesamtheit der Organfaszien in der Literatur. In der cranio-sakralen Osteopathie wird synonym auch der Begriff „Zentralsehne" verwendet. Zu ihr gehören alle faszialen und muskulären Strukturen, die das Tuberculum pharyngeum der Schädelbasis mit dem Centrum tendineum des Beckenbodens verbinden.

Fascia cervicalis (◘ Abb. 3.17, 3.18) Die drei Faszienschichten des Halses (Fascia cervicalis lamina superficialis, lamina praetrachealis und praevertebralis) werden als Fascia cervicalis oder Fascia colli zusammengefasst. Diese ist direkt oder indirekt am Tuberculum

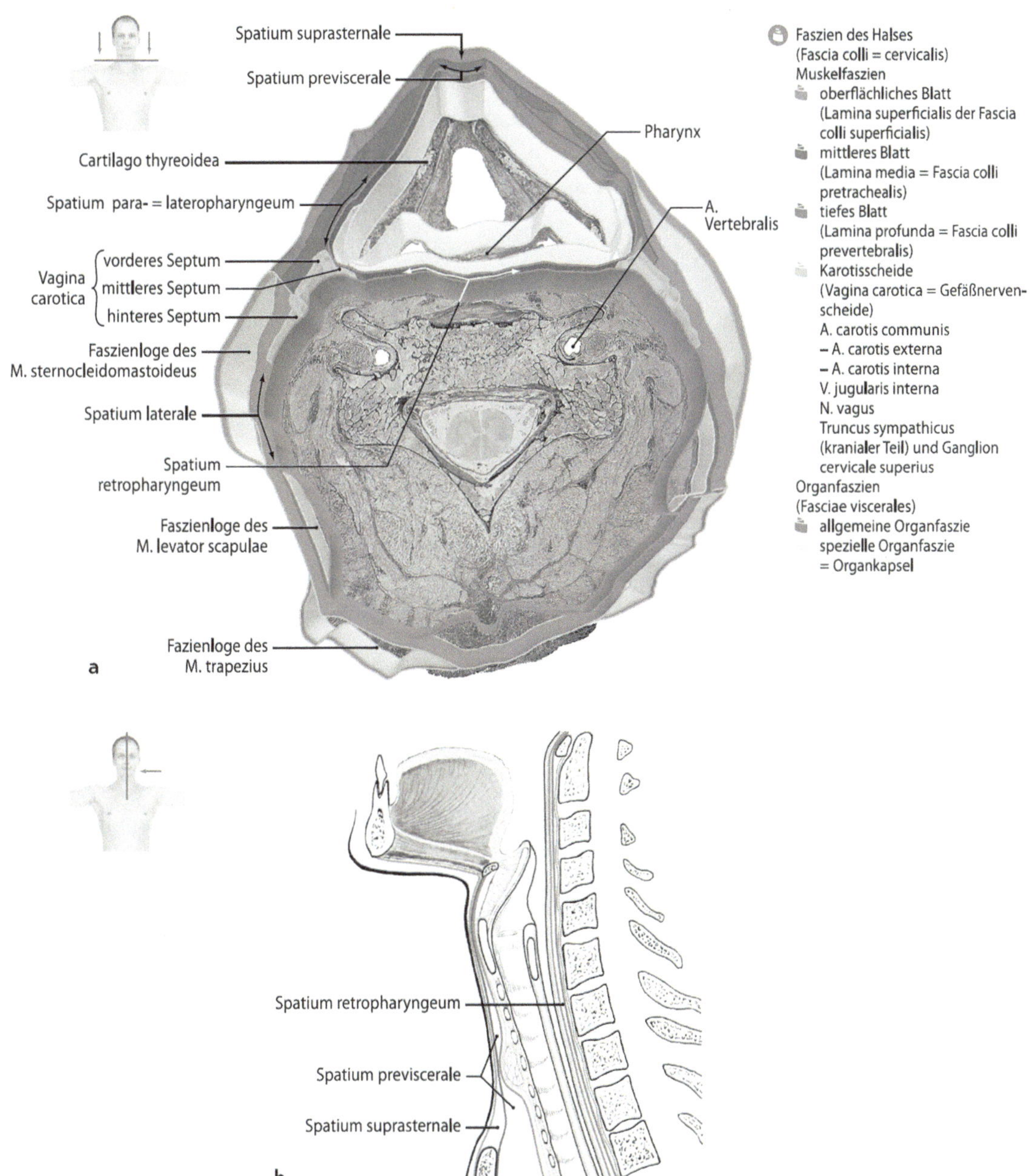

◘ **Abb. 3.17**   Faszien und Bindegeweberäume des Halses. (Aus Zilles und Tillmann 2010)

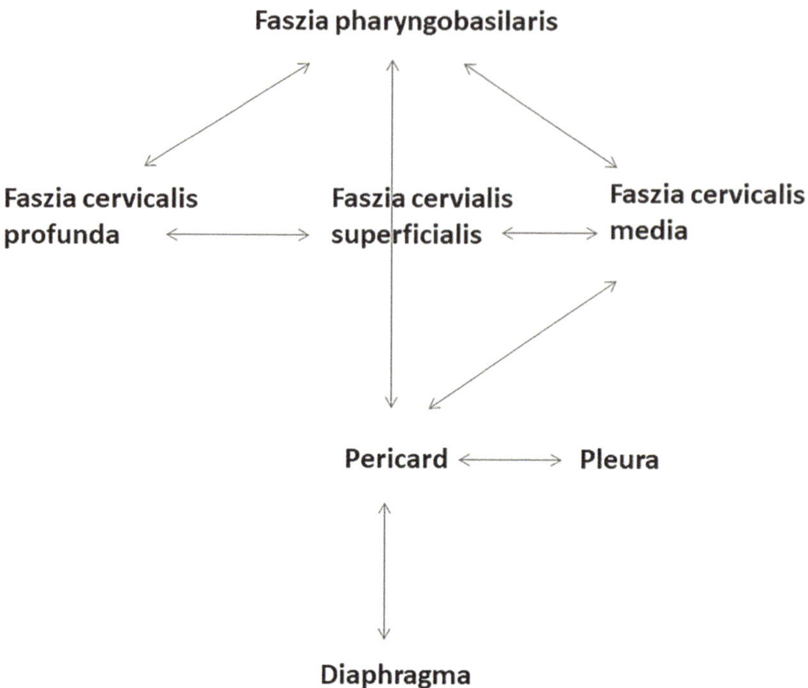

Abb. 3.18   Fasziale Verbindungen der Fascia cervicalis

pharyngeum, an der Unterseite der Pras basilaris des Hinterhaupts befestigt.

Das obere Blatt umschließt alle Muskeln des Halses, bis auf das Platysma.

Das mittlere Blatt umschließt die infrahyoidale Muskulatur. Über die Zwischensehne des M. omohyoideus ist dieses Faszienblatt fest mit der Vagina carotica verwachsen. Damit wird der M. omohyoideus sozusagen zum Faszienspanner.

Das tiefe Faszienblatt umschließt die prävertebrale Muskulatur und die Mm. scaleni. Sowohl das mittlere, als auch das tiefe Blatt der Fascia cervicalis haben Verbindungen zur Fascia pharyngobasilaris.

Alle drei Faszienblätter der Fascia cervicalis sind direkt oder indirekt am Tuberculum pharyngeum des Pars basilaris des Occiput befestigt (Liem 2005).

3.2.7 Haltung

- **Entwicklung von Haltung**

Im Verlauf der phylogenetischen Entwicklung haben sich unsere menschlichen Vorfahren aus einer eher waagerechten in eine senkrechte Körperhaltung entwickelt und sich damit immer wieder an neue mechanische Druck- und Zugverhältnisse anpassen müssen. Ähnlich der Menschheitsentwicklung, entwickeln sich auch Säuglinge aus der Waagerechten in die Senkrechte.

» Der wesentliche Faktor der Entwicklung der frühkindlichen Motorik ist die Entstehung des Reflexmechanismus der Haltungsreaktionen. (Flehmig 2001)

Die Bewegungen/Reflexe des Säuglings stehen im ersten Lebensjahr noch unter der Dominanz subkortikaler Kerne. Am vestibulospinalen, vestibulookkularem und verstibulocollischen Reflex sind die Kerne des vestibulären Systems beteiligt (Carreiro 2004). Mit Zunahme der Hirnreife werden jedoch die primären Bewegungsmuster gehemmt und höhere Zentren stimuliert. Manche Bewegungsmuster bleiben auch im späteren Alter unter der Dominanz subkortikaler Kerne, andere werden über die Großhirnrinde gesteuert. Diesen Übergang der Bewegungsmuster/Reflexe in höher organisierte und damit auch willkürlichere Bewegungen dürfen aber nicht als ein einfaches „Ausreifen" primitiver Muster verstanden werden. Die Entwicklung geschieht im Kontext mit der Umwelt, in der Anpassung an Situationen und Reaktionen auf Reize von außen. Sie ist also mehr als ein bloßes „Reifen", lässt zeitliche, qualitative und quantitative individuelle Variabilität zu (Michaelis und Niemann 1999). Die Entwicklung von Haltung beginnt mit dem Tag der Geburt.

Beispiel

Zum Verständnis: Ein Säugling reagiert bereits in den ersten Wochen nach der Geburt damit, den Kopf in Richtung eines visuellen oder akustischen Reizes hin zu drehen. Augen- und Nackenmuskeln sowie das vestibuläre System werden funktionell aneinandergekoppelt.

Neben dem vestibulären und visuellen System, ist das somatosensorische System von enormer Wichtigkeit für die Aufnahme von Reizen und damit für die Entwicklung von Motorik und Haltung. Das somatosensorische System empfängt aus verschiedenen Rezeptoren in Haut, Muskeln, Gelenken und Bindegewebe Informationen über deren Position und Spannungszustand. Diese Informationen werden dem zentralen Nervensystem über das Rückenmark zugeführt und ermöglichen von dort aus eine schnelle Reaktion des Körpers auf Positionsänderungen. Diese Reaktion des Körpers entspricht einer Reizantwort, die als das „motorische System" bezeichnet wird. Es besteht aus Nervenverbindungen, die von der Großhirnrinde über das Rückenmark bis hin zur Muskulatur verlaufen.

Allen drei sensorischen Systemen ist gemeinsam, dass sie Reize aus der Umwelt aufnehmen. Die Reize werden dem zentralen Nervensystem zugeführt und dieses reagiert in Form muskulärer Anpassung. Zeitlich genau abgestimmte Haltungsanpassung und Integration der Reizantworten in das bestehende Haltungsmuster werden damit möglich (Carreiro 2004).

Es wird deutlich, dass es sich bei diesem Geschehen um Regelkreise handelt, die ständig regulierend, anpassend in Aktion und damit in Bewegung sind. Diese Regelkreise werden in der Literatur auch als Rückkoppelungssysteme bzw. als Feedback bezeichnet. Sie werden im Laufe der Zeit verinnerlicht, entwickeln sich zu Bewegungsmustern/Abfolgemustern, äußern sich

als sogenannte Haltungsstrategien. Haltungsstrategien koordinieren den sensorischen Input aus dem Visuellen, Vestibulären und Somatosensorischen System mit der Muskelaktivität.

Das phänomenale Zusammenspiel dieser drei Systeme beschreibt Eccles (Eccles 1987) treffend:

> » Meine visuellen Wahrnehmungen sind im Gegenteil eine Interpretation retinaler Daten, die ich in lebenslanger Erfahrung zu machen gelernt habe – und zwar mit Hilfe sensorischer Information von den Rezeptoren in Muskeln, Gelenken, Haut und dem vestibulären Apparat – und der zentralen Erfahrung einer Willensanstrengung.

Die Reizverarbeitung der somatosensorischen und motorischen Systeme findet in den primären Rindenfeldern des zentralen Nervensystems statt (Prosiegel 1991). Auf dem Gyrus praecentralis und postcentralis befinden sich eigens dafür Areale, die die ganze Körperoberfläche repräsentieren. Diese Areale sind landkartenähnlich angeordnet und bilden den motorischen und sensorischen Homunculus (Rauber und Kopsch 1987). Über die gesamte Kortexoberfläche verteilt besitzt der Mensch ca. 735 solcher Landkarten. Spitzer (Spitzer 2003) schrieb schon in 2003:

> » Seit etwa zwei Jahrzehnten ist bekannt, dass kortikale Landkarten nicht nur erfahrungsabhängig entstehen, sondern einer beständigen erfahrungsabhängigen Umorganisation unterliegen. Man spricht von Neuroplastizität. Damit wird der Sachverhalt ausgedrückt, dass Nervenzellen untereinander beständig Verbindungen knüpfen und entknüpfen und dass durch diese beständige Umformung von Verbindungen letztlich Informationen gespeichert werden.

Das Zusammenwirken der beschriebenen Systeme und deren Reizverarbeitung ermöglicht die Aufrichtung des Körpers gegen die Schwerkraft. Die Haltungskontrolle hängt damit von der Fähigkeit des Individuums ab, die sensorischen Informationen zu interpretieren und mit einer angemessenen motorischen Reaktion zu antworten. Dies erfordert Kraft, Flexibilität und Koordination, die alle vom Muskeltonus, vom Bewegungsumfang der Gelenke und von den biomechanischen Beziehungen abhängen (Carreiro 2004).

> ❯ „Haltung" ist sowohl als ein lebenslanger individueller und dynamischer Prozess, als auch als dynamischer Prozess per se zu sehen. Als dieser beschreibt die aufrechte Haltung die Fähigkeit des Individuums, sich gegen die Schwerkraft in angemessener Art aktiv aufzurichten und diese Position mühelos aufrechtzuerhalten" (Albrecht 2003).

Haltung und Bewegung nähern sich gegenseitig an und können nicht mehr als Gegenpole betrachtet werden (Orosz 2002). In der funktionellen Osteopathie (Johnston et al. 2005) ist man sich ebenfalls dieser Dynamik bewusst. Johnston umschreibt diesen Sachverhalt mit den Worten:

> » Die Position folgt der Bewegung wie ein Schatten. Bewegung ist Position auf der Flucht.

▪ Kopfhaltung – Kieferposition

Nach Kapandji (2000) befindet sich der Kopf im Gleichgewicht, wenn der Blick nach vorn gerichtet ist und sich die Okklusionsebene in einer Horizontalen befindet. Da sich der Schwerpunkt des Kopfes im Bereich der Sella turcica befindet, verhindert die Nackenmuskulatur als Kraftarm, dass der Kopf nach vorne fällt. Außerdem muss die Nackenmuskulatur der Zugspannung entgegenwirken, die durch die Kaumuskulatur und die Zungenbeinmuskulatur beim Sprechen, Essen oder Schlucken entsteht.

Das Wachstum der Unterkieferköpfe wird mechanisch durch das Saugen und Schlucken des Säuglings angeregt, denn ohne funktionellen Stimulus lösen die genetischen Eigenschaften kein Wachstum aus (Piekartz 2001). Beim Saugschluckreflex wird durch die leichte Abwärtsbewegung des Unterkiefers bei geschlossenem Mund ein Unterdruck erzeugt. Zunge, Unterkiefer und Unterlippe werden – vom Zungenbein unterstützt – nach oben und rückwärts bewegt. Beim Schlucken drückt eine relativ große Vorwärtsbewegung der Rachenrückwand die Speise in die Speiseröhre. Form und Funktion bedingen sich auch

hier gegenseitig (=Training und Entstehung des MHR).

Nervös werden die Kiefer-, Kau- und Kehlkopfmuskeln von verschiedenen Hirnnerven versorgt, die allerdings so viele Anastomosen aufweisen, dass eine genaue Zuordnung schwierig ist (Weber 1978).

Dieser Sachverhalt verdeutlicht, wie eng sich Stellung und Funktion von Unterkiefer, Zungenbein und Kehlkopf gegenseitig beeinflussen. Insbesondere die obere Halswirbelsäule mit den Kopfgelenken gehört funktionell zu diesem Komplex.

Sakaguchi et al. (2007) untersuchten den Einfluss veränderter Unterkieferpositionen auf die Körperhaltung und umgekehrt. Die posturale Kontrolle (center of pressure=COP), d. h. die Projektion des Körperschwerpunktes auf den Boden, wurde mit und ohne Erhöhung des rechten Fußes bestimmt. Die Autoren um Sakaguchi kamen dabei zu dem Ergebnis, dass sich die Änderung der Unterkieferposition auf die Haltung auswirkt. Umgekehrt hat auch die Änderung der Haltung Einfluss auf die Unterkieferposition.

Fazit

Zusammenfassend lässt sich über die Interaktion des stomatognaten und posturalen Systems bezogen auf den CMS-Bereich sagen:

Das stomatognate und das posturale System sind voneinander abhängige Systeme mit unterschiedlichen Funktionen. Die Funktion des stomatognaten Systems ist die Nahrungsverkleinerung, die Funktion des posturalen Systems ist die Organisation der Körperhaltung bezogen auf den äußeren Raum und die Schwerkraft.

Beim Kauen, Sprechen oder Schlucken müssen diese beiden Systeme eng zusammenarbeiten. Schlucken bedeutet immer auch das Anhalten der Luft und die Stabilisation des Zwerchfells und des Thorax. In diesem Sinne ist die Zunge als Äquilibrium zwischen stomatognatem und posturalem System, von genauso großer Bedeutung wie das Diaphragma, das posturale Aufgaben hat (Lewit et al. 2010).

Es gibt also Gemeinsamkeiten in den Funktionen der beiden Systeme. Sie beeinflussen sich gegenseitig und sie kommunizieren miteinander. Und sie nutzen dieselben Körperstrukturen im Kieferbereich nämlich Zähne, Zunge, Zungenbein und Kiefergelenke.

Literatur

Albrecht U (2003) Das Softwareprogramm Corpus bei KiLo-Kinder im Lot. In: BKK Landesverband Hessen (Hrsg) Jung und gesund? Mabuse, Frankfurt, S 13–53

Aleksandrova NP (2006) Respiratory function of pharyngeal muscles. Usp Fiziol Nauk Jul-Sept 37(3):11–24

Bartow K (2011) Physiotherapie am Kiefergelenk. Thieme, Stuttgart

Bumann A, Lotzmann U (2000) In: Rateitschak KH, Wolf HF (Hrsg) Farbatlanten der Zahnmedizin 12. Anatomie des Kausystems Thieme, Stuttgart, S 28–30, S 46–47

Burns A (1824) Observations of the surgical anatomy. Wardlaw und Cunninghame, London

Büttner A et al (2001) Observation of the swallowing process by application of videoluoroscopy and real-time magnetic resonnance imaging-consequences for retronasal aroma stimulation. Cem Senses 26(9): 1211–1219

Carreiro JE (2004) Pädiatrie aus osteopathischer Sicht. Urban & Fischer, München

Cheng S et al (2008) Movement of the tongue during normal breathing in awake healthy humans. J Physiol Sept 1; 586 (PT17):4283–4294

Dvořák J, Grob D (1999) Halswirbelsäule Diagnostik und Therapie. Thieme, Stuttgart

Eccles JC (1987) Gehirn und Seele. Serie. Piper, München

Eisler P (1912) Die Muskeln des Stammes. Gustav Fischer, Jena

Feldenkrais M (1978) Bewußtheit durch Bewegung. Suhrkamp Taschenbuch, Berlin

Flehmig I (2001) Normale Entwicklung des Säuglings und ihre Abweichungen. Thieme, Stuttgart

Freesmeyer WB (1993) Zahnärztliche Funktionstherapie. Hanser, München

Frisch H (1999/2003) Programmierte Therapie am Bewegungsapparat. Springer, Heidelberg

Garliner D (1989) Myofunktionelle Therapie in der Praxis. Dinauer, Germering

Graf S (2014) Allgemeine Grundlagen. In: Bartolome G, Schröter-Morasch H (Hrsg) Schluckstörungen Diagnostik und Rehabilitation. Elsevier, München, S 4–59

Greenman PE (1998) Lehrbuch der osteopathischen Medizin. Haug, Heidelberg

Grunert I (2012) Funktionelle Anatomie der Kiefergelenke. In Boisserée W, Schupp W (Hrsg) Kraniomandibuläes und Muskuloskelettales System. Quintessenz, Berlin, S 19–29

Heel C (2002) Koordinationseinheit Kopf. In: Hüter-Becker A (Hrsg) Das neue Denkmodell in der Physiotherapie, Bd 1. Thieme, Stuttgart, S 49–54

Heller R (2012) Manuelle Behandlung des muskuloskelettalen Systems. In: Boisserée W, Schupp W (Hrsg) Kraniomandibuläres und Muskuloskelettales System. Quintessenz, Berlin

Hessel AL, Lindstedt SI, Nishikawa KC (2017) Physiological mechanisms of eccentric contraction and its applications: a role for the giant titin protein. Front Physiol 8:70 ▶ https://doi.org/10.3389/fphys.2017.00070. eCollection 2017

Hollmann W, Strüder HK (2009) Sportmedizin. Schattauer, Stuttgart

Illert M, Kuhtz-Buschbeck, J-P (2013) Organisation des Rückenmarks. In: Speckmann E-J et al (Hrsg) Physiologie. Urban & Fischer, München, S 207–225

Johnston WL, Friedman HD, Eland DC (2005) Funktionelle Techniken. Urban & Fischer, München

Kaltenborn F (1985) Manuelle Mobilisation der Extremitätengelenke – Manuelle Untersuchung und Gelenk-Mobilisation in der Grundausbildung. Bokhandel, Oslo

Kantchew-Haustein BA (2009) Quantifizierung des menschlichen Nasenzyklus in Beziehung zum Geruchsvermögen. Dissertationsschrift zur Erlangung eines doctor medicinae (Dr.med.), Technischen Universität Dresden

Kapandji IA (1999) Funktionelle Anatomie der Gelenke. Hippokrates Stuttgart

Klein-Vogelbach S (1984) Funktionelle Bewegungslehre. Springer, Berlin

Kraft T, Brenner B (2014) Muskulatur. In: Pape H-C, Kurtz A, Silbernagl S (Hrsg) Physiologie. Thieme, Stuttgart, S 133–169

Kubalek-Schröder S, Dehler F, (2004) Funktionsabhängige Beschwerdebilder des Bewegungssystems. Springer, Berlin

Kurt T et al (2006) Electrophysiologic identification and evaluation von stylohyoid and posteriro digastricus muscle comples. J Electromyogr Kinesiol 16(1):58–65

Lewit K, Kobesova A, Lepsiková M (2010) Das tiefe stabilisierende System der Wirbelsäule. Manu Med 48:440–446

Liem T (2005) Kraniosakrale Osteopathie. Hippokrates, Stuttgart

Lippert H (2000) Lehrbuch Anatomie. Urban & Fischer, München

Graf-Baumann T, Lohse-Busch H (1997) Weichteildistorsionen der oberen Halswirbelsäule. Springer, Berlin

Matsuo K, Palmer JB (2008) Anatomy and physiology of feeding and swallowing: normal and abnormal. Phys Med Rehabil Clin N Am 19(4):691–707

Matsuo K, Palmer JB (2009) Coordination of mastication, swallowing and breathing. Jpn Dent sci Rev 45(1):31–40

McNamara JA (1973) The independent functions oft he two heads oft he lateral pterygoid muscle. Arch Oral Biol 36:435–441

Michaelis R, Niemann G (1999) Entwicklungsneurologie und Neuropädiatrie. Thieme, Stuttgart

Momberger TS, Levick JR, Mason RM (2005) Hyaluraonan secretion by synoviocytes is mechanosensitive. Matrix Biol J Int Soc Matrix Biol 24(8):510–519

Morales CR (1991) Die Orofaziale Regulationstherapie. Pflaum, München

Müller T, Luckenbach A, Körber E (1984) Untersuchungen zur Kaubewegung. Dtsch Zahnärztl Ztg 39:452–455

Mu L, Sanders I (2000) Neuromuscular specializations of the pharyngeal dilator muscle. Anat Rec 260:308–325

Mulder T (2007) Das adaptive Gehirn. Thieme, Stuttgart

Myers TW (2004) Anatomy trains. Elsevier, München

Oczenski W (2017) Atem-Atemhilfen. Thieme, Stuttgart

Ohlendorf D et al (2010) Haben das visuelle und sensomotorische System Eifluss auf die Kiefermuskeln. Manu Med 48:460–64

Ohlendorf D, Kopp S (2014) Funktionelle Interdependenzen zwischen Kieferlage und motorischer Kontrolle von Haltung und Bewegung Absteigende Funktionsketten. Manu Med 52(6):509–520

Ohlendorf D, Kopp S (2016) Funktionelle Interdependenzen zwischen Kieferlage und motorischer Kontrolle von Haltung und Bewegung Aufsteigende Funktionsketten. Manu Med 54(4):219–226

Orosz N (2002) Untersuchungen zum Zusammenhang zwischen Körperhaltung und Gleichgewichtsfähigkeiten bei Kindern und Jugendlichen. Diplomarbeit

Paoletti S (2001) Faszien – Anatomie Strukturen Techniken Spezielle Osteopathie. Urban & Fischer, München

Peath Rohlfs B (2010) Erfahrungen mit dem Bobath-Konzept. Thieme, Stuttgart

Pedersen PK et al (2007) Role of myokines in exercise and metabolism. J Appl Physiol 103:1093–1098

Physiolexikon (2010) Physiotherapie von A-Z. Thieme, Stuttgart

Piekartz HJM (2001) Kraniofaziale Dysfunktionen und Schmerzen. Thieme, Stuttgart

Piekartz von HJM (2015) Kiefer, Gesichts- und Zervikalregion. Thieme, Stuttgart

Pontell ME et al (2013) The obliquus capitis inferior myodural bridge. Clin Anat 26(4):450–454

Prosiegel M (1991) Neuropsychologische Störungen. Pflaum, München

Prosiegel M, Weber S (2013a) Dysphagie. In: Thiel MM, Frauer C, Weber S (Hrsg) Dysphagie. Springer, Heidelberg, S 5–34

Prosiegel M, Weber S (2013b) Dysphagie. Springer, Heidelberg

Radlanski RJ, Wesker KH (2012) Das Gesicht Bildatlas Klinische Anatomie. KVM, Berlin

Rauber A, Kopsch F (1987/1998) In: Leonhardt H, Tillmann B, Töndury G, Zilles K (Hrsg) Anatomie des Menschen. Thieme, Stuttgart

Rolf IP (1997) Rolfing. Hugendubel, München

Sakaguchi K, Mehta NR, Abdallah EF et al (2007) Examination of the relationship between mandibular position and body posture. Cranio 25:237–249

Sanders I, Mu L (2013) A three-dimensional atlas of human tongue muscles. Anat Rec 296(7):1102–1114. ► https://doi.org/10.1002/ar.22711

Scarr G (2014) Biotensegrity – the structural basis of life. Handspring, Scotland

Schleip R et al (2014) Lehrbuch Faszien. Urban & Fischer, München

Schwind P (2003) Faszien- und Membrantechniken. Urban & Fischer, München

Spitzer M (2003) Lernen-Gehirnforschung und die Schule des Lebens. Spektrum, Heidelberg

Stecco C (2016) Atlas des menschlichen Fasziensystems. Elsevier, München

Stark J (2007) Stills Faszienkonzepte. Jolandos, Pähl

Stelzenmüller W, Wiesner J (2010) Therapie von Kiefergelenksschmerzen. Thieme, Stuttgart

Sullivan PE et al (1985) PNF – Ein Weg zum therapeutischen Üben. Fischer, Stuttgart

Tittel K (1994) Beschreibende und funktionelle Anatomie des Menschen. Gustav Fischer, Jena

Travell JG, Simons G (2002) Handbuch der Muskel-Triggerpunkte. Urban & Fischer, München

Tsumori N et al (2007) Morphologic characteristics of the superior pharyngeal constrictor muscle in relation to the function during swallowing. Dysphagia 22(2):122–129

Urbanowicz M (1991) Alteration of vertical dimension and its effect on head and neck posture. Cranio 9:174–179

Visscher CM et al (2000) Kinematics of the human head posture and craniomandibular pain? J Oral Rehabil 2002 29:299–305

Von Hayek H (1970) Die menschliche Lunge. Springer, Berlin

Von Heymann W (2015) Kopfschmerz, Schwindel, Tinnitus und Halswirbelsäule. Manu Med 53:361–373

Weber EMW (1978) Schemata der Leitungsbahnen des Menschen. Springer, Berlin

Zilles K, Tillmann BN (2010) Anatomie. Springer, Heidelberg

Weiterführende Literatur

Annunciato N, Lovric D (2012) Das kraniomandibuläre System (CMS) und seine Zusammenhänge mit dem muskuloskelettalen System (MSS). In: Boisserée W, Schupp W (Hrsg) Kraniomandibuläres und Muskuloskelettales System. Quintessenz, Berlin, S 49–51

Asmusen G (1981) Physiologische Grundlagen von Haltung und Bewegung. VEB, Berlin

Clausnitzer R (2006) Kieferorthopädische Grundlagen für Logopäden und Sprachtherapeuten. Modernes Lernen, Dortmund

Di Vico R et al (2013) The acute effect of the toungue position in the mouth on knee isokinetic test performance. Muscles Ligam Tend J 3(4):318–323

Freiwald J (2009) Optimales Dehnen. Spitta, Balingen

Hanna T (2006) Beweglich sein – Ein Leben lang. Kösel, München

Kahle W et al (1979) Taschenatlas der Anatomie. Thieme, Stuttgart

Knott M, Voss DE (1981) Komplexbewegungen. Fischer, Stuttgart

Million A, Million N (2016) Kieferorthopädische Risikokinder. Manuelle Medizin 54:227–234

Speckmann E-J et al (2013) Physiologie. Urban & Fischer, München

Pathologien und Funktionseinschränkungen

Markus Spalek, Ulrike Albrecht, Klaus Albrecht, Manuela Motzko, Tobias Klur, Anna Greta Barbe und Melanie Weinert

© Springer-Verlag GmbH Deutschland, ein Teil von Springer Nature 2019
M. Motzko, M. Weinert, U. Albrecht (Hrsg.), *Kiefergelenk und Kaustörungen*,
https://doi.org/10.1007/978-3-662-59210-6_4

Eine gestörte Kiefer- und Kaufunktion ist nicht selten eine Begleiterscheinung von verschiedenen Erkrankungen. Dieses Kapitel soll einen Ein- und Überblick über verschiedene Pathologien geben, die durch eine Funktionsbeeinträchtigung des orognathen Systems eine Behinderung des Kauens, des Schluckens und ggf. auch der Artikulation nach sich ziehen können und je nach Genese eine besondere Behandlung benötigen.

4.1 Physiologische Kieferfunktion

Markus Spalek

Die Erforschung der physiologischen Okklusion und des physiologischen Kauens geht maßgeblich auf die Tätigkeit des amerikanischen Biologen und Zahnarztes Dr. Robert Lee zurück. Er konnte im Laufe seiner Tätigkeit fast 2000 Menschen untersuchen, die mit ihren eigenen Zähnen ein perfekt funktionierendes Kausystem, bestehend aus Zähnen, Kaumuskeln und Kiefergelenken, besaßen. Die daraus gewonnenen Erkenntnisse ermöglichten ein grundlegendes Verständnis für die Physiologie und die Pathologie des Kauens.

Zum Verständnis aller weiterer Vorgänge, vor allem der therapeutisch notwendigen Zusammenhänge, ist das Wissen über das Zusammenspiel von Zähnen, Kaumuskeln und Kiefergelenken entscheidend. Die physiologischen, pathologischen und therapeutischen Vorgänge sollen zum besseren Verständnis zunächst stark vereinfacht dargestellt werden. Der Einfachheit halber soll zuerst die Beschränkung auf eine Zweidimensionalität genügen. Die Grafik in ◘ Abb. 4.1 zeigt die schematische Darstellung des physiologischen Kausystems, bestehend aus Schädel, Kaumuskeln, Kiefergelenken und Zähnen. Die Kiefergelenke befinden sich beim vollständigen Zubeißen in ihrer optimalen Arbeitsposition. In dieser Konstellation werden in der Dynamik sowohl die beteiligten Muskeln, die Zähne und die Kiefergelenke richtig belastet.

4.1.1 Statische Okklusion

Im physiologischen Kausystem wird die vollständige Okklusion (engl. complete occlusion=CO) in artikulärer Zentrik (engl. centric relation=CR)

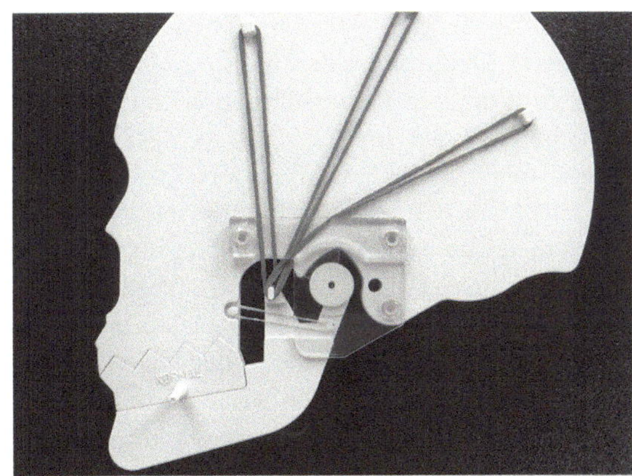

◘ Abb. 4.1 Schematische, 2D-Darstellung des Kausystems

eingenommen. Die Kiefergelenke befinden sich in der für sie optimalen Lage. Diese ist durch die umgebenden Strukturen, entgegen vieler anders lautender Lehrmeinungen, sehr genau definiert. In der artikulären Zentrik sind alle beteiligten Gewebe in exakt der Ausdehnung, für die sie funktionell vorgesehen sind. Es sind keine Strukturen komprimiert oder gedehnt. Diese Position ist sehr stabil.

In genau dieser zentrischen artikulären Position befinden sich alle Zähne in physiologischer Okklusion. Jeder einzelne Zahn berührt seinen Gegenzahn (Antagonisten) exakt an der dafür auf der Kaufläche vorgesehenen Stelle. Jede Erhebung und jede Furche auf den Kauflächen hat dabei ihre Funktion.

4.1.2 Dynamische Okklusion

Die physiologische dynamische Okklusion (früher Artikulation) ist ein fein abgestimmtes Zusammenspiel des gesamten Kausystems. Die Bewegungen beginnen mit der Mundöffnung. Diese ist mit sehr geringem Kraftaufwand möglich: Der Unterkiefer fällt bereits durch die Schwerkraft fast von selbst nach unten. Im Zusammenspiel der Muskeln handelt es sich genau genommen um eine Kombination aus zunehmender Kontraktion der Mundöffner und einem gesteuerten Nachlassen der Spannung der Mundschließer-Muskulatur. Die Mundöffnung benötigt nur schwach ausgebildete Muskelgruppen mit geringen Querschnitten (siehe Kapitel Anatomie). Die maximal möglichen Muskelquerschnitte dieser Muskeln sind durch die umgebenden anatomischen Strukturen begrenzt. Dadurch ist den meisten Mundöffnern eine funktionelle Anpassung an erhöhten Kraftaufwand (Hypertrophie) weit weniger möglich als beispielsweise beim M. masseter.

Die Mundschließer – Mm. masseter, pterygoideus med und temporalis – sind, bezogen auf den Muskelquerschnitt, die stärkste Muskelgruppe des Körpers. Sie dienen der Zerkleinerung der Nahrung. Welche Kräfte sie in der Lage sind aufzubringen, kennt jeder, der bereits beim Essen auf ein Sandkorn im Feldsalat oder einen Kern im Kirschkuchen gebissen hat. Dabei sind die Muskeln im entspannten Zustand, nicht in Höchstleistung!

> **Der Druck, den die Kaumuskeln aufbringen können, liegt bei 200 kg pro cm².**

Das gesamte Kausystem ist auf ein annähernd vertikales Kaumuster ausgelegt. Der Mensch ist in der vergleichenden Anatomie als „Allesfresser" mit der Form und dem Aufbau der Zähne und dem gesamten Verdauungssystem wesentlich näher an Fleisch fressenden Tierarten angesiedelt als an Pflanzenfressern. Die Eckzähne und die Schneidezähne fungieren dabei als das Navigationssystem des Unterkiefers, die für die Orientierung der Muskulatur die entscheidenden sensorischen Impulse bereitstellen. Das physiologische Kauen erfolgt ohne direkte Zahnkontakte. Die Position der Zähne ist so exakt im Gehirn gespeichert, dass ein Abstand von etwa ½ mm zwischen den Zähnen eingehalten wird. Nach dem Abbeißen von Nahrung ist die Steuerung der Muskulatur die Hauptaufgabe der vordersten funktionellen Zahngruppe. Durch diese „Cornerstones" (Zitat Robert Lee, DDS) wird der physiologische Bewegungsraum begrenzt.

Die Seitenzähne – Prämolaren und Molaren – sind für die pure Nahrungszerkleinerung mit einer Kraftaufnahme in axialer Richtung beim Kauen zuständig.

Das physiologische Kauen gliedert sich in mehrere Phasen:

■ **Die inzisale Phase**

Hierbei handelt es sich um das Abbeißen, bei dem die Nahrung durch die Schneidezähne durchtrennt wird.

■ **Die laterale Phase**

Zunge und Wange transportieren und halten die Nahrung in dem Raum, der von den Prämolaren und den Molaren „bearbeitet" werden soll. Dazu werden die Seitenzähne senkrecht übereinandergestellt, ohne sich jedoch zu berühren. Diese Stellung erfordert eine leichte Seitwärtsbewegung des Unterkiefers.

■ **Die Zerkleinerungsphase**

Die Seitenzähne gleiten mit geringem Abstand unter Zerkleinerung der Nahrung nah an die vollständige Okklusion. Dabei wird der Bolus durch die fein aufeinander abgestimmte Kauflächenanatomie nach innen hinten transportiert und dabei sehr effizient verkleinert. Wie oben bereits erwähnt, berühren sich die Zähne dabei nicht. Nach jedem Kauvorgang wird die Nahrung durch Zunge und Wangen wieder in den interokklusalen Raum befördert, um einen erneuten Kauzyklus zu beginnen. Nach der ausreichenden Zerkleinerung der Nahrung und der gleichzeitigen Durchmischung mit Speichel wird der Schluckvorgang ausgelöst.

Zähne und Kiefergelenke sind den beim Kauen auftretenden enormen Kräften strukturell und sensorisch gewachsen. Diese und die beteiligten Muskeln werden physiologisch korrekt belastet. Das Kausystem arbeitet wie ein Uhrwerk harmonisch zusammen, die beteiligten Muskeln ergänzen sich in den Bewegungsabläufen. Jeder hat die Kraft aufzuwenden, für die er vorgesehen ist. Die Zerkleinerung der Nahrung erfolgt durch die auf diese Bewegungsabläufe abgestimmte Form der Kauflächen hoch effizient, nahezu verschleißfrei und mit geringem Energieaufwand.

4.1.3 CO beim Schlucken

Der vollständige Zahnkontakt, die CO, wird physiologisch ausschließlich beim Schlucken eingenommen. Der Mensch schluckt selbstverständlich nicht nur im Rahmen der Nahrungsaufnahme. Der Schluckakt erfolgt in der Regel alle 30 s, etwa 2500 Mal in 24 h. Beim Schlucken ohne Nahrung findet eine permanente neuromuskuläre Feinprogrammierung der Kaumuskeln statt. Die Position der Zähne und deren Zusammenspiel wird permanent „geübt". Die exakt gespeicherte Position der Zähne ist wichtig, um eine unbeabsichtigte Kollision beim Kauvorgang, mit entsprechenden Überlastungsschäden an den Zähnen, zuverlässig zu verhindern. Erst dadurch ist es dem Körper möglich, einen so genauen Bewegungsablauf durchzuführen, dass sich die Zähne beim physiologischen Kauen nicht berühren. Diese geniale Leistung an Feinprogrammierung und Sensorik ermöglicht neben der Zerkleinerung der Nahrung auch eine permanente Kontrolle dessen, was in den weiteren Verdauungstrakt befördert werden darf. Die Schutzmechanismen, die aus neuromuskulären Reflexketten mit den entsprechenden Reaktionen bestehen, verhindern wirksam die Aufnahme von schädlichen Stoffen aus der Nahrung. Jeder kennt aus eigener Erfahrung, wie schnell im Zusammenspiel von Zähnen und Zunge z. B. Gräten im Fisch oder Spelzen im Spargel erkannt werden – eine sensationelle Leistung, die ein extrem sensibel eingestelltes Tastvermögen erfordert. Durch die hoch exakte Steuerung ist der physiologische Verschleiß der Zähne extrem gering. Nach Dr. Lee beträgt der physiologische Verlust an Zahnsubstanz bei unserer mitteleuropäischen/angloamerikanischen Kost in 80 Jahren ½ mm.

4.2 Pathologische Kieferfunktion

Markus Spalek

4.2.1 Pathologisches Kauen

Es gibt nur wenige Menschen, die im Erwachsenenalter eine physiologische Okklusion aufweisen. Die Gründe, die dafür verantwortlich sind, dass sich im Rahmen des Wachstums eine pathologische Okklusion entwickelt, sind sicher eine intensive Forschung wert. Das Wissen darüber ist leider noch sehr gering. Wahrscheinlich spielen folgende Faktoren eine Rolle:

- falsches Schluckmuster,
- falsche Zungenruhelage,
- Mundatmung,
- verletzungsbedingte Fehlhaltungen des Körpers,
- ungünstige Habits, wie Daumen lutschen oder Nägel kauen,
- geringe körperliche Betätigung,
- falsche Ernährung und
- das Erlernen falscher Bewegungsmuster über Spiegelneurone.

Die Folgen einer Malokklusion werden häufig unterschätzt oder gar ignoriert. Häufig sind neben falschen Wachstumsimpulsen auch iatrogene Ursachen beteiligt: Durch kieferorthopädische Behandlungen, die ohne Berücksichtigung der Kiefergelenke geplant und durchgeführt werden, durch schlecht angepasste Füllungen und Zahnersatz. Dabei kommt es über Jahre zu einer Summation von Fehlern, die irgendwann das Maß der Kompensationsfähigkeit des Kausystems überschreitet. In solchen Fällen treten typischerweise nach vermeintlich kleinen Eingriffen massive Probleme auf, die auch nach dem Entfernen der zuletzt erkennbaren Ursache nicht mehr verschwinden.

Die ◘ Abb. 4.2 zeigt die Ursache eines pathologischen Kauvorganges: Die Zähne passen in physiologischer Kiefergelenksposition (CR) nicht aufeinander.

Nachdem die Zerkleinerung der Nahrung in dieser Position der Zähne zueinander unmöglich ist, unternimmt der Körper alles, um die Zerkleinerung der Nahrung trotzdem zu ermöglichen. Die vollständige Okklusion (complete occlusion = CO) wird allem anderen übergeordnet, die Okklusion um jeden Preis erzwungen. In dieser okklusalen Position werden die Kiefergelenke aus ihrer physiologischen Zentrik (CR) ausgerückt. In welche Richtung und um welchen Betrag, ist individuell verschieden.

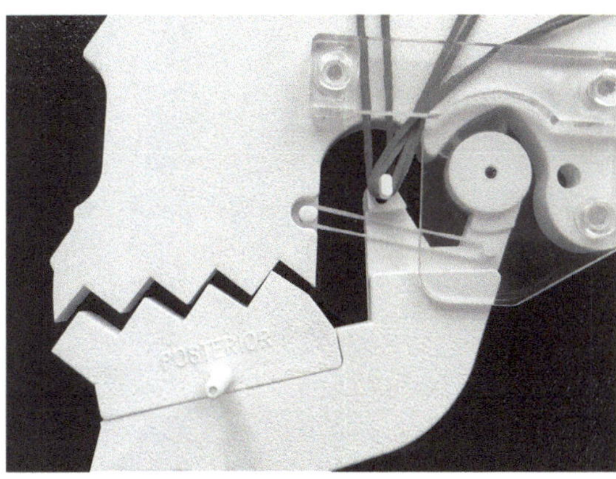

◘ **Abb. 4.2** Der deutlich erkennbare dorsale Frühkontakt als Ursache für ein pathologisches Kaumuster

■ Abb. 4.3 zeigt die Verlagerung des Gelenkköpfchens durch die pathologische Okklusion nach dorsal.

Je nach Bissanomalie werden die Gelenke nach anterior, posterior, cranial, caudal oder links- rechts- lateral verschoben. Dabei werden alle umliegenden Strukturen zwangsläufig traumatisiert. Durch die knöcherne Zwangskopplung beider Kiefergelenke kommt dieser Dysfunktion eine besondere, im Körper einzigartige Bedeutung zu. Je nach Richtung und Betrag der Transposition, werden die das Kiefergelenk umgebenden Bänder, insbesondere der Discus articularis und die bilaminäre Zone, komprimiert oder überdehnt.

Um in dieser Situation die vollständige Okklusion (CO) zu erreichen, können nicht mehr nur die kräftigen Mundschließermuskeln aktiviert werden. Vielmehr wird in dieser Situation ein komplexes Krisenmanagement aus vielen Muskelgruppen in Gang gesetzt. Die notwendigen Vor-, Rück- oder Seitwärtsbewegungen werden im Wesentlichen durch die Aktivierung von Mundöffungsmuskulatur erreicht. Allen voran ist der M. pterygoideus lateralis ein Leitmuskel für anteriore und laterale Ausweichbewegungen des Unterkiefers. Dorsal-Bewegungen werden maßgeblich von der Mundbodenmuskulatur, der mimischen Muskulatur und von geringen dorsalen Anteilen des M. temporalis bewirkt. Daraus ergibt sich eine massive Dysbalance im Zusammenspiel der Muskulatur: In dem Moment, in dem die extrem starken Mundschließer aktiv werden, müssen die schwach ausgelegten Mundöffnungsmuskeln dagegenhalten. Dabei werden diese weit über die für sie vorgesehene Belastung hinaus beansprucht.

So wird aus dem physiologischen, effizienten Zusammenspiel weniger Muskelgruppen ein komplexes, ineffizientes und unkalkulierbares muskuläres Krisenmanagement, in dem an sich antagonistisch arbeitende Muskelgruppen unfreiwillig synergistisch arbeiten müssen. Dies erfolgt extrem zulasten der Effizienz bei der Nahrungszerkleinerung und mit weitreichenden Folgen für die Zähne, die Kiefergelenke, den gesamten Bewegungsapparat, die Verdauung (Schlucken als erster Schritt in die Peristaltik!), die umliegenden Nervenfasern (Tinnitus, Schwindel,…) und die weiteren umliegenden anatomischen Strukturen (Schädelknochen,…). Alle beteiligten Strukturen sind in dieser Situation gestresst.

Auch die Zähne werden in dieser Situation unphysiologisch belastet. Die physiologischen Aufgaben der einzelnen Zahngruppen können von diesen nicht mehr oder nur eingeschränkt wahrgenommen werden. Aus dem einfachen vorwiegend vertikalen Kaumuster wird ein komplexes Bewegungs-Kauderwelsch.

Frühkontakten, die in artikulier Zentrik entstehen würden, weicht der Körper weiträumig aus. Bevorzugt wird unter Kontaktführung, beginnend an der entferntest möglichen Stelle von der Störung, auf den Zähnen rutschend die vollständige Okklusion eingenommen. Die Auswirkungen lassen sich bei den Betroffenen häufig bereits aus Sprechdistanz erkennen. Massiv abgenutzte Schneidezähne sind praktisch immer ein Hinweis auf dorsale Frühkontakte. Häufig ist im Verschleißmuster eine Asymmetrie zu erkennen. Ein deutlich stärkerer Verschleiß auf einer Seite lässt auf einen starken Frühkontakt auf den hinteren Zähnen der Gegenseite schließen.

4.2.2 Symptome des pathologischen Kauens

- **Dental**
  - Abrasionen (**■** Abb. 4.4)
  - Rezessionen (**■** Abb. 4.5)
  - Keilförmige Defekte
  - Stilman-Crafts
  - Zahnwanderungen („Terziärer Engstand")
  - Schmelzabfrakturen
  - Schmelzrisse

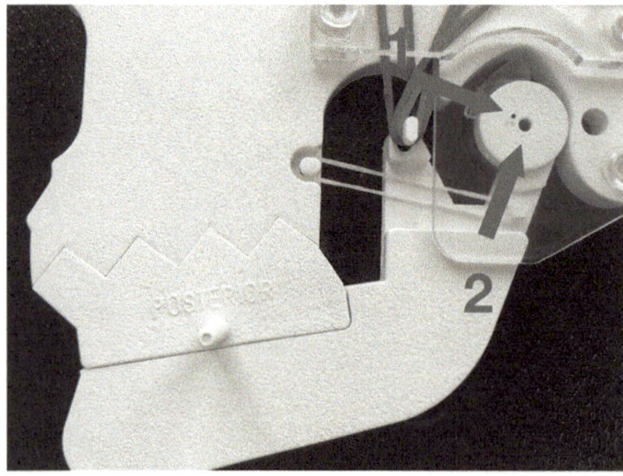

■ **Abb. 4.3** Verlagerung des Gelenkköpfchens durch eine pathologische Okklusion. 1 = physiologische Gelenkposition, 2 = pathologische Gelenkposition

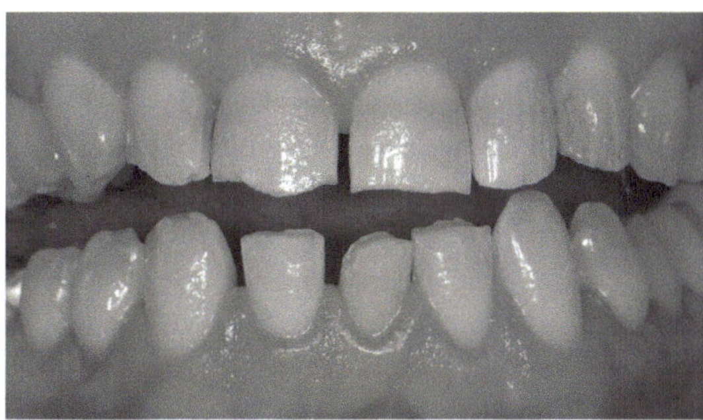

Abb. 4.4 Erheblicher Verschleiß der Frontzähne

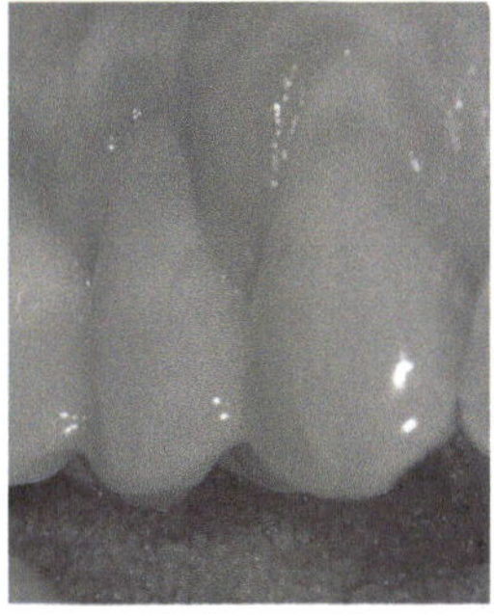

Abb. 4.5 Deutlich erkennbarer Zahnfleischrückgang (Rezessionen) und beginnende Zahnhalsdefekte durch Fehlbelastung

- **Ossär**
  - Exostosen
  - Massive Verstärkung der Mandibula
  - Veränderung des Processus articularis mandibulae
  - Veränderung des Kieferwinkels

- **Muskulär**
  - Verhärtungen/Palpationsschmerz an Leitmuskulatur:
    - Mm. masseter, temporalis, pterygoideus lat.
  - Verlust der Koordinationsfähigkeit
  - Verlust des physiologischen Kaumusters

- **Artikulär**
  - Destruktion der Gelekstrukturen
  - Knacken
  - Reiben
  - Bewegungsschmerz
  - Palpationsschmerz

- **Bruxismus**
  - Zähneknirschen
  - Pathologische Habits (Zungenbeißen, Wangenbeißen)

4.2.3 Bruxismus

(von griechisch brygmos = Zähneknirschen)

Bruxismus bezeichnet das nächtliche, teilweise auch tagsüber ausgeführte, unbewusste Pressen und/oder Reiben der Zähne. Die dabei aufgewandten Kräfte der großen Kaumuskeln (Mm. masseter, temporalis, pterygoideus med.) übersteigen die beim physiologischen Kauen auftretenden Kräfte erheblich. Die für die Laterotrusion zuständigen, schwach ausgebildeten Muskeln (M. pterygoideus lat., dorsale Fasern des M. temporalis) erleiden eine ständige Überlastung.

Es werden alle beteiligten Strukturen des stomatognathen Systems massiv überlastet. Je nach Widerstandsfähigkeit der belasteten Gewebe treten Schädigungen des Parodonts, der Zahnhartsubstanz, der Kiefergelenke oder der beteiligten Muskulatur, einzeln oder in unterschiedlichen Kombinationen, auf. Die auftretenden Kräfte zeigen sich häufig in einer knöchernen Adaptation der Mandibula. Zur Vermeidung von Frakturen wird lingual Knochen angelagert (Exostosen).

Oft erleiden einzelne Gewebe einen erheblichen Schaden, während andere Gewebe weitgehend unbeschadet bleiben.

4.2.4 Zähneknirschen

Zähneknirschen im Sinne eines Reibens mit Laterotrusion und Protrusion hat immer okklusale Fehlkontakte als Ursache. Eine Malokklusion erfordert vom stomatognathen System das Ausbilden kompensatorischer Bewegungsmuster, die die okklusalen Vorkontakte umgehen. Kobayashi et al. wiesen 1988 in einem Doppeltblindversuch im Schlaflabor nach, das bereits Irritationen der Okklusion um 0,1 mm Bruxismus auslösen können. Durch die ausgeführten Ausweichbewegungen um den Vorkontakt herum werden Überlastungsschäden an diesen Kontakten suffizient verhindert. Die zu erwartenden Schäden an den Zähnen mit Vorkontakten wären verheerend.

Die potenzielle Gefährdung der Zähne durch Überlastung ist neurologisch im System hinterlegt. Daher sind die kompensations-Mechanismen zur Vermeidung solcher Kollisionen sehr effizient etabliert. Schäden im Sinne von pathologischem Verschleiß der Zahnsubstanz treten oft an weit vom eigentlichen Frühkontakt entfernten Stellen auf. Die Ausweichbewegungen hinterlassen massive Spuren an den Zähnen.

4.2.5 Zähnepressen

Das Aufeinanderpressen der Zähne wird dem Bruxismus zugerechnet. Zur Einschätzung und Koordination der notwendigen therapeutischen Maßnahmen ist es wichtig, zwischen dem Reiben der Zähne mit Vorwärts- und Seitwärts-Komponenten und dem reinen Pressen mit ausschließlich statischer Belastung zu unterscheiden.

Das Pressen ist in vielen Fällen nicht zahnärztlich therapierbar. Während das Reiben im Laufe einer Schienen-Therapie, die das physiologische Kauen wiederherstellt, in fast allen Fällen verschwindet, bleibt das Pressen häufig während und nach einer zahnärztlichen funktionellen Behandlung erhalten.

Bisher gibt es außer psychogener Ursachen keine weiteren Erkenntnisse über die Ätiologie des Pressens. Genetische Ursachen, die diskutiert werden, sind weitestgehend auszuschließen.

4.3 Kieferfunktionsstörungen durch zahnärztliche Eingriffe

Markus Spalek

4.3.1 Wie relevant sind iatrogene Eingriffe in die Okklusion?

Die Relevanz von Veränderungen im Kausystem wird deutlich, wenn wir uns die Leistungsfähigkeit des Systems noch einmal vor Augen führen:

Die Kraft, die die Kaumuskulatur aufbringen kann, beträgt bis zu 200 kg/cm². Um diese Kraft zu ihrem ureigenen Zweck, der Nahrungszerkleinerung, zu verwenden und gleichzeitig keinen Schaden an den beteiligten körpereigenen Strukturen zu riskieren, ist das gesamte System mit einer extrem sensiblen Sensorik ausgestattet. Die Zähne sind in der Lage mit einer Genauigkeit von unter 8 µm zu tasten. Es ist leicht verständlich, dass unter diesen Voraussetzungen Veränderungen im System sehr genau wahrgenommen werden und zwangsläufig zu Reaktionen führen.

Ein stabiles Gesamtsystem wird auch die Kompensation einer Malokklusion bewerkstelligen können. Es gibt Menschen, die „alles Schlechte" in ihrer Okklusion vereinen. Trotzdem erfreuen sie sich bester Gesundheit. Sie sind perfekte Beispiele für die immense Kompensationsfähigkeit des menschlichen Körpers. Andere wiederum leiden unter massiven, komplexen Beschwerdebildern, deren dentale Auswirkungen zahnärztlich in relativ geringen Abweichungen von der physiologischen Okklusion und der artikulären Zentrik zu finden sind.

In vielen Fällen ist der gesamte Organismus durch unterschiedliche körperliche und psychische Belastungen an der Grenze seiner Kompensationsfähigkeit. Wird in dieser Situation ein zusätzlicher Reiz durch einen zahnärztlichen Eingriff erzeugt, kann das gesamte System in die Dekompensation rutschen. Meistens ist es dann nicht mehr ausreichend, den verursachenden Trigger zu entfernen. Um das System wieder zu stabilisieren, müssen fachübergreifend mehrere Fehlfunktionen behoben werden, um die Betroffenen wieder in einen stabilen, beschwerdefreien Zustand zu bringen.

Entscheidend für die Reaktion des Körpers auf Veränderungen der okklusalen Flächen ist die vorhandene Kompensationsfähigkeit. In einem stabilen System lösen iatrogene Veränderungen der Zähne selbstverständlich auch Reaktionen aus. Diese können aber vom Gesamtsystem kompensiert werden und sind damit tolerabel. Erkennbar sind diese kompensierten Veränderungen an Aussagen der Patienten nach zahnärztlichen Eingriffen wie: „Am Anfang war das Zubeißen anders, aber ich habe mich daran gewöhnt".

Ist ein Organismus aber bereits instabil oder gerade noch kompensiert, können auch kleine Veränderungen verheerende Auswirkungen auf das Ausbilden einer craniomandibulären Dysfunktion haben. Die so verursachten Symptome bilden sich meistens auch nach der Beseitigung des Auslösers nicht mehr zurück.

4.3.2 Funktionsstörungen durch Zahnverlust

Die physiologische Kauleistung der Zähne ist nur in ihrer unversehrten Gesamtheit möglich. Einzig die entwicklungsgeschichtlich in Rückbildung befindlichen Weisheitszähne sind in diesem Kontext entbehrlich. Häufig ergeben sich sogar Funktionsstörungen erst durch die Dentition dieser Zähne. Die Variationsbreite in Form, Lage und Platzverhältnissen der Weisheitszähne ist aus dem oben genannten Grund groß. In manchen Fällen ist es vertretbar, Weisheitszähne in situ zu belassen. Dies muss aber immer im Einzelfall anhand der individuellen Befunde abgewogen werden.

Anders sieht es mit den Front- und Eckzähnen sowie mit den Prämolaren und Molaren aus. Lässt sich, aus welchen Gründen auch immer, ein Zahn nicht erhalten, ist es notwendig, einen Ersatz zu schaffen. Fällt ein Zahn und wird nicht ersetzt, ist unweigerlich eine funktionelle Anpassung des stomatognaten Systems die Folge. Die am häufigsten fehlenden Zähne sind die ersten Molaren. Diese erscheinen etwa im Alter von 6 Jahren in der Mundhöhle. Bei fehlender adäquater Prophylaxe sowie falscher Ernährung und Zahnpflege ist in den darauffolgenden Jahren von einer erhöhten Gefährdung für die Entstehung von Karies auszugehen. Nachdem die 1.Molaren das Haupt-Kauzentrum bilden und annähernd 80 % der Kauleistung erbringen, ist dieser Verlust besonders schmerzlich für das Kausystem. Bei einseitigem Verlust wird das System mit einer Verlagerung des Kauens auf die intakte Zahnreihe reagieren. Damit wird dem Körper bereits ein besonderes Krisenmanagement abverlangt. Ein weiterer Verlust von Zähnen lässt keine genaue Prognose der funktionellen Veränderung zu. Es werden Kompensationsmuster ausgebildet, die sich immer weiter von den physiologischen Bewegungsabläufen entfernen.

Um den natürlichen Verschleiß der Zähne durch okklusalen und approximalen Substanzverlust auszugleichen, haben die Zähne natürliche Wanderungstendenzen. Es lassen sich horizontale und vertikale Wanderungen beobachten.

■ Horizontale Wanderungen

Die Oberkiefermolaren und -prämolaren sowie die Unterkiefermolaren wandern nach anterior, die Unterkieferprämolaren nach distal. Der physiologische Nutzen der Wanderung liegt darin, dass der Verschleiß der Approximalkontakte aufgrund von Mikro-Bewegungen der Zähne während des Kauens kompensiert werden. Die approximalen Kontaktpunkte der Zähne werden im Laufe des Lebens zu Kontaktflächen, die sich immer weiter vergrößern. Die Anteriorbewegung der Zähne verhindert, dass sich Abstände zwischen den Zähnen auftun, mit der Folge, dass sich bei jedem Kauen Essensreste zwischen die Zähne pressen. Die Folgen davon wären eine mechanische Traumatisierung der Gingiva und Fäulnisprozesse im Approximalraum. Sind die Wanderungstendenzen im physiologischen System sinnvoll, verursachen sie im Falle von Zahnverlust neben dem Verlust von Kauflächen zusätzliche Probleme.

■ Vertikale Wanderungen

Die Zähne suchen immer einen Kontakt zum Antagonisten (dem gegenüberliegenden Zahn). Bei voller Bezahnung ist dies sinnvoll, um Verschleißprozessen zu folgen. Im Falle von Zahnverlust verkehrt sich diese positive Eigenschaft zum Problem: Das Länger werden der Zähne auf der Suche nach einem Gegenüber (Elongation) schafft teils massive funktionelle Hindernisse, die wieder zur Ausprägung von pathologischen Kaumustern führen.

4.3.3 Funktionsstörungen durch zahnärztliche Rekonstruktionen

Wie im Kapitel zum physiologischen Kausystem ausgeführt, ist das optimale, natürliche Zusammenspiel von Zähnen, Kiefergelenken und Kaumuskulatur nur bei wenigen Menschen vorzufinden. Die meisten Patienten haben in ihrer Historie Ereignisse, die dazu führten, dass die habituelle Okklusion nicht in der artikulären Zentrik stattfindet. In den meisten Fällen hat der Körper im Laufe des Wachstums

Strategien entwickelt, die das Gesamtsystem in einem recht stabilen Zustand arbeiten lassen. Die Belastungen der einzelnen Strukturen sind zwar nicht optimal, aber kompensiert und damit symptomfrei, die Patienten subjektiv ohne Beschwerden.

■ **Zu hohe Füllungen oder Zahnersatz**

Die Herstellung von Füllungen und Zahnersatz erfolgt normalerweise in der habituellen Okklusion. Das ist die Position, die die Zähne ohne Rücksicht auf die Kiefergelenke beim vollständigen Zubeißen einnehmen. Erfolgt nun ein zahnärztlicher Eingriff, ist die Herstellung der identischen Okklusion an den behandelten Zähnen möglich, aber schwierig. Die meistens vorhandene kompensierte Okklusion ermöglicht viele Freiheitsgrade der Kieferbewegungen, die in der Praxis nicht überprüft werden können und die die Patienten meistens nicht einmal bewusst ausführen können. Kommt es dabei zu Frühkontakten, die vom Zahnarzt nicht entdeckt und korrigiert werden, entwickelt der Körper Ausweich-Bewegungsmuster. Die Muskulatur führt den Unterkiefer auf geänderten Bewegungsbahnen in die vollständige Okklusion, um an den neu entstandenen Frühkontakten keinen Schaden anzurichten. Die Patienten bemerken dabei meistens ein „ungewohntes" Zubeißen, das nach einigen Tagen „wieder verschwunden" ist. Das ist keineswegs ein Zeichen dafür, dass die Okklusion besser geworden ist, sondern Ausdruck der exzellenten Adaptationsfähigkeit des Körpers.

Der alte Ausspruch „das beißt sich ein", hat in der aktuellen Zahnheilkunde nichts mehr zu suchen! Zahnersatz und Füllungen müssen bestmöglich in das bestehende System integriert werden. Dabei ist nicht nur die **statische Okklusion,** das „Zubeißen", sondern auch die **dynamische Okklusion,** das Reiben der Zähne, zu überprüfen.

In gravierenderen Fällen von zu hohem Zahnersatz oder Füllungen treten häufig als lokale Beschwerden Aufbiss-Empfindlichkeiten ein. Ein Nacharbeiten durch den Behandler ist in diesen Fällen sehr wichtig. Unterbleibt diese Nacharbeit, findet nach geraumer Zeit meistens eine Adaptation des Körpers durch ein

veränexrtes Bewegungsmuster und ein langsames Umstellen der Zahnposition statt. Dabei können auch an Stellen Zahnbewegungen sichtbar werden, die von der Ursache weit entfernt scheinen. So ist häufig eine Verschiebung der Schneidezähne zu beobachten, wenn ein Frühkontakt an den Backenzähnen besteht. Dies erklärt sich durch die bereits beschriebenen Ausweichbewegungen des Unterkiefers in Richtung der entferntest mögliche Stelle von der Ursache.

■ **Zu niedriger Zahnersatz**

Eine häufig anzutreffende Fehlerquelle ist zu niedrig hergestellter Zahnersatz. Manche Behandler scheuen den Zeitaufwand des „Einschleifens" von Zahnersatz und lassen Brücken oder Prothesen vom Zahntechniker in geringerer Höhe als notwendig herstellen. Andere sind beim Anpassen von Zahnersatz sehr großzügig und nehmen zu viel Höhe weg. Die Folge von beiden Vorgehensweisen ist eine mangelnde dentale Abstützung des Unterkiefers. Dadurch kommt es zwangsläufig zu einer Kompression der Kiefergelenke. Je nach Richtung der einwirkenden Kraft kann die Schädigung der Gelenke die cranialen oder dorsalen Strukturen betreffen, einseitig oder beidseitig auftreten. Auch in diesen Fällen tritt eine Veränderung des Bewegungsmusters der Muskulatur ein. Die schlechtere Kaufunktion und die Überlastung der Kiefergelenke wird sich in z. B. einseitigem Kauverhalten bemerkbar machen. Diese Adaptation des Systems wird von den Betroffenen häufig nicht bewusst wahrgenommen. Erst auf Nachfrage wird vielen Patienten bewusst, dass sie auf einer Seite stärkere Zahnkontakte haben. Bei massiven Funktionsstörungen kann die Wahrnehmung der Betroffenen so stark reduziert sein, dass sie eine Asymmetrie auch in größerem Umfang nicht wahrnehmen können.

4.3.4 Störungen in der dynamischen Okklusion (Artikulation)

Gerade in der Dynamik, in der Bewegung des Unterkiefers, spielen Frühkontakte eine wichtige Rolle, die gravierende Veränderungen in den muskulären Abläufen verursachen.

> **Grundsätzlich gilt dabei: Je steiler die von den Schneidezähnen und den Eckzähnen vorgegebenen Grenzbahnen sind, desto geringer ist die Gefahr von lateralen Interferenzen. Andersherum gilt: Je flacher das Kaumuster durch Abrasionen, Zahnersatz, falsche Zahnstellungen oder kieferorthopädische Eingriffe ist, desto schneller führen Frühkontakte in der dynamischen Okklusion zu Störungen der Bewegungsabläufe.**

Eine viel zu wenig beachtete Tatsache ist dabei die physiologische Verwindung des Unterkiefers. Die auftretenden hohen Kaukräfte müssen von der grazilen Knochenspange des Corpus mandibulae getragen werden. Obwohl der Knochen durch seine sehr dichte Struktur für die Aufnahme dieser Belastung ausgelegt ist, findet eine Verwindung von bis zu 4 mm statt! Dadurch kann die durch den Zahnarzt überprüfbare dynamische Okklusion nur einen Teil der tatsächlich beim Kauen auftretenden Vorkontakte erfassen.

4.3.5 Störungen durch kieferorthopädische Eingriffe

Die kieferorthopädisch induzierte Fehlfunktion stellt eine zunehmende Ursache der CMD dar. Durch die in den letzten Jahrzehnten immer bessere Umsetzung der Prophylaxe wird das zahnärztliche Tätigkeitsfeld in den nächsten Jahrzehnten einen Wandel erfahren. Die klassischen Zahnerkrankungen – Karies und Parodontitis – sind mit den aktuellen Erkenntnissen in der Prophylaxe bei entsprechender Compliance der Patienten nahezu vollständig beherrschbar.

Viele unserer Kinder und Jugendlichen durchlaufen eine kieferorthopädische Behandlung. Die weitaus meisten Therapieplanungen werden auf der Basis von Wachs-Quetschbissen und ohne Zuhilfenahme eines Artikulators (Zahntechnisches Gerät zur Simulation von Kaubewegungen) durchgeführt. Nach dem Abschluss des Wachstums der Kiefergelenke mit etwa 13 Jahren werden in höherem Alter Schäden der Gelenke durch Zahnbewegungen hervorgerufen. Durch die konsequente Missachtung der Kiefergelenke und weiterer elementarer Parameter der physiologischen statischen wie dynamischen

Okklusion werden in vielen Fällen funktionelle Probleme weitergeführt oder verschlimmert.

Die am häufigsten zu beobachtenden Funktionsstörungen durch Kieferorthopädie sind:

- **Ein zu geringer oder gar fehlender frontaler Overlap** (Abb. 4.6). Die Folge ist eine fehlende Orientierung der Muskulatur sowie massive Abrasionen der Front- und Seitenzähne.
- **Die Schaffung von teils massiven dorsalen Frühkontakten.** Diese sind meistens zu erkennen an frontalen Abrasionen, die oft bereits im jugendlichen Alter deutlich zu erkennen sind. Diese Patienten haben in physiologisch korrekter Gelenkposition einen frontaloffenen Biss.

Sicher ist die Frage zu klären: Was führt in der körperlichen Entwicklung der Kinder zur Entstehung von Zahnfehlstellungen, die eine kieferorthopädische Intervention erfordern? Fast alle Kinder haben ein korrekt entwickeltes Milchgebiss. Im Kleinkindalter sind Zahn- oder Kieferfehlstellungen selten. Der Beantwortung dieser Frage wird in Zukunft hoffentlich mehr Bedeutung beigemessen. Nach heutigem Kenntnisstand tappen wir weitgehend im Dunkeln. Gerne wird die Genetik vorgeschoben. Teilweise ist dies eine mögliche Begründung.

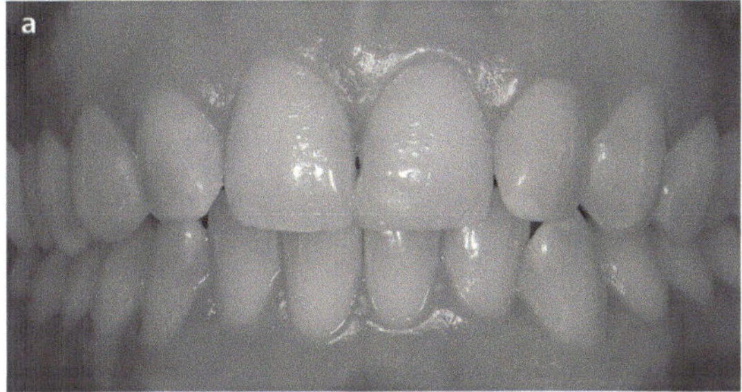
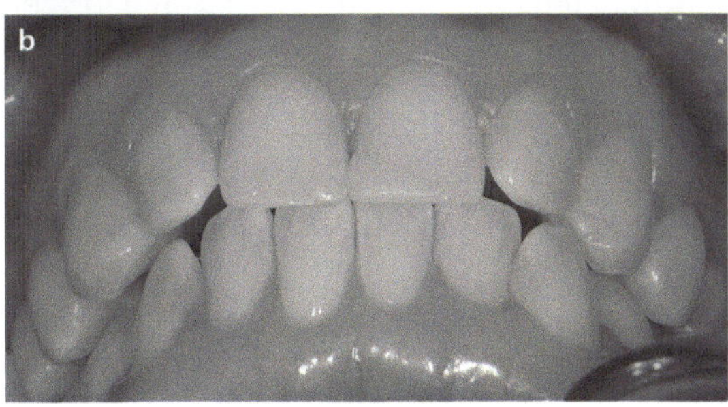

Abb. 4.6   a,b Deutlich erkennbar ist der geringe Overlap der Schneidezähne- und Eckzähne sowie der fehlende Kontakt der rechten Eckzähne

Aufgrund der extrem guten funktionellen Anpassung des Kausystems während des Wachstums, sicher aber als alleinige Erklärung zu kurz gegriffen. Denkbare weitere Ursachen sind unsere Ernährungsgewohnheiten, das häufig zu kurze oder fehlende Stillen der Säuglinge, dadurch induzierte falsche Schluckmuster, falsche Zungen-Ruhelage, Habits (Schnuller, Daumenlutschen, Nägelkauen,…), Mundatmung durch HNO-Erkrankungen und viele weitere Einflüsse, bis hin zu durch Spiegelneuronen von den Eltern erlernte Bewegungsmuster und Mimik.

▪ Probleme der statischen und dynamischen Okklusion

Die falsche Einstellung der statischen Okklusion ist ein häufiger Grund für die Induktion von Fehlfunktionen. Mögen bestimmte Kompromisse im Bereich der Prämolaren und Molaren unumgänglich sein, werden die meisten Probleme in der Stellung der Schneide- und Eckzähne verursacht. In vielen Lehrbüchern der Kieferorthopädie findet sich als Ideal ein Overlap von 1–2 mm. Dies widerspricht eklatant der physiologischen Verzahnung und provoziert massive Störungen und Interferenzen im Seitenzahnbereich. Diese Erkenntnisse sind nicht neu. Die Schneide- und Eckzähne sind das Navigationssystem des Unterkiefers. Durch eine zu geringe Überlappung und fehlende Kontakte werden der Kaumuskulatur nur unzureichende Informationen über den „Arbeitsraum" gegeben. Es etabliert sich ein eher horizontales Kaumuster. Zähne und Kaumuskeln werden unphysiologisch belastet. An den Zähnen ist dies durch erhöhten Verschleiß (Abrasionen, ◘ Abb. 4.4) und Zahnfleisch-Rückgang mit Zahnhals-Auswaschungen zu sehen (◘ Abb. 4.5). Bei manchen Jugendlichen zeigen sich bereits während der kieferorthopädischen Behandlung massive Schliffflächen an den Zähnen.

▪ Das Problem der Missachtung der Kiefergelenke

Das System aus Unterkiefer und Kiefergelenken ist in der Phase des Wachstums gut adaptationsfähig. Während des Wachstums lassen kieferorthopädische Eingriffe bis zu einem gewissen Grad noch eine Anpassung der Kiefergelenke erwarten. Bei der Behandlung von älteren Patienten erfolgt immer ein Ausrücken der Gelenkköpfchen aus ihrer physiologischen Position. Die Folgen sind Traumata in den Gelenken, an den Zähnen und in der Kaumuskulatur.

Artikuläre Probleme und statische wie dynamische okklusale Probleme treten immer kombiniert auf. Die Symptomatik, lokal und in den angrenzenden Strukturen, ist im Kapitel „Die pathologische Kieferfunktion" beschrieben.

▪ Mögliche Lösung: Funktionelle Ergänzung zur kieferorthopädischen Therapieplanung

Spätestens kurz vor dem Ende des Wachstums ist eine kieferorthopädische Planung anhand von einartikulierten, das heißt in einen Kausimulator montierten Modellen notwendig. Die Bissnahme ist die Aufgabe des behandelnden Arztes. Dabei lässt sich die artikuläre Zentrik sowie der Zustand und die Koordinationsfähigkeit der Kaumuskulatur überprüfen. Die frontale Entkopplung mithilfe eines Jigs ist hilfreich, um Ausweichbewegungen, verursacht von dorsalen Frühkontakten, zu verhindern. Dabei ist eine zu weite Sperrung zu vermeiden. Der Einsatz eines silikonbasierten Bissregistriermaterials ist ausreichend, um eine aussagefähige Basis für die Therapieplanung zu erhalten. Bei größerer frontaler Sperrung ist das Anlegen eines Gesichtsbogens, idealerweise auf den Scharnierachsen, sinnvoll. Damit lassen sich Relationsverschiebungen nach dem Einartikulieren (Einspannen in den Kausimulator), die wiederum Planungsfehler verursachen können, minimieren.

▪ Anforderung an ein funktionell korrektes Behandlungsziel

Es ist das Etablieren eines physiologischen Kausystems anzustreben. Die korrekten Parameter sind im Abschnitt „Die physiologische Kieferfunktion" beschrieben (► Abschn. 4.1). In schwierigen Fällen kann das Eingehen von Kompromissen erforderlich sein. Als Mindestanforderungen gelten:

- Vollständige Okklusion der Seitenzähne auf geraden Kontaktflächen
- Korrekte Front-Eckzahnrelation
- Mindestens 3 mm Overbite (Überdeckung der unteren durch die oberen Schneidezähne) und Overjet (Abstand der Schneidekanten der oberen Schneidezähne zur Labialfläche der unteren Schneidezähne)

Sollte eine oder mehrere dieser Mindestanforderungen kieferorthopädisch nicht erreicht werden können, ist eine weitere zahnärztliche Behandlung im Sinne eines Aufbaus von korrekten Funktionsflächen notwendig. Dieser Aufbau kann je nach Umfang mit modernen Füllungskunststoffen oder mit Keramik erfolgen.

Die einzig mögliche Alternative zur Therapie unter Berücksichtigung der physiologischen Funktion ist, auf die Kompensationsfähigkeit und die Adaptationsfähigkeit des Körpers zu hoffen. In vielen Fällen funktioniert das gut. Störungen können sich jedoch auch nach vielen Jahren und abseits der dentogenen Ursache zeigen. Sowohl die richtige ursächliche Zuordnung wie auch deren Therapie sind dann häufig sehr schwierig und aufwendig.

4.4 Trismus (Kieferklemme) nach onkologischer Behandlung von Kopf-Hals-Tumoren

Manuela Motzko

Patienten nach operativen Eingriffen im Bereich des Orophaynx (hier besonders der Tonsillenbereiche), der Parotisregion oder auch des Kieferwinkels sind gefährdet, postoperativ an einem Trismus (= Kieferklemme) zu leiden – besonders, wenn es sich um Patienten handelt, die eine onkologische Grunderkrankung haben und die sich zusätzlich zu den operativen Maßnahmen noch einer Bestrahlungsbehandlung (= Radiatio) unterziehen müssen (Bark und Grosau 2009).

Die Radiatio hat mitunter deutliche Nebenwirkungen auf das im Strahlenfeld liegende Gewebe. Dabei unterscheiden sich die Strahlenempfindlichkeiten der verschiedenen Strukturen und Gewebearten mitunter deutlich. Nach Pigorsch et al. sind chronische Nebenwirkungen der Bestrahlungsbehandlung meist durch radiogen bedingte Effekte auf Gewebe mit langsamen Zellwachstum und Zellerneuerung zurückzuführen. Hierzu zählen Strukturen wie das Bindegewebe, Knochen, das Endothel der Blut- und Lymphgefäße (Pigorsch et al. 2009). Es treten oft mit einer zeitlichen Latenz von Monaten bis Jahren chronische Strahlenspätschäden durch

Umbauprozesse in den Gefäßen (mit Verklebung des Kapillargefäßsystems und damit Verschlechterung der Nährstoffzufuhr und Mikrozirkulation des betroffenen Gebietes) ein. Daraus resultieren Gewebsnekrosen und Fibrosierungen (= Vermehrung von Bindegewebsfasern und Verklebung der kollagenen Fasern miteinander). Die gesamten im Strahlenfeld gelegenen faszialen, muskulären und ossären Strukturen sind davon betroffen und reagieren mit Rigidität/Versteifung und Immobilität. Im Kiefergelenksbereich ist die Folge ein unterschiedlich stark ausgeprägter Trismus, der die Mundöffnung negativ beeinflusst. Im schlimmsten Fall kommt es zusätzlich zu einer Osteoradionekrose, die eine komplette Entfernung des angegriffenen, meist auch entzündlich veränderten und teils „abgestorbenen" Knochenanteils erforderlich macht (Ehrenfeld und Schuler 2009).

Ein durch eine Bestrahlungsbehandlung hervorgerufener Trismus ist nur schwer wieder zu lösen (Grötz 2003; Kamstra et al. 2017), daher sollte möglichst bereits frühzeitig eine Trismusprophylaxe erfolgen (Gottschalk 2007). Auch die Leitlinien „Mundhöhlenkarzinom – Diagnostik und Therapie des Mundhöhlenkarzinoms" raten zu einer adäquaten Behandlung sowie zu einer kaufunktionellen Rehabilitation durch erfahrene Therapeuten bei zu erwartenden Kau-, Sprech- und Schluckstörungen bestenfalls bereits **vor** Behandlungsbeginn, wenn als Folge der geplanten chirurgischen oder konservativen Maßnahmen Kau-, Schluck- und/oder Sprechstörungen zu erwarten sind (Wolff et al. 2012).

4.4.1 Schweregradeinteilung

Die Schwere einer Kieferklemme kann in drei Untergruppen unterteilt werden. Es wird im Bereich der Frontzähne die „Schneidkantendistanz SKD" gemessen. Da bei vielen Tumorpatienten bereits vor der Bestrahlungsbehandlung zur Osteoradionekroseprophylaxe Zähne gezogen werden, ist die Messung nicht immer genau vorzunehmen und bleibt orientierend.

- Grad I > leicht eingeschränkte Mundöffnung
- Grad II > maximale Mundöffnung im Schneidezahnbereich von 10 mm
- Grad III > maximale Mundöffnung von 1 mm

Der Einfachheit halber kann aber auch eine Abschätzung der Kieferöffnungsweite anhand der Fingeranzahl vorgenommen werden, die hochkant zwischen die vorderen Schneidezähne gebracht werden kann. Dies eignet sich sehr gut in der Behandlung, um direkt die Erfolge vor und nach einer Übung dem Patienten und sich selbst deutlich zu machen. Bei dieser Messung ist die Kieferöffnung als pathologisch zu sehen, die kleiner gleich 2 Finger breit geöffnet werden kann (normal sind 3–4). Auch eine Messung mit dem Messtool des Therabite-Gerätes ist zur Befunderhebung und Verlaufskontrolle sinnvoll (▶ Abschn. 4.3).

4.4.2 Pathomechanismus/Entstehung eines Trismus

Ursachen, die zu einer Kieferklemme führen, können unterschiedlich sein. Drei große Gruppen (entzündungsbedingt, mechanisch, muskulär) können voneinander unterschieden werden.

1. **Entzündungen:** lokale Entzündungen aus der Weisheitszahnregion können zu einer Gewebeschwellung führen, was wiederum die Beweglichkeit des Kiefergelenkes einschränkt. Zudem entsteht Schmerz, der zu einer reaktiven Schonhaltung und somit zu einer Verschärfung der Symptomatik führen kann. Auch Entzündungen der Tonsillenregion oder gar Abszesse in diesen Bereichen können einen Trismus bedingen.
2. **Muskulär:** Die Muskulatur, die für den Kieferschluss zuständig sind, haben eine größere Kraft als die Kieferöffnermuskulatur. Bei Erkrankungen die krampfartig die Muskelspannung im Kieferbereich erhöhen, kann es zu einer muskulären Kieferklemme kommen. Hier sind u. a. der Wundstarrkrampf, aber auch der epileptische Anfall und weitere zu nennen.
3. **Mechanisch:** zu den mechanischen Ursachen einer Kieferklemme zählen z. B. Frakturen des Unterkiefers, aber auch Schädigungen des Diskus des Kiefergelenks. Sie führen dazu, dass die Öffnung blockiert und der Kiefer sich nicht weiter öffnen kann, weil ein mechanisches Hindernis besteht.

Der radiogen-bedingte Trismus ist ein Zusammenschluss der o. g. Ursachen. Initial steht ein strahlenbedingter Entzündungsprozess, der durch die Umbauprozesse in den betroffenen Zellen zu narbigen Veränderungen und damit auch zu mechanischen Beeinträchtigung führt. Die umgebende Muskulatur reagiert und macht das vielschichtige Ursachenbild komplett.

4.4.3 Trismusbehandlung in der Dysphagietherapie

Während viele Zahnärzte oder auch HNO-Ärzte immer noch die Spatelmethode propagieren (Stapel Holzspatel zwischen die Front- und Eckzähne schieben und immer einen Spatel dazwischen schieben) hält die Autorin dieses Beitrags nicht viel von dieser rigorosen Methode, da sie aufgrund der entstehenden Schmerzen zu reaktiven muskulären Anspannung der Kiefermuskulatur führen können und somit wieder das Schließen des Kiefers forcieren (vgl. auch Motzko et al. 2004).

Ein konzeptuelles Vorgehen, was sowohl auf eine Detonisierung der Muskulatur, als auch auf eine Dehnung von Narben/Verklebungen abzielt ist sinnvoll. Besonders bei HNO- und MKG-Tumorpatienten müssen wir diese Ursachen ebenso wie Gewebeschwellungen/Lymphstau in der Kieferregion behandeln. Als mögliche Therapiebausteine sind Wärme, gleichförmige Vibration zur Tonussenkung sowie moderate langanhaltende Dehnung zu nennen (Motzko et al. 2004; Block 2009).

Neben den Behandlungsvorschlägen aus ▶ Abschn. 4.3, haben sich bei HNO- und MKG-Tumorpatienten mit radiogen bedingter Kieferklemme folgende Vorgehensweisen/Übungen bewährt, die sowohl das Thema Verbesserung des Bewegungsradius, Techniken zur Spannung halten und Entspannen sowie manuelles Ausstreichen/Streching beinhalten. Die Behandlung sollte bestenfalls – wie bereits zuvor beschrieben – bereits vor der Radiatio bzw. so lange wie möglich auch während der Bestrahlungsbehandlung und darüber hinaus täglich durchgeführt werden.

Übungsvorschläge (diese Aufzählung erhebt keinen Anspruch auf Vollständigkeit und sollte dem Leser nur einen Anstoß geben):

- Ü1: Wärme auf Kiefergelenk durch Handwärme, Handwärmer, warme Gelkompresse in Waschlappen, gewärmtes Kirschkern-/Getreidesäckchen. Im Nacken kann zusätzlich ein warmes Getreidesäckchen Gutes bewirken
- Ü2: Ausstreichen des Unterkiefers ab Jochbein mit den Handballen (Eigenübung des Patienten); dabei „Herabziehen des Unterkiefers" ab Unterkieferwinkel
- Ü3: Vibration auf M. masseter manuell von außen oder mit dem Novafon-Gerät und Telleraufsatz
- Ü4: Manuelle Vibration intraoral zur Detonisierung des M. pterygoideus medialis
- Ü5: Vibration dem Novafon-Gerät mit dem intraoralen Aufsatz (Pfeil oder auch Kugelstab) an der Wangeninnenseite (Ziel: Lockerung der Mundschließermuskulatur M. masseter, M. pterygoideus medialis)
- Ü6: Mobilisieren des M. masseter mit Daumen und Zeigefinger von innen und außen gleichzeitig
- Ü7: Langanhaltende Dehnung der Wangen von innen mittels Finger oder Eierlöffel mit Zug auf Kiefergelenk
- Ü8: „Beißrolle" > Zahnwatterolle zwischen Prämolare dann Kiefer mit Kontrollgriff zu Schluss führen …Hebelwirkung auf Kiefergelenk
- Ü9: Umgreifen des Unterkiefers und langsames seitliches Führen und Dehnen des Unterkiefers

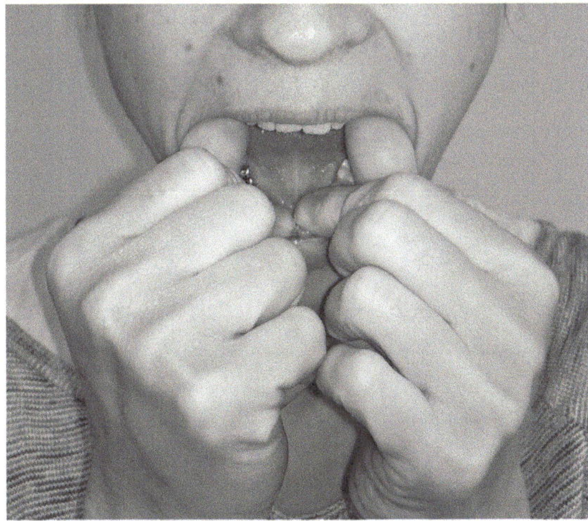

◘ Abb. 4.7 Manuelles Kieferöffnen

- Ü10: Auseinanderdrängen von Ober- und Unterkiefer mit den Fingern (Daumen soweit wie möglich auf die oberen Molaren, beide Zeigefinger hingegen auf die Frontzähne des Unterkiefers) (◘ Abb. 4.7)

4.5 Biomechanische und funktionelle Einschränkungen

Ulrike Albrecht und Klaus Albrecht

Trailer

Sehr häufig wird das Kauen und Schlucken in der Literatur als Reflexmechanismus beschrieben, der für ein räumliches und zeitliches Zusammenspiel der Schluckmuskeln verantwortlich ist.

Die Wechselbeziehungen zwischen den beteiligten Strukturen führen zur Abwandlung bzw. Anpassung der Kau- und Schluckmuster in Qualität und Quantität.

Im Folgenden soll gezeigt werden, wie vielfältig und weitreichend sich biomechanische und funktionelle Einschränkungen auch über einen langen Zeitraum hinweg auf Muskelketten, artikuläre Bewegungsmuster, neuronale Ansteuerbarkeit etc. auswirken können.

4.5.1 Cranio-mandibuläre Dysfunktion (CMD)

Die wohl am häufigsten gestellte Diagnose beim Vorliegen von Funktionsstörungen des Kiefer- und Kausystems ist die CMD (Craniomandibuläre Dysfunktion), die in der Literatur auch synonym mit dem Begriff TMD (Temporomandibular disorder) bezeichnet wird. Unabhängig davon, ob jetzt bei der Diagnose CMD nach Ansicht einiger Autoren vermehrt die Dysfunktion und bei der TMG vermehrt der Schmerz im Vordergrund steht, müssen wir uns darüber im Klaren sein, dass die CMD ein „Sammelbegriff" für Funktionsstörungen im Kiefergelenksbereich und in der Kaumuskulatur ist. Die Diagnostik der CMD wird anhand von validen Fragebögen, einer klinischen Untersuchung und einer Panoramasichtaufnahme gestellt (Leiggener et al. 2016).

Die Symptome einer CMD können in verschiedenen Bereichen des Körpers auftreten (◘ Tab. 4.1). Sie werden häufig als die 10 Hotspots

◼ Tab. 4.1 Symptombereiche (10 + 3 Hot Spots) einer CMD

Symptombereich	Symptome (Beispiele)
Kiefergelenk	Gelenkgeräusche Bewegungs- und/oder Druckschmerz Kiefersperre
Zähne	Zahnschmerzen Bruxismus, Abrasionen Veränderte Bisslage (z. B. Kreuzbiss)
Kaumuskulatur	Spannungsgefühl (morgens vermehrt) Schmerzausstrahlungen durch Triggerpunkte Erhöhter Augendruck (Sehstörungen)
Ohrregion	Hörminderung, Ohrgeräusche Mittelohrentzündung Schwindel
Augenregion	Druckgefühl hinter den Augen Augenflimmern, doppelt sehen Tränenfluss
Stirn/Schläfe	Kopfschmerzen Empfindliche Schläfenmuskeln Schmerzhafte Trigeminusaustrittsbereiche
Hals	Halsschmerzen Heiserkeit, Kloßgefühl im Hals Stimm- Sprachstörungen
Zunge	Kau-, Schluck- und Sprachprobleme Muskel- und Gelenksschmerzen Zahnschmerzen Atemprobleme
Nacken	Nackenschmerzen, Verspannungen Gelenkblockierungen Steifigkeitsgefühl Kopfregion Kopfschmerzen, Migräne Druckgefühl Berührungsempfindlichkeit
Schulterregion	Schulterschmerzen Taubheitsgefühl Bewegungseinschränkung (AC-, SC-Gelenk)
Haltung	Schlechte habituelle Haltung Gelenkblockierungen
Atmung	Kau-, Schluck- und Sprachprobleme Muskel- und Gelenksschmerzen Schluckauf

bezeichnet, wobei die Auflistung in der unten angefügten Tabelle keine Aussage über eine Rangordnung macht! Nach Ansicht der Autoren fehlen in der Auflistung dieser 10 Hotspots drei wichtige Bereiche, nämlich die Körperhaltung, die Atmung (Nasen- und thorakale Atmung) und die Zunge. Ohne Einbeziehung dieser Bereiche kann eine CMD in ihrer funktionellen Entstehung und Behandlung nicht verstanden werden. Damit wären es nach Ansicht der Autoren also 13 (10 + 3) Hotspots.

Zu verstehen ist diese Tabelle derart, als dass die Symptomatik in einem oder mehreren der angeführten Hotspots durchaus von einer nicht diagnostizierten CMD stammen könnten. So konnten beispielsweise Pampel et al. (2014) bei Berufsmusikern – Blasinstrumente – eine hohe Prävalenz (fast 100 %) einer CMD aufzeigen. Die Musiker zeigten Bewegungsstörungen, Muskelschmerzen und eine veränderte Position der Mandibula auf.

Verstehen kann man die Tabelle aber auch derart, als dass sich eine Kiefer-, Kau- oder Schluckproblematik ursächlich aus einem oder mehreren der Bereiche dieser Hotspots als weitergeleitete Problematik entwickelt haben könnte.

> **Es gibt in der funktionellen Betrachtungsweise keine „Einbahnstraßen".**

Die physiotherapeutischen Kardinalsymptome der CMD lassen sich in folgende 4 Bereiche aufteilen lassen (Bartow 2011):
1. Bewegungsstörungen des Kiefergelenks quantitativ
2. Bewegungsstörungen des Kiefergelenks qualitativ
3. Gelenkgeräusche
4. Schmerzen (z. B. Triggerpunkte, siehe unten)

Abrasionen werden von manchen Autoren ebenfalls zu den Frühsymptomen einer CMD gezählt.

Von Heymann und Fischer schreiben, dass sich die Symptomatik der CMD einer zentralen Sensitivierung vorwiegend im Bereich des Hirnstammes zurechnen lässt, jedoch CMD- ähnliche Symptome auch durch überschwellige Reize aus den Afferenzen außerhalb des Trigeminus entwickeln können. Das erklärt, warum sich nicht jeder CMD- Patient primär beim Zahnarzt vorstellt und es erklärt auch, weshalb CMD-Symptomatiken auch ohne zahnärztliche Intervention beschwerdefrei werden können.

Die an der CMD beteiligten Strukturen werden in der Literatur in vier Bereiche unterteilt (v. Heymann und Smolenski 2011):
1. der Zahnschluss (= Okklusion), inkl. parodontaler Veränderungen
2. das Kiefergelenk, inkl. Discus und Kapsel-Band-Apparat
3. der Weichteilapparat, inkl. Kaumuskulatur
4. die zentralnervöse Proprio- und Nozizeption, inkl. Muskulärer Nozizeption

Patientenbeispiel

Patientin, 15 Jahre, kommt in die Praxis wegen Schmerzen im Oberkieferbereich. Laut Zahnarzt sind die Zähne in Ordnung. Die Schilddrüsenwerte der Patientin sind verändert, was mit der Pubertät in Verbindung gebracht wird. In der Anamnese gibt die Patientin an, als Grundschulkind in der Schule mit der Kinnspitze auf eine Tischkante gefallen zu sein. Die Befundung zeigt, dass das junge Mädchen den Mund beim Sprechen nicht weit öffnen kann, dass die Kiefermuskulatur in hohem Maße hyperton ist und dass eine habituelle Haltungsschwäche mit hochgezogenen Schultern vorliegt. Therapeutisch wird die Detonisierung der Kiefer- und der supra- und infrahyoidalen Muskulatur, die Korrektur von Haltung und Atmung durchgeführt. Dies führt zur Symptomfreiheit, die aber nicht dauerhaft anhält. Erst mit ca. Mitte zwanzig erklärt sich die Patientin bereit, sich bei einem Zahnarzt zur Funktionsanalyse vorzustellen und eine daran anknüpfende Schienentherapie (MAGO) durchzuführen. Seither ist diese Patientin auch dauerhaft beschwerdefrei.

Analyse: Der Sturz auf den Kiefer hat die Position der Mandibula, der Ossa temporale und der Maxilla verschoben und zu einer Blockierung der Kiefergelenke geführt. Der reaktiv erhöhte Muskeltonus der beschriebenen Muskeln hat auf den Schädel im Sinne einer transversalen Zugurtung gewirkt. Der hohe Druck könnte sich – nach Ansicht der Autoren – eventuell sogar auf die Hypophysenaktivität oder die venöse Drainage im Bereich der Sella turcica ausgewirkt haben. Die muskulären Verbindungen der Mandibula – über das Os hyoideum – zum Schultergürtel (M. omohyoideus, M. sternocleidomatoideus, M. sternohyoideus) hat zu einer Haltungs- und Atemanpassung an diese Läsion geführt und eine Störung des MHR verursacht. Für die dauerhafte Symptomfreiheit war es letztlich entscheidend, dass auch die Okklusion korrigiert wurde.

4.5.2 Weitere craniale Dysfunktionen

Häufig werden die folgenden cranialen – parietalen – Dysfunktionen im Rahmen einer CMD (siehe Hotspots) befundet und behandelt. Dies impliziert jedoch, dass es sich beim Vorliegen eben jener um sekundäre Läsionen handelt, was nicht der Fall sein muss. Deshalb sollen im Folgenden Beispiele knöcherner Läsionen einiger Schädelknochen bzw. Schädelnähte mit ihren funktionellen Auswirkungen auf den Bereich Kiefer und Kauen (Liem 2000) aufgezeigt werden, ohne dass dabei zwangsläufig eine CMD diagnostiziert bzw. vorliegen muss.

■ Ost temporale

Das Os temporale wird in der Osteopathie häufig als der „Troublemaker of the head" bezeichnet. Der Knochen ist mit dem Os occipitale, parietale und sphenoidale und dem Os zygomaticum gelenkig verbunden und bildet die Gelenkgrube für das Kiefergelenk. Im Schädelinneren liegt das Pars petrosa, in dem sich das Innenohr und das Gleichgewichtsorgan mit der Hörschnecke befinden. Das Os Temporale kann durch viele Einflüsse gestört werden:

So können beispielsweise Läsionen in der Sutura sphenosquamosa und dem sphenosquamosen Pivotpunkt durch Stürze oder Schläge auf die Wange entstehen. Klinisch können sie sich durch Störungen der Tränendrüse, trockene oder gereizte Nasen-, Nasenrachen- und Gaumenschleimhäute oder auch in einer allergischen Rhinitis bemerkbar machen. In Folge ist es leicht nachvollziehbar, dass sich daraus eine Mundatmung mit allen weiteren negativen Begleiterscheinungen entwickeln könnte.

Auch Adhäsionen, wie sie z. B. nach einer Mittelohrentzündung vorliegen können (► Abschn. 4.2.2), können sich über das Os temporale auf die angrenzende Muskulatur auswirken. Der M. temporalis und die Kaumuskulatur der betroffenen Seite könnten reaktiv hyperton geschaltet werden und damit zur Entstehung eines Frühkontaktes in der Okklusion und einer geringen Seitneigung der oberen HWS führen. Das Nervensystem könnte kompensatorisch mit einer Erhöhung der Spannung im kontralateralen M. sternocleidomastoideus reagieren, der dann in Folge das SC-Gelenk fixieren könnte. Damit die Schulter frei beweglich bleibt, müsste sich der humero-scapulare Bewegungsrhythmus dieser Schulter an die neue Situation anpassen, was kompensatorisch mit einer erhöhten Extension und Seitneigung der Lendenwirbelsäule einhergehen könnte. Eine Tonuserhöhung im

M. quadratus lumborum könnte dann seinerseits zu einer Blockade im Iliosakralgelenk führen und über das ISG die Spannung weiter in die untere Extremität tragen. Mit der Blockierung des Iliosakralgelenks könnte ein Einfluss auf die Ansatzstelle der Dura mater an S2 angenommen werden und damit sogar eine Störung der vegetativen Steuerung im kleinen Becken entstehen. Das Os temporale ist also nicht nur der „Troublemaker of the head".

■ Maxilla

Ein hohes Gaumendach (gotischer Bogen) geht häufig mit engen Nasenhöhlen und der Störung der Nasenscheidewand einher. Dies kann zu Mundatmung und Nasenproblemen führen.

Läsionen der Maxilla können durch Zahnfehlstellungen, ungünstige Zahnkorrekturen oder auch nach zahnchirurgischen Eingriffen entstehen. In der Anamnese fallen auch nasale, orale oder pharyngeale Symptome, Bissstörungen (z. B. Kreuzbiss etc.), Asthma, allergische Rhinitis, Zahnklammern oder Zahnersatz mit Metallbügel auf.

■ Os palatinum

Bewegungseinschränkungen der Maxilla und des Palatinums können durch Stürze, Schläge, aber auch durch Zahnextraktionen und schlechte Kaugewohnheiten entstehen.

■ Os zygomaticum

Bewegungseinschränkungen des Jochbeins wirken sich sowohl auf das Os frontale, als auch auf die Maxilla und das Os temporale aus. Da das Os sphenoidale wiederum von den oben genannten Knochen (Maxilla, Os temporale) beeinflusst wird, können Läsionen in diesem Bereich zu Sinusitis oder Sehstörungen führen.

■ Sphenobasiläre Dysfunktion

Die Synchondrosis sphenobasilaris (SSB) wird aus dem Os sphenoidale und dem Os occipitale gebildet und ist das Zentrum der Schädelbasis. In der Osteopathie hat diese Region eine zentrale Bedeutung.

Ganzheitlich betrachtet, bestimmt in der Osteopathie das Os sphenoidale beispielsweise die Position des Thorax und der Extremitäten. Befinden sich – in osteopathischem Sinne – die vorderen Quadranten des Schädels in einer Außenrotation, also nach vorne geöffnet, dann überträgt sich diese Bewegung auf den Thorax und die Arme. Der Thorax nimmt eine Inspirationsstellung, die Arme eher eine Außenrotationsstellung ein. Geht man dann davon aus, dass sich die übrigen Schädelknochen (▶ Abschn. 5.1.3, Osteopathie) an diese Bewegung anpassen, dann lässt sich damit physiologisch ein eher flacher Gaumen (Maxilla ebenfalls in Außenrotation) erklären.

Unabhängig davon, ob es sich bei der Stellung der SSB und der Maxilla um eine Außen- oder Innenrotationsstellung handelt, könnten manche – feste – Zahnspangen die gelenkigen Verbindungen der Schädelbasis fixieren und damit Kopf- und Kieferschmerzen, Atemprobleme etc. auslösen.

An anderer Stelle wurde bereits beschrieben, wie die Nackenmuskulatur – Ansatz am Os occipitale – auf die Stellung des Kopfes und des Nackens Einfluss nimmt. Nun kann dieses Bild durch die Fortsetzung dieser Einflussnahme auf den „vorderen Gelenkpartner" des Occiputs, nämlich dem Os sphenoidale erweitert werden. Asymmetrische Spannung der Nackenmuskulatur, Haltungsdysbalancen etc. können – nach osteopathischem Verständnis – die SSB zur Adaptation zwingen und diese überträgt in Folge dann das Spannungsmuster auf die muskuläre Aufhängung der Zunge, den Rachen, das Velum und die Kiefermuskulatur. Da sich der knöcherne Ansatzpunkt der Lungen – über die Fascia pharyngobasilaris – ebenfalls an der SSB befindet und hier durch die Atmung und das Schlucken ständig Druck- und Zugkräfte wirken, kann man sich leicht die weitreichenden fortgesetzten Dysfunktionen, ausgehend von einer Läsion an der SSB vorstellen. Man spricht dabei von Läsionsketten, die natürlich auch in umgekehrter Richtung verlaufen können.

Auch komplizierte Geburten, Stürze in der Kindheit, Unfälle, Operationen, Kauanomalie bei schlechter Zahnversorgung etc. können direkt oder fortgesetzt indirekt eine muskuläre Dysbalance an der SSB verursachen. An dieser Stelle soll die Anmerkung der Autoren erlaubt sein, gerade beim Vorliegen einer CMD an eine SSB-Dysfunktion zu denken und den Blick vom cranio-mandibulären, hin zum stomatognathen, posturalen System zu wenden.

■ **Os hyoideum**

Alle muskulären Verbindungen des Os hyoideum zu benachbarten Strukturen können von Hypertonus, Parese, postoperativen Vernarbungen etc. betroffen sein. Dadurch wird die Koordination des MHR empfindlich gestört. Besonders häufig betroffen sind nach Erfahrung der Autoren Patienten nach Schilddrüsenentfernungen. Sie leiden an funktionellen Beeinträchtigungen sowohl an den Narbenzüge, als auch an den postoperativ häufig vorliegenden Irritationen des N. recurrens. Der Körper wird versuchen, diese Beeinträchtigungen durch Kompensationsmechanismen zu korrigierten. Auch die kompensatorischen Kau- und Schluckmuster können in Folge auf die Okklusion und die Spannung der Muskulatur im stomatognathen System einwirken.

4.5.3 Muskeldysfunktion

Zu den Muskeldysfunktionen zählen vielerlei muskuläre Zustände, wie Muskelschwäche, Hypertonus, Muskelverkürzung, fehlerhafte Propriozeption, gestörte Ansteuerbarkeit etc. Häufig leiden Patienten jedoch konkret an schmerzhaften Triggerpunkten. Deshalb möchten die Autoren dem Leser in diesem Kapitel ein paar wichtige Triggerpunkte der Kiefer-/Kaumuskulatur vorstellen, die auf den Beschreibungen und Erklärungen von Travell und Simons (2002) basieren.

■ **Triggerpunkte**

Der Begriff Triggerpunkt wird in der Fachliteratur häufig auch mit Begriffen wie Myogelosen, Muskelhartspann oder Fibrositis beschrieben. In Travell und Simons (2002) Handbuch der Triggerpunkte lautet die klinische Definition eines zentralen Triggerpunkts wie folgt:

❯❯ Übererregbarer Punkt innerhalb eines verspannten Skelettmuskels, der assoziiert mit einem überempfindlichen, verspannten Muskelfaserbündel auftritt. Der Punkt ist druckschmerzhaft, und kann charakteristische Phänomene wie Schmerzen und Überempfindlichkeit in der Übertragungszone, motorische Fehlfunktionen und autonome Störungen auslösen.

Die Ausbildung eines Triggerpunktes geschieht durch Überlastung der Muskulatur. Damit stellen Triggerpunkte die Folge/Muskelantwort auf eine funktionelle Dysbalance dar, die sowohl funktionell (z. B. haltungsbedingt) oder strukturell (z. B. zu hohes Zahnimplantat) begründet sein kann. Der Patient nimmt diese Überlastung bzw. die auslösende Dysbalance nicht wahr, sehr wohl aber die Schmerzen, durch die sich ein aktiver Triggerpunkt bemerkbar machen kann. Ein aktiver Triggerpunkt kann seinerseits dazu führen, dass sich in einem anderen Muskel ein sogenannter Satellitentriggerpunkt bildet.

Latente Triggerpunkte können – wie auch aktive Triggerpunkte – zu Muskelspannung oder -verkürzung führen. Im Gegensatz zu den aktiven Triggerpunkten verursachen sie jedoch keine spontanen Schmerzen.

Gerwin (2010) schreibt, dass Muskeln, in denen Triggerpunkte liegen, häufig Muskelschwäche, gestörte Ansteuerbarkeit, Reduktion der reziproken Hemmung oder ein eingeschränktes Bewegungsausmaß der zu bewegenden Gelenke aufweisen. Er nimmt sogar an, dass ein langanhaltender Stimulus in einem Muskel, wie es ein Triggerpunkt ist, eine funktionelle, räumliche Reorganisation der Muskelaktivität im Sinne einer funktionellen Adaptation hervorrufen könnte. Mense (2008) hat Mechanismen und die klinische Bedeutung von Triggerpunkten erforscht. Er beschreibt periphere Mechanismen, die für die Entstehung von Muskelschmerzen ursächlich verantwortlich sind. Von Piekartz et al. (2014) beschreiben, dass sich bei fast 90 % der von ihnen untersuchten Patienten mit einer CMD, Triggerpunkte im kraniofazialen Bereich auffinden.

4.5.3.1 Triggerpunkte der Kiefer-/ Kaumuskulatur

- **M. masseter**

Der M. masseter ist unter den Kaumuskeln besonders oft mit Triggerpunkten befallen.
- Triggerpunkte in der oberflächlichen Faserschicht → Schmerzausstrahlung in den Unterkiefer und in die Backenzähne.
- Triggerpunkte in der tiefen Faserschicht → Schmerzausstrahlung bis tief in das Ohr (Tinnitus).

Der M. masseter kann durch eine nach anterior verlagerte Kopfhaltung zu erhöhter Muskelaktivität gezwungen werden. Die erhöhte Muskelaktivität kann zur Entstehung bzw. Aktivierung von Triggerpunkten führen.

Funktionell können Triggerpunkte im M. masseter auch zu Mundöffnungsstörungen führen, denn die Fähigkeit zur exzentrischen Arbeit des M. masseter ist beim Vorliegen von Triggerpunkten eingeschränkt.

Okklusionsstörungen, wie z. B. Abnutzung der Zähne oder Rückbildung der Zahnleiste im Alter, können Triggerpunkte im M. masseter aktivieren, oder deren Entstehung fördern.

Tracheotomierte Patienten, Patienten mit Trigeminusneuralgie oder auch Patienten nach Zahnverlust verfügen über keine oder nur über eine reduzierte Kauaktivität des M. masseter und damit folglich über eine veränderte und verminderte Sekretion der Ohrspeicheldrüse. Dies kann zu Mundtrockenheit und zu Veränderungen der Mundflora und damit der immunologischen Situation im Mundraum führen.

- **M. temporalis**
- Triggerpunkte in den anterioren und medianen Fasern → Schmerzausstrahlung über den Jochbeinbogen in die Zähne.
- Triggerpunkte in den posterioren Fasern → Schmerzausstrahlung in das Occiput.

Nach Travell sind Spannungskopfschmerzen und cervicogene Kopfschmerzen häufig mit dem Vorliegen von Triggerpunkten im M. temporalis verbunden.

Bruxismus und das Zusammenbeißen der Zähne, aber auch Zungenpressen können durch Triggerpunkte im M. temporalis ausgelöst sein.

- **M. pterygoideus medialis**

Triggerpunkte in diesem Muskel → Schmerzausstrahlungen in die Zunge, den Rachen und den harten Gaumen, sowie unter und hinter das TMG und tief in das Ohr hinein. Außerdem klagen Patienten z. T. über Schmerzen beim Schlucken und über einen wunden Rachen. Eine eingeschränkte Kieferöffnung kann ebenfalls auf das Vorliegen von Triggerpunkten in diesem Muskel hinweisen.

■ **M. pterygoideus lateralis**

Triggerpunkte in diesem Muskel → Schmerzausstrahlungen tief in das Kiefergelenk (Differenzialdiagnostik: Kiefergelenksarthritis) bis zur Region des Sinus maxillaris.

Triggerpunkte in einem der beiden Anteile des M. pterygoideus können ursächlich auch auf einen Frühkontakt der Zähne hinweisen.

■ **M. buccinator**

Triggerpunkte im M. buccinator → Ausstrahlungen in den Jochbeinbereich. Symptomatisch entsteht das Gefühl, Schluckbeschwerden zu haben.

■ **M. digastricus**

Triggerpunkte im posterioren Anteil des M. digastricus verursachen häufig das Gefühl, dass etwas „im Hals stecken bleibt". Die Schmerzausstrahlung kann bis in den oberen Anteil des M. sternocleidomastoideus, in dem häufig gleichzeitig Triggerpunkte vorliegen, reichen. Triggerpunkte im anterioren Anteil des M. digastricus strahlen bis in die Schneidezähne des Unterkiefers.

Travell und Simons (2002) beschreiben, dass ein verlängerter Proc. styloideus des Os sphenoidale in der Lage ist, Triggerpunkte im hinteren und vorderen Teil des M. digastricus zu aktivieren und dadurch das Os hyoideum nach oben zu ziehen.

Sie beschreiben ebenfalls, dass Triggerpunkte im M. digastricus durch Bruxismus, Mundatmung oder durch Retrusion der Mandibula entstehen können.

4.5.3.2 Kiefermuskulatur

Palla und Farella (2010) verwenden den Begriff MMP = Muskelschmerzen beim Kauen, um die Schmerzursache tatsächlich auf die Kaumuskulatur, inklusive ihrer Sehnen und Faszien zu beschränken. Die Ursache dieser Schmerzen ist noch nicht klar. Es wird von verschiedenen Risikofaktoren, wie Stress, physische oder psychische Traumata, parafunktionelle orale Gewohnheiten und die damit in Verbindung stehende muskuläre Überbeanspruchung geschrieben.

Diese Schmerzen ändern sich durch Kieferbewegungen wie dem Kauen, aber auch durch Gähnen oder Sprechen. Sie sind häufig begleitet von Kopf-, Nacken-, Schulter- oder Rückenschmerzen und/oder Fibromyalgie, die aber nicht ursächlich für die Entstehung von MMP verantwortlich sein müssen.

Schindler und Türp (2002) haben sich mit den neurobiologischen Grundlagen zu Kiefermuskelschmerzen auseinandergesetzt und Erklärungsmodelle zur lokalen Pathogenese von Kiefermuskelschmerzen aufgezeigt. Eine Erklärung bezieht sich darauf, dass in einem Kiefermuskel niemals alle Muskelfasern in gleichem Ausmaß gleichzeitig rekrutiert werden. Sie sprechen von funktioneller Kompartimierung. So kann es beim Kauen oder der Haltearbeit zur Überlastung einzelner motorischer Einheiten kommen und damit zur lokalen Ausbildung von Kiefermuskelschmerzen. Eine andere Erklärung für die lokale Pathogenese von Kiefermuskelschmerzen wäre die tonische Überaktivierung der Muskulatur beispielsweise beim Vorliegen ungünstiger Kieferhaltung, wie dauerndem Zahnkontakt oder protrahiertem Unterkiefer. In ihrer Schlussfolgerung schreiben sie:

» So ist es denkbar, dass z. B. eine anhaltende Dysfunktion von Rezeptoren oder zentralen Neuronen den Muskelschmerz ursächlich unterhält, d. h. biomechanische Überlastungskomponenten als mögliche Ursache für den Schmerz in den Hintergrund treten oder nicht mehr von Bedeutung sind. Auf der anderen Seite ist es ebenso möglich, dass über lange Zeiträume hinweg immer wieder akute, durch Überlastung ausgelöste Schmerzattacken auftreten, die, wenn überhaupt, erst sehr spät zu bleibenden neuroplastischen Veränderungen führen.

4.5.4 HWS-Probleme

Viele CMD-Patienten weisen eine Blockierung im oberen Kopfgelenk (C0/C1) auf. Der Atlas ist dabei gegenüber dem Hinterhaupt in 85–90 % der Fälle in einer Rotationsstellung blockiert und meist seitlich verschoben (Dapprich 2016). Sonnesen und Kjaer (2008) verglichen die Morphologie der HWS zwischen Patienten mit skelettal offenem Biss und Patienten mit normalem Biss. Sie konnten zeigen, dass Patienten mit offenem Biss häufiger eine Deviation der HWS aufweisen. Henning (1996) schreibt, dass sich HWS-Distorsionen auf den Nacken, die Atmung, die Haltung und die Entstehung muskulärer und artikulärer Dysfunktionen der Kiefergelenke und der Kaumuskulatur auswirken können. Durch die enorme Kopfreklination und Streckung der HWS, wie sie bei z. B. einem Autoauffahrunfall passieren kann, kommt es zu einer plötzlichen, massiven Überdehnung der vorderen Halsmuskulatur. Diese reagiert darauf reflektorisch mit einer Massenkontraktion. Auf die entstehenden Schmerzen reagiert der Körper mit einer Schonhaltung: Der Kopf wird etwas nach vorne verlagert (Streckung der oberen Kopfgelenke) und die untere HWS reagiert mit Beugung in Form von Anspannung der M. longus colli, der die HWS-Lordose aufhebt bzw. sie nicht mehr zulässt. Henning spricht durch die Funktionsumkehr des M. scalenus anterior, die vom M. sternocleidomastoideus und dem M. longissimus capitis verstärkt wird, sogar von einer Kyphose auf Höhe C5. Diese muskuläre Reaktion betrifft auch die vordere Halsmuskulatur, die neben ihren Aufgaben für HWS, Kopf und Atmung besonders für das Kauen, sprechen, schlucken zuständig sind.

Auch die Nackenmuskeln reagieren in der Phase des „Rückpralls" der HWS und des Kopfes entsprechend mit reflektorischer Kontraktion, die dadurch schmerzhafter ist, da diese Muskeln den Kopf auch in der fixierten Schonhaltung stabilisieren müssen.

Die Autoren beobachten in der Praxis häufig, dass sich oben beschriebenes Spannungsmuster der Muskulatur auch bei Patienten nach HWS-Arthrodesen entwickelt. Bei fixierter Halswirbelsäule mit nahezu aufgehobener lordotischer Krümmung wird die Beugebewegung der HWS und des Kopfes durch gleichzeitiges Anspannen des M. sternocleidomastoideus bewirkt, der dadurch in ein synergistisch-antagonistisches Verhältnis mit den prävertebralen und ventralen Halsmuskeln tritt (Kapandji 1999).

Dieses Muster muss sich zwangsläufig auf die Kontaktflächen der Zähne bei der Okklusion auswirken. Freesmeyer (1993) beschreibt anschaulich, wie sich eine Zwangshaltung z. B. des Kopfes besonders bei Jugendlichen im sich entwickelnden Gesichtsschädel auf den Aktivitätszustand der Muskulatur auswirken und zu Fehlstellungen in der Atlas- und der Okklusionsebene führen kann.

Liem (2000) verweist darauf, dass die Hyperlordose der HWS zu einem Rückbiss und die gestreckte/kyphotische HWS zu einem Vorbiss führen kann.

4.5.5 Augenprobleme

Die Augenmuskeln stehen neurophysiologisch in enger Verbindung zur Körperhaltung, insbesondere den Nackenmuskeln und zum Gleichgewichtsorgan. Eine ungünstige Kopfposition z. B. bei Sehschwäche, durch Weichteilzüge aus den vorderen Muskelketten, durch Narben, Affektionen aus der Halswirbelsäule etc. zeigt in der täglichen Praxis der Autoren, dass Form und Funktion des Kausystems eng mit der Funktion der Augenmuskeln zusammenhängen. Deshalb bietet es sich in einem interdisziplinären Team an, intensiv mit Optometristen zusammenarbeiten.

4.5.6 Schultergelenksprobleme

Schultergelenksprobleme, Schulter-Arm-Syndrome etc.; Patienten mit Schmerzen und/oder Bewegungseinschränkungen gehen verständlicherweise zuerst zu Ärzten anderer Fachrichtungen, als zu einem Zahnarzt. Das ist sehr bedauerlich, denn viele Schulterpatienten üben eine sitzende Tätigkeit aus und sind dadurch schon berufsbedingt in ein gebeugtes Körperschema gedrängt. Der Körper kann diese Belastung – auch bei wenig Ausgleichssport – oft jahrzehntelang ausgleichen. Aus diesem Grund kommen Patienten mit Schulterproblematiken auch häufig erst ab Ende des vierten Lebensjahrzehnts mit Problemen in die Praxis.

Funktionell gesehen können in einer gebeugten Körperposition und bei der Arbeit am PC die Beugemuskeln auf Dauer überbeansprucht werden. Dem Gesetz „Form und Funktion" folgend, kann sich folglich diese Muskulatur im Laufe der Zeit an diese Ausgangsposition anpassen und verkürzen.

Dies kann folgendermaßen aussehen: Der verkürzte/verspannte M. biceps brachii und der M. coracobrachialis ziehen den Proc. coracobrachialis nach anterior, der M. pectoralis major und minor ziehen den Oberarm nach medial, was wiederum zur Folge hat, dass nun auch auf die Nerven- und Gefäßloge unter diesen Muskeln mechanischer Druck ausgeübt wird. Dieser Druck kann sich auf die Versorgung der Gewebe auswirken. Weiter kann die Beweglichkeit der Clavicula durch den Hypertonus der Weichteile eingeschränkt werden und ihrer Funktion bei der Bewegung der Arme nicht mehr in gewünschtem Maße nachkommen. Diese minimalen Anpassungen sind in der Regel noch völlig symptomlos. Die Bewegungseinschränkungen und Blockierungen der Gelenke (AC = acromio-clavicular und SC = sterno-clavicular) und Weichteile (=Läsion) werden durch andere – darüber und daneben liegenden – Strukturen, die unmittelbar mit den betroffenen Strukturen in Verbindung stehen, kompensiert. Da die Clavicula sowohl Ansatzstelle für die Halsfaszie, als auch für die M. sternocleidomastoideus und M. sterno(cleido)hyoideus (er hat auch Ansätze an der Clavicula) ist, können sich die Bewegungsdefizite der Clavicula und die muskulären Einschränkungen cranialwärts bis zum Hyoid und zur Schädelbasis weiter fortsetzen. Gleichzeitig kann es auch zu einer Fortsetzung der Läsion über den M. omohyoideus kommen, der seinerseits an der Scapula seinen Ursprung nimmt und bei Sektionen teilweise nicht einmal genau isoliert von den Ansätzen des M. levator scapulae unterschieden werden kann (= Läsionskette).

Nun ist das Überlastungsproblem(chen) in der Halswirbelsäule, die sich mechanisch an die gebeugte Brustwirbelsäule angepasst und bei sitzender Tätigkeit den Kopf nach ventral verschoben hat, angekommen. Die anteriore Kopfposition und die von caudal kommenden Weichteilzüge bewirken beiderseits eine Verlagerung der Mandibula mit einer Änderung der Bisslage. Die Zunge als Äquilibrium macht interessanterweise zum Ausgleich eine Gegenbewegung zur Mandibula, sollte doch aber für das Kauen, Sprechen und Atmen frei beweglich bleiben. Um sich diese „Freiheit" zu erhalten, wird die Zunge auf die angrenzende Kaumuskulatur zugreifen und sich mit dieser die kompensatorische Aufgabe teilen. Die Kaumuskulatur ihrerseits wird nun zum Mund- und Lippenschluss deutlich mehr Kraft aufwenden müssen und damit reaktiv überbeansprucht. Ab diesem Moment sind die Muskelketten bis zur höchsten Instanz beansprucht und haben keine weitere Ausweichmöglichkeit mehr. Die Muskelketten haben funktionell die Grenze ihrer kompensatorischen Kapazität erreicht, Symptome wie Schulterschmerzen (Impingement!), Kiefermuskelschmerzen mit Kau- und Okklusionsproblemen, Globusgefühl, Schluck- und Stimmbeschwerden etc. können sich entwickeln und zeigen.

4.5.7 Haltungsprobleme

Dass Haltungsschwächen Auslöser für die Entstehung von Krankheiten sein können, ist seit vielen Jahren bekannt. Dass eine Haltungsschwäche häufig mit einem Einsinken des Rumpfes in Verbindung steht, geht im Besonderen auf Fröhner zurück (Haltungsindex nach Fröhner). Haltung und Beweglichkeit des Rumpfes wird von Fröhner als eine zentrale Zustandsgröße der Belastbarkeitssicherung des Organismus gesehen (Fröhner und Wagner 2002).

Der Matthiass-Test eignet sich dazu, die Regulationsfähigkeit der Rumpfposition zur Stabilisierung der Haltung zu testen. Zur Durchführung des klassischen Haltungstests nach Matthiass wird eine Person (im vorliegenden Fall unten ein Kind) aufgefordert, sich gerade hinzustellen, sich so gut als möglich aufzurichten und die Arme rechtwinkelig gestreckt vor dem Körper zu halten (Armvorhalte). Die Handinnenflächen schauen dabei zum Boden. Dann wird das Kind aufgefordert, die Augen zu schließen. In dieser Stellung soll das Kind 30 s. (klassischer Matthiass-Test) verbleiben. Auf den unten angefügten Abbildungen wird deutlich, wie stark sich die Rumpfposition und damit die Rumpfhaltung innerhalb einer Minute (bessere Trennschärfe) verändert (■ Abb. 4.8 und 4.9).

Veränderungen in der Lage des Kopfes im Schwerefeld der Erde bzw. zum übrigen Körper führen zu Tonusverschiebungen, insbesondere der Stützmotorik. Ferner leitet der Kopf viele Bewegungsketten/Muskelfunktionsketten ein (Asmusen 1981).

Die Veränderung der Stellung der Kopfgelenke z. B. im Sinne einer Kopfvorhalte hat folglich Auswirkung auf die Krümmungen der gesamten Wirbelsäule. Die mittlere Halswirbelsäulenlordose nimmt möglicherweise ab und die obere Brustwirbelsäulenkyphose nimmt zu, was nichts anderes bedeutet, als dass sich die Körperhaltung ändert. Zusätzlich können die Position des Unterkiefers, die Spannung in der Kaumuskulatur und die Lage der Zunge ungünstig beeinflusst werden (Piekartz 2001). Nach Dausch-Neumann (Clausnitzer und Clausnitzer 1997) hat die Zunge „einen deutlichen Anteil an der Erhaltung

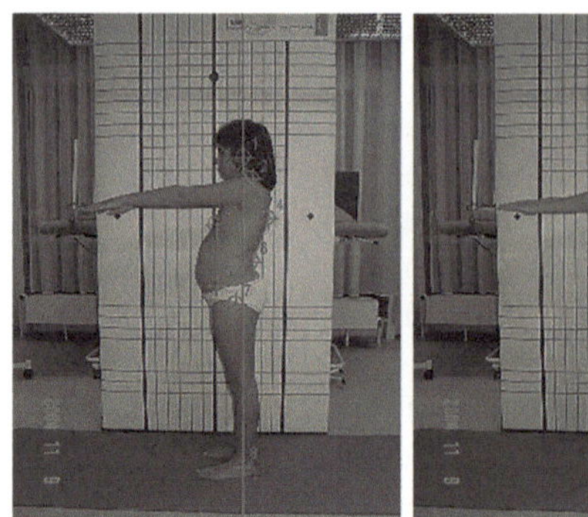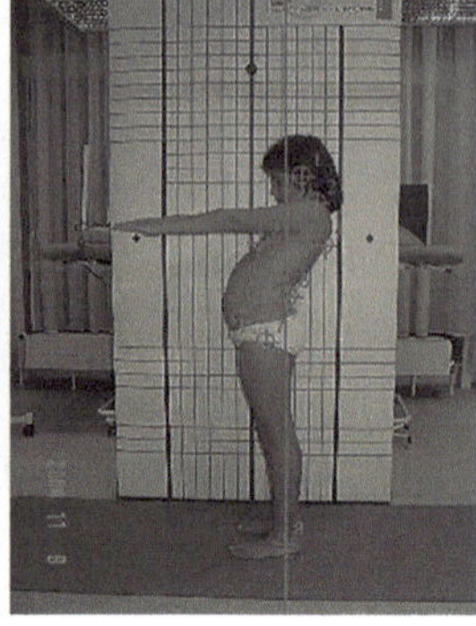

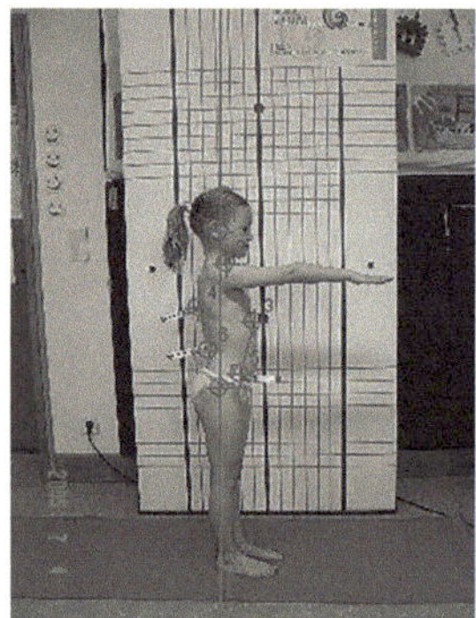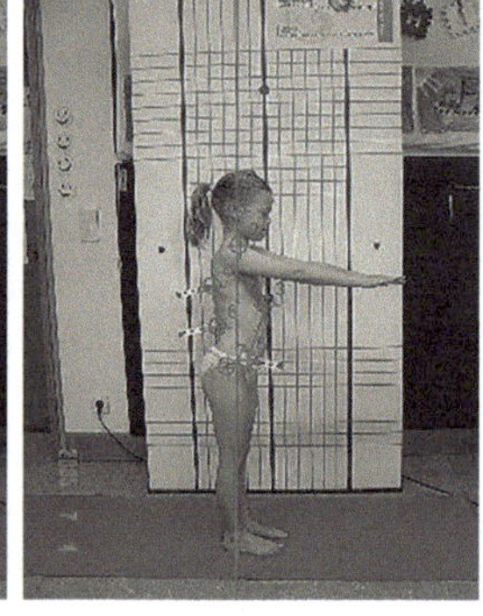

Abb. 4.8 Mädchen mit schwacher Haltung vor und nach Matthiass-Test. Die Augen sollen für 60 s geschlossen werden

Abb. 4.9 Mädchen mit stabiler Haltung vor und nach Matthiass-Test

des Gleichgewichtszustandes der von außen und innen auf das Gebiss einwirkenden Muskelkräfte". Störungen in diesem Gleichgewicht können zur Entstehung von Dysgnathien (Kieferfehlentwicklungen) führen, die ihrerseits das Schlucken und Sprechen beeinflussen.

Gerade Kinder mit Sprachstörungen weisen teilweise sehr schwache Ergebnisse in der Körperkoordination auf (Clausnitzer und Clausnitzer 1997), die ihrerseits wiederum die Körperhaltung beeinflusst (Morales 1991).

Da Zungenbein und Unterkiefer über Muskelketten mit dem Schultergürtel und damit direkterweise auch mit dem Beckengürtel in Verbindung stehen, können sich Haltungs-, Bewegungsmuster und auch Pathologien des orofazialen Bereichs auf die Wirbelsäulenstellung

und das Bewegungsverhalten des Körpers auswirken.

Die Forschergruppe um Ohlendorf und Kopp konnte in Ihren Studien den Einfluss der Okklusion auf die Haltung zeigen. So rief eine provozierte Okklusionssperrung mit 1–2 mm Silikonplättchen in der Oberkörperstatik eine herabgesetzte Schulterrotation hervor. Eine temporäre Manipulation der Okklusion mittels 4 mm Silikonplättchen im Bereich der Prämolaren und der Fronzähne, führte zu einer Abweichung der Wirbelsäulenstellung und damit zu einer – absteigenden – Anpassung der Haltung und Bewegung (Ohlendorf und Kopp 2014).

In einer weiteren Studie konnten Ohlendorf und Kopp zeigen, dass sich auch umgekehrt Haltungsänderungen, bedingt z. B. durch Arthrose im Knie oder in der Hüfte, über aufsteigende Ketten bis in den Kiefer fortsetzen und zu einer veränderten Kondylenposition führen können (Ohlendorf und Kopp 2016). Anhand von zwei Patientenbeispielen soll nun das Phänomen der aufsteigenden Muskelketten bzw. der aufsteigenden Läsionsketten anschaulich gemacht werden:

Patientenbeispiel

Patientin, 27 Jahre, Hausfrau und Mutter, kommt nach der zweiten Entbindung wegen anhaltender Kiefer- und Kopfschmerzen in die Praxis. Sie wurde bereits manualtherapeutisch behandelt, leider ohne Erfolg. Bei der erweiterten Befundung zeigt sich ein massiver Beckenschiefstand, der behandelt wurde. Leider wieder erfolglos. In einer weiteren Behandlung wurde – nachdem Patientin jetzt angibt, früher Handball gespielt zu haben und sich dort „dauernd den Fuß verrenkt" hat – der Fuß manualtherapeutisch befundet und behandelt. Ab dieser Behandlung hat die Patientin nicht mehr über Kiefer- und Kopfschmerzen geklagt.

Analyse: Der Beckenschiefstand war für den Körper die Möglichkeit, einen funktionell eingeschränkten und blockierten Fuß zu kompensieren. Durch die zweite Geburt wurde dem Körper diese Kompensation genommen und die Läsion hat sich im Sinne einer aufsteigenden

Läsionskette bis zur Halswirbelsäule fortgesetzt, wo sie nicht kompensiert werden konnte und dann zu Kiefer- und Kopfschmerzen geführt hat.

Beckenfehlstellungen, Beckenverwringungen, funktionell längere oder kürzere Beine etc., all diese biomechanischen Dysfunktionen der LBH-Region (Lenden-Becken-Hüftregion) können über Muskelzüge afferente Ketten bis in den Kiefer- Kopfbereich übertragen und damit für die Entstehung einer Problematik in diesem Bereich mitverantwortlich gemacht werden. Im oben genannten Patientenbeispiel war der primäre Auslöser für die Beckenfehlstellung eine Blockierung im Fuß, also eine klassisch artikuläre Ursache in einer noch weiter caudal gelegenen Region. Beckenfehlstellungen gehen aber auch mit anderen Ursachen einher, wie das nächste Patientenbeispiel aufzeigen soll:

Patientenbeispiel

Patientin, 53 Jahre alt, Erzieherin, zwei erwachsene Kinder, war immer berufstätig, kommt mit ständigen Muskelschmerzen der Kaumuskulatur in die Praxis. Sie hat bereits eine Schienentherapie vom Zahnarzt erhalten und wurde auch physiotherapeutisch betreut, leider ohne anhaltenden Erfolg („nicht mal 2 Tage"). Bei der erweiterten Befundung zeigt sich eine ausgeprägte BWS-Kyphose mit eingesunkenem Brustkorb, eine Fehlstellung des Kreuzbeines nach posterior, ein massiver Hypertonus des Beckenbodens bei fehlender Ansteuerbarkeit der tiefen Bauchmuskulatur (MTA) und auffallend tiefe Zahnimpressionen in der Zunge (Zungenpresserin). In der Behandlung wurden nun die Beckenfehlstellung und die muskuläre Dysbalance des Rumpfes und des Beckens behandelt.
Bereits im Zeitraum zwischen der ersten und zweiten Behandlung (1 Woche) hat die Patientin von einer deutlichen und anhaltenden Verbesserung der Symptome berichtet, die sich nach 3 Behandlungen und einem zusätzlichen Übungsprogramm komplett aufgelöst haben.
Analyse: Die berufsbedingte Körperhaltung hat im Laufe der Jahre und nach zwei Schwangerschaften zu einer Haltungsanpassung und muskulären Dysbalance im Sinne einer Beugehaltung und Rumpfmuskelschwäche geführt. Als weiter oben liegende „Querstruktur" hat die Zunge die Stabilisation der vorderen tiefen Frontallinie übernommen, wodurch die Zungen- und Kiefermuskulatur schmerzhaft überlastet wurden.

Haltungsschwächen können sich also sehr weit nach oben bis in den Kiefer- Kaubereich fortsetzen und dort craniomandibuläre Symptome wie Schmerz, Bruxismus, Zungenpressen etc. auslösen. Ärzte und Therapeuten, die mit neurologischen Patienten im Rollstuhl arbeiten, beobachten täglich den massiven – reaktiven – Hypertonus der infrahyoidalen -, suprahyoidalen -, und der Zungenmuskulatur bei rumpfinstabilen Patienten.

Zurück zu den Beckenfehlstellungen und den damit häufig in Verbindung auftretenden Iliosakralgelenksblockaden (ISG-Blockade), soll nun auch ein Blick auf die absteigenden Ketten geworfen werden: Erichsen (1999) schreibt von einer okklusionsbedingten instabilen Beinlängendifferenz, die zur Ausbildung einer ISG-Blockierung führen kann. Dies könnte durch die trigeminocervicale Konvergenz, die über Interneurone auch das Thorakal- und Lumbalmark erreicht, erklärt werden. Sie beeinflusst die axiale Muskulatur der Wirbelsäule, besonders den M. longissimus dorsi, der zum tiefen stabilisierenden System der Wirbelsäule gehört (Neuhuber 2005). Freesmeyer (1993) konnte bei der Beobachtung kraniovertebraler Funktionsstörungen Kiefergelenkssymptome häufiger auf der Seite eines Beckenschiefstandes, als auf der anderen Seite beobachten.

Ridder (2014) konnte an über 1000 Patienten beobachten, dass die Kraft der ischiokruralen Muskulatur bei 80 % seiner CMD-Patienten beeinträchtigt ist. Bei sportlich aktiven Menschen können dabei die Auswirkungen länger kompensiert werden, als bei weniger sportlichen Menschen. Diese Beobachtung lässt jedoch keine Rückschlüsse darüber zu, ob es sich bei der Schwäche der ischiokruralen Muskulatur um die Ursache, oder um die Reaktion auf eine CMD handelt.

■ Haltungsanpassung durch Stress

Hans Selye (1907 bis 1982), der als der Begründer der Stressforschung angesehen werden kann, forschte jahrzehntelang auf dem Gebiet der Endokrinologie. Er konnte zeigen, wie sich das endokrine System auf Stress anpassen kann und er erkannte, dass sich bei diesem physiologischen Prozess, dem **Anpassungssyndrom,** die Muskelspannung im Körper ebenfalls ändert. Kommt es durch langanhaltenden Stress zu einer Überforderung dieser Anpassungsfähigkeit, erschöpfen die

Ressourcen und ein Zusammenbruch kann eintreten.

Hanna (2006) hat die durch Stress ausgelösten Reflexmuster genauer untersucht und sie in einen Stopp- und Startreflex eingeteilt. Die muskulären Auswirkungen dieser Reflexe betreffen den ganzen Körper und verändern bei dauerhaftem Reiz das Haltungsmuster.

Das sensorische Feedback der Muskelaktivität des Stopp-Reflexes entspricht subjektiv gefühlsmäßig der Angst. Dabei sind der Kopf nach vorne gezogen, die Kiefer- und Gesichtsmuskeln angespannt, der Thorax gesenkt und die Bauchmuskeln angespannt, um nur auf die für das vorliegende Werk wichtigen Muskeln einzugehen. Das sensorische Feedback der Muskelaktivität des Start-Reflexes korrespondiert mit dem Gefühl der Anstrengung, bei dem Kiefer, Gesicht und Augen geöffnet, der Hals nach hinten, die Schultern nach unten gezogen, der Brustkorb gehoben und das Zwerchfell „entspannt" (Hanna 2006) und der Bauchmuskel gestreckt wird. Auch hier wurden seitens der Autoren nur die für das vorliegende Werk dem Verständnis dienenden Muskeln aufgezählt.

4.5.8 Atemprobleme der Nase

In der eigenen Praxis konnten und können die Autoren immer wieder beobachten, dass eine schlechte Ansteuerung der Nasen- und Gesichtsmuskulatur bei der Einatmung durch die Nase zu einer Nasenklappenstenose oder zu einem Nasenklappenkollaps führen kann.

Bei mangelnder Ansteuerung der Gesichtsmuskulatur wie den M. frontalis, M. levator labii superioris alaeque nasi, aber auch bei mangelnder Ansteuerung der lokalen Nasenklappenmuskeln, wie M. dilatator naris und Pars alariis M. nasalis wird das Zwerchfell nicht in dem Maß dynamisch aktiviert, wie es für eine gute Funktion sein sollte. So beeinflusst die Nasenatmung auch die Atemtiefe, die Atemrichtung, den Atemrhythmus und damit auch die Körperstatik. Auch für die Entwicklung des Mittelgesichtes ist die Nasenatmung von Bedeutung (Million und Million 2016).

4.5.9 Mundatmung

Wichtige Funktionen unseres Mundes sind das Kauen und Schlucken, das Atmen, Sprechen und das Saugen. Alle diese Funktionen sind mit muskulären Körperbewegungen verbunden. Der Kieferorthopäde von Treuenfels (von Treuenfels 2017) beschreibt, wie entscheidend Körperwahrnehmung und Körperhaltung seiner Ansicht nach dafür sind, wie viel Luft wir bekommen. Clausnitzer (2006) zeigt einen Zusammenhang zwischen Mundatmung und Gebissanomalien auf. Normalerweise besteht nach Clausnitzer ein muskuläres Gleichgewicht zwischen M. masseter, M. orbiculris oris und der Zunge. Diese muskuläre Balance verschiebt sich bei ständiger Mundatmung zugunsten eines Hypertonus der Kaumuskulatur. Annunciato und Lovric (2012) beschreiben, dass sich bei Mundatmern ein verminderter Muskeltonus im Bereich Kopf, Unterkiefer, Zungenbein, Zunge, Wirbelsäule, Schulter- und Beckengürtel, bis zu den unteren Extremitäten zeigt. Darüber hinaus weisen Mundatmer häufig ein vermindertes Hörvermögen, das durch die Verlegung der Tuba auditiva und durch die fehlerhafte Kontrolle des M. tensor tympani (V) und M. stapedius (VII) erklärbar ist, auf. Es kommt zu sensomotorischen Dysbalancen, die sich nicht nur in Konzentrationsstörungen, ungünstiger Körperhaltung, reduziertem Wach- Schlaf-Zustand, sondern auch in einer gestörten Ansteuerung der Kiefer- und Kaumuskulatur darstellt. Grabowski und Stahl (2008) beobachten, dass sich myofunktionelle Störungen häufiger bei Kindern mit frontal offenem Biss, Kreuzbiss, Progenie oder beim Vorliegen von vergrößerter sagittaler Schneidekantenstufe zeigen und dass das Vorliegen orofaszialer Dysfunktionen im Wechsel vom Milch- zum Wechselgebiss signifikant ansteigt. Sie folgern, dass sich eine offenen Mundhaltung als Haltungsschwäche schon im Milchgebiss von Kindern etabliert und sich in das Wechselgebiss überträgt.

Durch die Mundatmung kommt die eingeatmete Luft mit einer geringeren Temperatur und Luftfeuchtigkeit als erforderlich in den Atemwegen an. Dadurch kommt es zu Komplikationen wie der Austrocknung der

Schleimhäute, dem Verlust der Ziliartätigkeit, Verminderung des Schleimtransports bis hin zur Ausbildung von Bronchospasmus und einer erhöhten Infektionsgefahr.

Jegliche Art von Entzündung kann postinflammatorisch in den Weichteilen, besonders in den Faszien, zu Adhäsionen, d. h. zu Verklebungen/Verwachsungen mit dem Nachbargewebe oder Nachbarorgan führen. So auch Rippen- oder Lungenfellentzündungen. Diese Adhäsionen können, wie auch eine COPD (chronic obstructive pulmonary disease) oder das Asthma bronchiale eine erhöhte Einatemanstrengung bewirken, und führen zum vermehrten Einsatz der Atemhilfsmuskulatur und zu Kurzatmigkeit (Codoni et al. 2016).

Cassiani et al. (2015) konnten zeigen, dass Patienten mit chronisch obstruktiver pulmonaler Erkrankung (COPD) eine längere pharyngeale Schluckphase haben, als gesunde Probanden. Diese koordinative Beeinträchtigung scheint ursächlich für Schluckprobleme bei COPD-Patienten zu sein. Eine weitere interessante Studie veröffentlichten Ko et al. (2018). Sie haben das Verhältnis zwischen dem Schlucken und der Phonationszeit bei Parkinsonpatienten untersucht und fanden eine Verbindung zwischen dem maximalen Phonationspunkt und der Fähigkeit zu schlucken. Diese Untersuchung rechtfertigt die Stimmtherapie als Intervention gegen Schluckstörungen bei Parkinsonpatienten mit Schluckstörungen.

Einschränkungen können entstehen: Zum einen muss sich die Brustwirbelsäule an die reduzierte Elastizität der Weichteile anpassen. Gemäß dem biologischen Prinzip „use it or loose it", kann diese ihre Mobilität einbüßen und damit einen „Circulus vitiosus" in Gang setzen. Eine weitere Reaktion kann sich in einer mechanischen Einschränkung der Halswirbelsäule entwickeln, denn die vermehrt eingesetzte Atemhilfsmuskulatur, mit ihren Ansätzen bis hinauf zum ersten Halswirbel (Mm. scaleni), kann die Halswirbelsäule in ihrer Bewegungsfähigkeit beeinträchtigen. Die Schultergürtelmuskulatur und Nackenmuskulatur wird mit erhöhter Spannung reagieren. Sie kann dabei eigene Symptome, wie beispielsweise Schwindel und Kopfschmerzen, suboccipital auch Schwindel auslösen. Die Spannung dieser Muskeln überträgt sich über den M. omohyoideus auch nach ventral zum Hyoid und von dort aus auf den Mundboden, die Zunge und damit auf die Mandibula. Die Zunge, die ihrer Gleichgewichts- und Atemfunktion nicht mehr in erforderlicher Weise nachkommen kann, wird die Entstehung weiterer Dysfunktionen vorantreiben (Bruxismus, Zungenpressen, Mundatmung etc.). Die Überlastung der muskulären Strukturen hat die Entstehung von schmerzhaften Triggerpunkten in der cervico-occipitalen und temporo-mandibularen Region zur Folge. Damit könnte funktionell die Entstehung einer CMD aufgrund einer Lungenentzündung erklärt werden.

4.5.10 Zunge

Bereits im oben genannten Abschnitt wurde auf die Aufgabe der Zunge als Haltungsmuskel für rumpfinstabile Patienten, wie z. B. beim Vorliegen neurologischer Erkrankungen hingewiesen.

Garliner (1989) weist auf den Zusammenhang zwischen gestörtem Schluckverhalten und gestörter Gesichtsmuskulatur hin. Ursächlich dafür sei ein falsches Nähren der Säuglinge, nämlich die Flaschenernährung entgegen dem natürlichen Stillen. Myofunktionstherapeuten beschreiben für den Moment des Schluckens ein trianguläres Kräftefeld, das auf die Zähne wirken muss. Malokklusion aber auch Atemstörungen können sich als Folge gestörter oraler Muskelspannung entwickeln.

Patientenbeispiel

Junge, 4 Jahre, kommt in die Praxis wegen Blähbauch, Verstopfung und häufigen Bauchschmerzen. Bei der Untersuchung fällt eine eingeschränkte Bewegung des Zwerchfells und ein stark gespannter Bauch auf, der eigentlich zuerst auf eine Nährstoffunverträglichkeit hindeuten könnte. Auf Rückfrage an die Mutter gibt diese an, dass der Junge beim Essen „immer so komisch schmatzt" und auch manchmal „beim Sprechen holprig" ist. Verschiedene Massagetechniken, die die Mutter zur Entspannung des Bauches bereits angewandt hat, verliefen erfolglos. Die aktuelle Therapie konzentriert sich auf das Erarbeiten einer guten Zungenkraft, einer guten Zwerchfellaktivität und einer Verbesserung der allgemeinen Körperhaltung. Der Bauch des Jungen ist in der Zwischenzeit deutlich weicher geworden, die Bauchschmerzen haben sich bis fast auf Null reduziert.

4.6 Kieferprobleme aufgrund des Alterns?

Tobias Klur

4.6.1 Strukturelle Veränderungen/ Mechanismen

Das Thema Altern spielt in vielerlei Hinsicht eine immer größere Rolle. Nicht nur der demografische Wandel und der (u. a.) damit verbundene Pflegenotstand stellen die Gesellschaft vor eine Aufgabe, die es zu bewältigen gilt. Die stetig optimierte medizinische Versorgung sorgt zusätzlich dafür, dass die Lebenserwartung der Menschheit immer weiter ansteigt. Somit ist für Therapeuten bzw. medizinisches Personal jeglicher Art der multimorbide „alte Patient" mit einer Vielzahl an einzunehmenden Medikamenten keine Ausnahme mehr in der täglichen Praxis. Therapieansätze müssen in den Gesamtkontext gesetzt und auf gegenseitige Interferenzen geprüft werden.

■ **Der menschliche Körper altert**

Der Alterungsprozess des menschlichen Körpers ist eine irreversible Veränderung der vitalen Materie über die Zeit. Im Laufe des Lebens eines Individuums geschehen (teilweise beeinflussbare) Schäden an/in Körperzellen und damit Geweben. Daraus resultiert ein fortwährend größer werdendes Risiko für Krankheit und Tod.

Es existiert eine Vielzahl an Theorien des Alterns (Weinert und Timiras 2003; Kolovou et al. 2014), die sich hinsichtlich der kausalen Zusammenhänge folgendermaßen einteilen lassen:

- Ein Ansatz, der die Ursache des Alterns in der **Evolution** sieht, beschreibt die Endlichkeit des Lebens als Resultat des Selektionsdrucks. Aus evolutionsbiologischer Sicht wird der Körper nach der Reproduktionsphase unbrauchbar.
- Auf **molekularbiologischer/genetischer** Ebene konnte gezeigt werden, dass verschiedene Gene ihre Expression mit dem Alter verändern, jedoch herrscht Uneinigkeit über die Bedeutung für die Alterungsprozesse an sich.
- Eine bekannte und seit langer Zeit bestehende Alterstheorie ist die sog. Theorie der Telomere, welche besagt, dass durch

Zellteilung und DNA-Reparatur Vorgänge stets ein Teil der Chromosomen-Endstücke (Telomere) verloren geht. Sind diese vollständig verloren, führt dies zu Störungen der zellulären Reproduktionsvorgänge.

- Auf **zellulärer** Ebene spielt u. a. die Theorie der freien Radikale eine Rolle. Diese Moleküle entstehen sowohl durch physiologische Stoffwechselvorgänge, als auch durch Schädigung durch exogene Faktoren. Sie sind hochreaktiv und sind somit in der Lage Zellschäden zu verursachen.
- Auch **systemische** Vorgänge werden als Ursache für das Altern diskutiert. So wird hier u. a. vermutet, dass es eine Art biologische Uhr gibt, die eine veränderte Ausschüttung von Hormonen bewirkt und somit verschiedene neuroendokrine Regelkreise beeinflusst.

Weiterhin werden verschiedene Arten des Alterns unterschieden. So differenziert man zwischen dem primären- und dem sekundären Altern.

Das **primäre Altern** beschreibt die o. g. physiologischen Vorgänge, die (in unterschiedlichen Ausprägungen) bei allen Menschen im Laufe der Zeit auftreten. Das sog. **sekundäre Altern** schließt neben den altersphysiologischen Vorgängen noch die sog. Alterskrankheiten ein. Mit diesem Begriff sind solche Erkrankungen gemeint, die stark mit einem höheren bis hohen Lebensalter korrelieren. Zu diesen Krankheiten zählen typischerweise Herz-Kreislauf-Erkrankungen oder Diabetes (Renteln-Kruse 2009).

■ **Alterungsprozesse des stomatognathen Systems**

Genau wie jede einzelne Zelle des menschlichen Körpers, sind auch die einzelnen Bestandteile der Mundhöhle bzw. der Kiefer von Alterungsprozessen betroffen. Indirekt verursachen auch systemische, altersbedingte Erkrankungen Veränderungen des stomatognathen Systems. So geht mit fortschreitendem Alter der generelle Verlust von Knochen- und Muskelmasse einher und damit auch eine Atrophie der Kaumuskulatur und der entsprechenden Knochenstrukturen (Boskey und Coleman 2010; Maetzler et al. 2015). Das primäre Altern der genannten Gewebe kann jedoch, genau

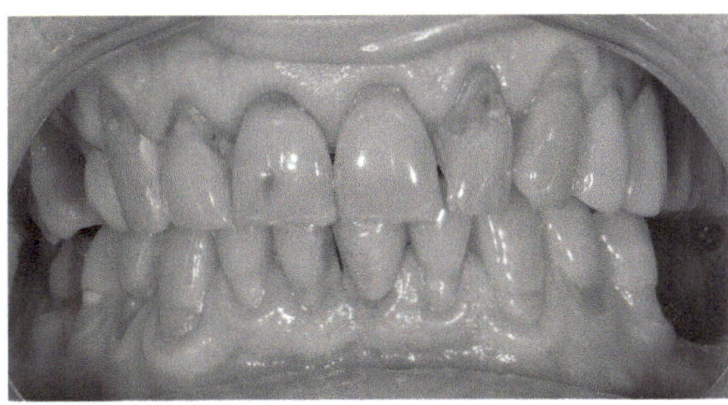

Abb. 4.10   Makroskopische Altersveränderungen. Gelbfärbung der Zahnkronen, Schmelzsprünge (Mit freundl. Genehmigung von Prof. Werner Götz, Universität Bonn)

wie im gesamten menschlichen Körper, positiv und negativ beeinflusst werden. Viele exogene Faktoren wie erlittene Erkrankungen, mangelnde körperliche Aktivität oder die Zufuhr von Noxen wie Alkohol können das Fortschreiten des Alterns von Skelett und Muskulatur beschleunigen (Götz 2014).

Die Regenerationsfähigkeit der stomatognathen knöchernen Strukturen bei älteren Menschen ist bisher nicht hinreichend untersucht. Verschiedene Versuche deuten jedoch darauf hin, dass die Heilungskapazität mit dem Alter nur geringfügig sinkt, wenn keine beeinflussenden äußeren Umstände (Diabetes, Rauchen etc.) vorliegen (Kloss und Gassner 2006). Das Vorliegen eines Diabetes mellitus, vor allem wenn dieser unzureichend eingestellt ist, wirkt sich besonders negativ auf die Regenerationsfähigkeit des Kieferknochens aus. Wie im Rest des humanen Skeletts sorgen bei Diabetikern verschiedene Begleiterscheinungen wie Zirkulationsstörungen für eine defizitäre Wundheilung (Retzepi und Donos 2010). Erkrankungen des Kieferknochens wie beispielsweise maligne Neoplasien kommen gehäufter in jungen Jahren vor. Gutartige Neubildungen des Knochens wie Exostosen oder Tori jedoch treten mit zunehmendem Alter gehäufter auf (Götz 2014).

Der Verlust von Zähnen kann bedingt sein durch verschiedene Ursachen wie ausgeprägte kariöse Läsionen oder Traumata. Eine Folge des Zahnverlustes ist u. a. der Verlust der knöchernen alveolären Strukturen. Ein vollständiger Zahnverlust führt dementsprechend zu umfangreichen Umbauvorgängen des Ober- und Unterkiefers. So folgt im Laufe der Zeit ein Annähern des Kieferhöhlenbodens an den Nasenboden. Im Unterkiefer führt diese Knochenatrophie zu einer Annäherung des

Canalis mandibularis und damit des N. alveolaris inferior an die Mundhöhle. Die Atrophie kann in extremen Fällen sogar dazu führen, dass der besagte Nerv stellenweise frei liegt, was die zahnärztlich-prothetische Versorgung besonders erschwert (Götz 2014).

Auch die Abwehrkräfte des Immunsystems lassen mit dem Alter nach, was ein erhöhtes Risiko für entzündliche Parodontalerkrankungen birgt (Frasca und Blomberg 2016).

4.6.1.1 Zahnhartsubstanz

Eine zumeist offensichtliche Veränderung der Zahnhartsubstanz im fortgeschrittenen Lebensalter ist die Veränderung des Farbtons. Zähne werden mit dem Alter dunkler bzw. verändern sich in Richtung eines gelben Farbtons (Martin-de las Heras et al. 2003; Brkic et al. 2006) (Abb. 4.10). Diese Farbveränderungen resultieren aus unterschiedlichen Strukturveränderungen der gesamten Zahnhartsubstanz. Hinzu kommt ein gewisser Verlust der Zahnkonturen bedingt durch Abnutzung (Attrition). Dieser ist als physiologisch anzusehen und bedingt durch Mastikation bzw. den direkten Kontakt antagonistischer Zähne. Ein darüber hinausgehender Verlust von Zahnhartsubstanz korreliert beispielsweise mit übermäßigem Konsum säurehaltiger Nahrungsmittel oder dem Vorliegen von Bruxismus. Im Laufe des Lebens verliert der Zahnschmelz kontinuierlich seinen Wassergehalt, was zwar zu einer größeren Härte, aber dementsprechend auch zu einer höheren Brüchigkeit führt. Daraus resultieren auf der einen Seite veränderte optische Eigenschaften, aber auch eine höhere Anfälligkeit des Zahnschmelzes für Sprünge, Risse oder Absplitterungen (Davis 2006).

Auch das Dentin, welches von Zahnschmelz umhüllt wird, unterliegt altersspezifischen Veränderungen. Ähnlich wie der Zahnschmelz verliert es an Elastizität bedingt durch einen Verlust von Kollagen und Wasser im Laufe des Lebens (Morse et al. 1991). Durch diese Hypermineralisation werden die das Dentin durchziehenden Tubuli mit zunehmendem Alter kleiner, bis sie schließlich verschlossen sind. Diese Veränderungen können mikroskopisch nachgewiesen und damit zu forensischen Altersbestimmungen herangezogen werden. Außerdem haben diese Veränderungen einen Einfluss auf die zahnärztliche Behandlung im Sinne von restaurativen Maßnahmen (Götz 2013a).

Die Pulpa, also das Gewebe, welches von Dentin ummantelt wird, besteht u. a. aus Nervenfasern, sowie Blut- und Lymphgefäßen. Sie ist somit für die Ernährung, Immunabwehr und Sensibilität des einzelnen Zahnes verantwortlich. Der Hohlraum, in dem sich dieses Gewebe befindet wird als Pulpahöhle bezeichnet. Diese wird im Laufe des Lebens zunehmend kleiner, da die dentinbildenden Zellen zeitlebens sog. Sekundärdentin bilden. Dieser Umstand sorgt zum einen für eine niedrigere Empfindlichkeit der Zähne gegenüber thermischen Reizen, aber auch zu erhöhten Komplikationsraten bei Wurzelkanalbehandlungen (Solheim 1992). Auch das pulpale Weichgewebe ist verschiedenen Veränderungen mit zunehmendem Lebensalter unterworfen. So nimmt die Anzahl der Blutgefäße ab. Studien deuten darauf hin, dass eine Sklerosierung der Arterien ursächlich hierfür ist (Retzepi und Donos 2010). Eine Fibrosierung des Bindegewebes und eine verringerte Abwehrreaktion zählen hier auch zum primären Altern. Bei jungen Patienten ist die Neubildung von Hartgewebe auf der Innenseite des Pulpenkavums eine Reaktion auf äußerliche Einflüsse, wie eine bestehende kariöse Läsion oder das Beschleifen des Zahnes. Dieser Schutzmechanismus geht mit dem Alter verloren (Tranasi et al. 2009).

Die Zähne älterer Patienten leiden überdurchschnittlich häufig unter Wurzelkaries. Dies wird unter anderem auf das mit dem Alter (sekundär) korrelierende Vorliegen von Mundtrockenheit oder der Atrophie des Alveolarknochens zurückgeführt (Götz 2013a).

■ Zahnhalteapparat

Der Zahnhalteapparat bzw. das Parodont besteht aus verschiedenen Anteilen. Das Periodontalligament, welches den Zahn im Knochen verankert besteht aus Bindegewebe und unterliegt somit den Altersveränderungen, die auch alle anderen bindegewebigen Strukturen im menschlichen Körper beeinflussen. Die Fähigkeit der entsprechenden Zellen zur Proliferation nimmt ab und es kommt zu Fibrosierungen bzw. Verkalkungen des Ligaments. Röntgenologisch kann bei gesunden Zähnen der sog. Parodontalspalt nachgewiesen werden, welcher sich als Aufhellung zwischen der Hartsubstanz der Zahnwurzel und dem Alveolarknochen darstellt. Dieser wird mit dem Alter schmaler, wofür eine zunehmende Verdickung des

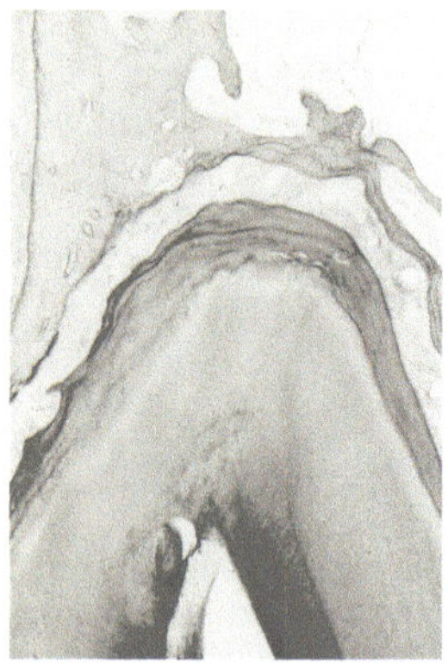

◘ Abb. 4.11 Verschmälerter Parodontalspalt mit Zementanlagerungen; histologischer Schnitte, H.E.-Färbung (Mit freundl. Genehmigung von Prof. Werner Götz, Universität Bonn)

Wurzelzements über die Zeit verantwortlich ist (Götz 2013b) (◘ Abb. 4.11).

Das Zahnfleisch selbst verändert sich im Alter (ohne vorliegende Erkrankung des Parodonts) kaum, jedoch ist möglicherweise die Wundheilung verzögert (Caceres et al. 2014). Hinsichtlich des mit dem Alter typischen Rückgangs der Gingiva existieren in der vorliegenden Literatur gegensätzliche Ansichten. So ist nach wie vor nicht gesichert, ob ein Rückgang der Gingiva teilweise dem primären Alter zuzuordnen, oder ob dieser Vorgang immer mit einer entzündlichen Erkrankung des Parodonts vergesellschaftet ist (Ryder 2015; Hujoel et al. 2000). Mehrere klinische Studien konnten zeigen, dass mit dem Alter auch das Risiko für Parodontalerkrankungen steigt, jedoch haben generelle altersspezifische körperliche Veränderungen einen großen Einfluss darauf. So spielen beispielsweise das Vorliegen von Diabetes oder die Verfassung des Immunsystems eine große Rolle bei der Entstehung und Aufrechterhaltung der Parodontitiden (Wu et al. 2015). Klinische Studien konnten auch nachweisen, dass sich das orale Keimspektrum älterer Patienten, von denen junger Patienten unterscheidet. Ob dies eine klinische Relevanz hat ist jedoch bisher nicht sicher (Mombelli 2000).

Auch das Parodontal-Ligament, welches in seiner Gesamtheit das sog. Desmodont bildet unterliegt Altersveränderungen. Wie bei allen bindegewebigen Strukturen findet auch hier eine Fibrosierung im Laufe der Zeit statt. Die

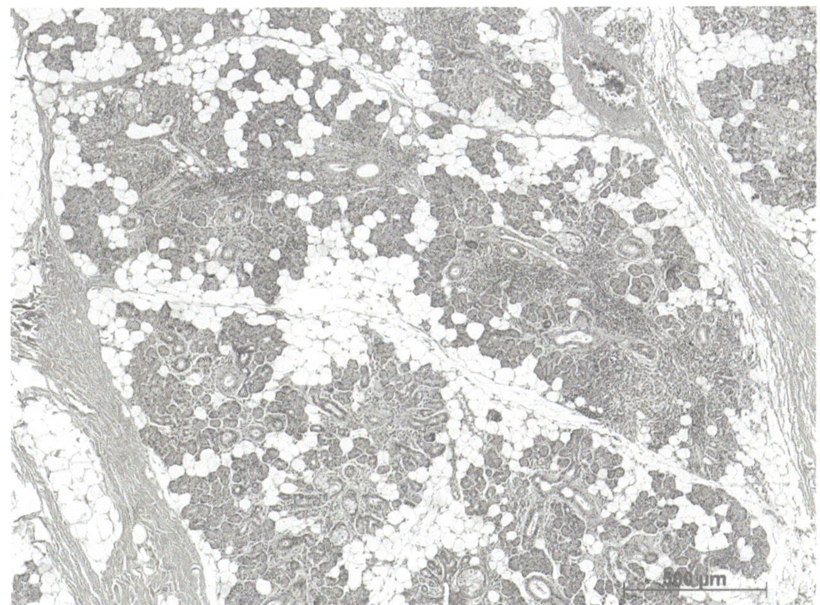

Abb. 4.12 Glandula Parotis mit Verfettung des Drüsenparenchyms; histologischer Schnitt, H.E.-Färbung (Mit freundl. Genehmigung von Prof. Werner Götz, Universität Bonn)

für die Bildung des Ligaments verantwortlichen Fibroblasten verhalten sich bei alten Patienten anders als bei Jugendlichen. Die Fähigkeit zur Vermehrung und generelle Stoffwechselprozesse scheinen im Laufe der Zeit abzunehmen. Auch die Dichte an Gefäßen nimmt im Bereich des Desmodonts ab (Götz 2013b).

■ **Speicheldrüsen**

Das Thema Mundtrockenheit bzw. Xerostomie ist für einen großen Anteil der älteren Bevölkerung ein bekanntes Leiden. Ursächlich hierfür sind jedoch nicht die Vorgänge, die mit dem primären Altern einhergehen. Es ist zwar nachgewiesen, dass sich sowohl kleine als auch große Speicheldrüsen mit dem Alter stark verändern (z. B. Verfettung des Drüsenparenchyms (■ Abb. 4.12)), jedoch haben diese kaum Einfluss auf die Qualität und die Menge des sezernierten Speichels (Ship et al. 2002). Daraus lässt sich schließen, dass die häufig bei alten Menschen auftretende Xerostomie pathologisch bedingt ist. Ursächlich sind hier häufig eine generell reduzierte Flüssigkeitsaufnahme, bedingt durch einen Rückgang des Durstgefühls oder die Nebenwirkungen verschiedener Medikamente (Villa et al. 2015).

Aufgrund der starken Relevanz der Xerostomie im Alter wird dieses Thema an anderer Stelle ausführlich abgehandelt (▶ Abschn. 4.6.2)

■ **Zunge und Geschmack**

Die Zunge älterer Patienten weist oft klinisch auffällige Veränderungen auf. Häufig sichtbar ist eine Faltenbildung im dorsalen Bereich oder eine Atrophie der Schleimhaut/Reduktion der Zungenpapillen. Auch nachgewiesen ist eine Reduktion der Geschmacksknospen im Alter, jedoch beeinflusst dieser Umstand den Geschmackssinn der alternden Menschen nur geringfügig (Landis und Just 2010). Ein subjektiver Verlust des Geschmacksempfinden ist meist auf den Rückgang des Riechvermögens im Alter zurückzuführen.

■ **Kauen und Schlucken**

Der Rückgang der Kaumuskulatur im Alter kann dem primären Altern untergeordnet werden. Resultierend daraus sind ein Rückgang der Muskelkraft und des -tonus. Jedoch ist das Ausmaß geringer als dies bei anderen Muskelgruppen der Fall ist. Untersuchungen konnten zeigen, dass das Ausmaß des Vorgangs mit dem Zahnstatus korreliert. So beeinflusst eine totale Zahnlosigkeit den Rückgang der Kaumuskulatur im Alter negativ (Newton et al. 1993). Also ist ein Funktionserhalt der Muskulatur und damit der Kaufähigkeit bis ins hohe Alter möglich.

Die Effizienz der Nahrungsaufnahme wird weniger durch das primäre Altern an sich, als von anderen Faktoren wie dem Speichelfluss oder dem individuellen Zahnstatus beeinflusst (Peyron et al. 2004).

Im Alter auftretende Schluckstörungen (Presbyphagie) sind pathologisch bedingt. So sind diese mit neurologischen Erkrankungen oder Neoplasien vergesellschaftet bzw. können auch als Nebenwirkung verschiedener Medikamente auftreten (Muhle et al. 2015; Schwemmle et al. 2015). Eine vorliegende Presbyphagie kann sich, vor allem bei älteren Menschen, indirekt schnell auf den körperlichen Allgemeinzustand auswirken, da die Nahrungsaufnahme stark beeinträchtigt sein kann (Schimmel et al. 2015; Kiss et al. 2016).

Eine Beeinträchtigung der Kaufunktion bzw. der Nahrungsaufnahme kann jedoch weitreichendere Konsequenzen bewirken. Radiologische Untersuchungen konnten zeigen, dass es während des Kauvorgangs zu einer verstärkten Durchblutung verschiedener Hirnzentren kommt und damit zu einer verstärkten Aktivierung dieser. Bei älteren Menschen konnte diese verstärkte Aktivierung in Regionen nachgewiesen werden, die mit kognitiven Fähigkeiten assoziiert sind. Dies zeigt, dass der Erhalt der Kaufunktion im Alter auch für kognitive Prozesse von großer Bedeutung ist. Vermutet werden dementsprechend auch Zusammenhänge zwischen Demenzerkrankungen und oraler Gesundheit (Ohkubo et al. 2013; Wu et al. 2016).

4.6.2 Reduzierter Speichelfluss bei älteren Patienten (Xerostomie, Hyposalivation)

Anna Greta Barbe

Trailer
Mundtrockenheit stellt ein häufiges Mundgesundheitsproblem bei Senioren mit möglichen negativen Auswirkungen auf Bezahnung und Schleimhaut dar. Nicht zu unterschätzen sind auch die durch die Mundtrockenheit reduzierte Lebensqualität, das häufig eingeschränkte Wohlbefinden und der negative Einfluss auf das tägliche Leben der Betroffenen (Cassolato und Turnbull 2003; Hopcraft und Tan 2010). Mundtrockenheit hat viele Facetten und es ist wichtig, genau zu differenzieren und die Begrifflichkeiten exakt zu beschreiben: so beschreibt die **Xerostomie** das rein subjektive Empfinden eines trockenen Mundes (zu erheben durch Fragebogen oder Mundtrockenheitsskalen) (Fox et al. 1987), wohingegen die **Hyposalivation** durch eine objektiv messbare Reduktion der Speichelfließraten definiert ist (Navazesh 1993). Erst seit den frühen 90er Jahren wurde in epidemiologischen Studien differenziert zwischen dem subjektiven Problem und objektiv reduziertem Speichelfluss und erstaunlicherweise fiel hierbei auf, dass 1 von 5 Studienteilnehmern nur an einem der beiden Zustände litt, dass aber Xerostomie **und** Hyposalivation nur bei etwa 6 % der Studienpopulation auftraten (Thomson et al. 1999).

Es stellt sich daher die Frage, wer von einem trockenen Mund maßgeblich betroffen ist, in welchem Ausmaß und mit welchen Ursachen. Diese Frage ist nicht einfach zu beantworten, da es zwar eine Vielzahl epidemiologischer Untersuchungen gibt, diese aber sehr inkonsistent hinsichtlich Messparametern, Endpunkten sowie Populationscharakteristika sind und daher die externe Validität nicht gegeben ist. So wurde in Studien bei der Allgemeinbevölkerung von Xerostomie-Prävalenzen zwischen 12 und 39 % berichtet, während bei Hyposalivationsuntersuchungen Werte zwischen 5 und 47 % benannt wurden. Es herrscht dennoch Einigkeit, dass etwa 1 von 5 älteren Senioren mit Mundtrockenheit eine realistische Abbildung der Realität darstellt (Murray Thomson 2014; Orellana et al. 2006).

- **Speichel**

Der menschliche Speichel wird produziert von den drei großen paarigen Speicheldrüsen Ohrspeicheldrüse (Glandula parotis), Unterkieferspeicheldrüse (Glandula submandibularis) und Unterzungenspeicheldrüse (Glandula sublingualis) sowie den kleinen solitären Speicheldrüsen, die verteilt auf der gesamten Mundschleimhaut liegen, wobei die Glandula parotis die größte ist. Alle Speicheldrüsen sind gleichartig aufgebaut, wobei die Drüsenzellen den Primärspeichel produzieren, hier variiert die Art des Speichels je nach produzierender Drüse. Unterschieden werden seröser, muköser oder gemischt sero-muköser Speichel. So produziert die Glandula parotis rein serösen Speichel, die Glandula submandibularis und sublingualis gemischt sero-mukösen Speichel, die kleinen Drüsen überwiegend mukösen Speichel. Es besteht eine ständige Ruhesekretion, die bei etwa 0.3-0.4 ml/Minute liegt. Darüber hinaus kommt es zur durch verschiedene Reize ausgelösten stimulierten Speichelsekretion. Zu den Reizen gehören Geschmacks- und Geruchsempfindungen sowie mechanische Reizung wie bei der Kautätigkeit. Diese stimulierte Speichelsekretion liegt bei etwa 1–3 ml/Minute. Die durchschnittliche täglich produzierte Speichelgesamtmenge beträgt somit etwa 500–600 ml entgegen weitläufigen Einschätzungen von 1,5–2 Litern.

- **Speichelfunktionen**

Eine Hauptfunktion des Speichels besteht darin, zerkleinerte Nahrung, lösliche Bestandteile wie Zucker, agglutinierte Mikroorganismen und Zellen der Mundschleimhaut durchzuspülen und aus der Mundhöhle abzutransportieren. Zudem erfolgt eine Pufferung von Säuren und eine Stabilisierung bzw. Neutralisierung des pH-Wertes in der Mundhöhle. Der die Zähne umgebende Speichel enthält alle mineralischen Zahnbestandteile in gelöster Form und trägt so zur ständigen Remineralisation der Zahnoberflächen bei. Die zusätzlich im Speichel enthaltenen Muzine und Glykoproteine bewirken einen chemischen und mechanischen Schutz aller intraoralen Strukturen, zudem besitzt der Speichel eine gewisse antibakterielle Aktivität und hilft durch enthaltene Proteinasen, die Nahrung anzudauen und trägt so zur guten Geschmackswahrnehmung bei.

- **Ursachen für Mundtrockenheit**

Es gibt viele Ursachen und Risikofaktoren für Mundtrockenheit wie neben vielen anderen Bestrahlung im Kopf-Hals-Bereich etwa als Teil der Behandlung von Kopf-Hals-Tumoren, Sjögren-Syndrom als entzündlich-rheumatische Grunderkrankung, steigendes Alter, weibliches Geschlecht und die Medikamenteneinnahme, wobei es hier sowohl um die Wirkstoffe an sich, deren Kombination als auch die absolute Anzahl geht. Bei vieler der Ursachen ist bislang ungeklärt, wie genau die Mechanismen sind, die zur Speichelreduktion führen. Häufig bleibt es aufgrund der Multikausalität schwierig, die genaue Ursache zu eruieren, da viele Einflussfaktoren nicht nur einzeln, sondern auch in ihrer Zusammenschau ursächlich sowohl für Gefühl als auch objektives Problem sein und sich mehrere Faktoren auch potenzieren können (Atkinson und Wu 1994; Fischer und Ship 1997). Es gibt zunehmende Hinweise, dass die häufig beschriebene Assoziation zwischen höherem Alter und hoher Mundtrockenheitsprävalenz hauptsächlich durch die steigende Polymedikation von Senioren beeinflusst ist (Murray Thomson et al. 2006). 58 Medikamenten-Kategorien mit 71 Subkategorien wurden bereits beschrieben mit bekannten potenziell Mundtrockenheit-auslösenden Nebenwirkungen (Sreebny und Schwartz 1986). Zudem stellt die häufig nicht dokumentierte, aber hochfrequente Einnahme von frei verkäuflichen Produkten wie Vitaminpräparaten oder Nahrungsergänzungsmitteln ein Problem dar, da diese Produkte ebenfalls das Mundtrockenheitsrisiko beeinflussen und möglicherweise potenzieren können (Qato et al. 2008).

- **Grundlagen**

Ein grundlegendes Verständnis der Innervation sowie der Physiologie der Speicheldrüsen erscheint essentiell, um Ursachen der Mundtrockenheit und Auswirkungen sowie die Schwierigkeit der Therapie überblicken zu können. Der Speichelfluss wird hauptsächlich parasympathisch innerviert, ausgehend von Speichelkernen in Hirnstamm, Pons und Medulla. Sympathische Speichelstimulation verursacht ebenfalls Speichelfluss über die adrenerge Stimulation, allerdings unterscheidet sich dieser Speichel von demjenigen, der aus der parasympathischen cholinergen Stimulation resultiert (Tab. 4.2) (Aps und Martens 2005).

Das Schema, obwohl stark vereinfacht, zeigt eindrücklich sowohl Ursachen des trockenen Mundes als auch mögliche Ansatzstellen in der Entwicklung von therapeutischen Ansätzen.

◨ Tab. 4.2 Schematische Übersicht zur resultierenden Speichelqualität abhängig von der α-adrenergen, β-adrenergen oder cholinergen Stimulation

α-adrenerge Stimulation (Sympathikus)	β-adrenerge Stimulation (Sympathikus)	Cholinerge Stimulation (Parasympathikus)
Niedriges Volumen	Niedriges Volumen	Hohes Volumen
Hohe Viskosität	Hohe Viskosität	Niedrige Viskosität
Geringe Muzinkonzentration	Hohe Muzinkonzentration	Geringe Muzinkonzentration

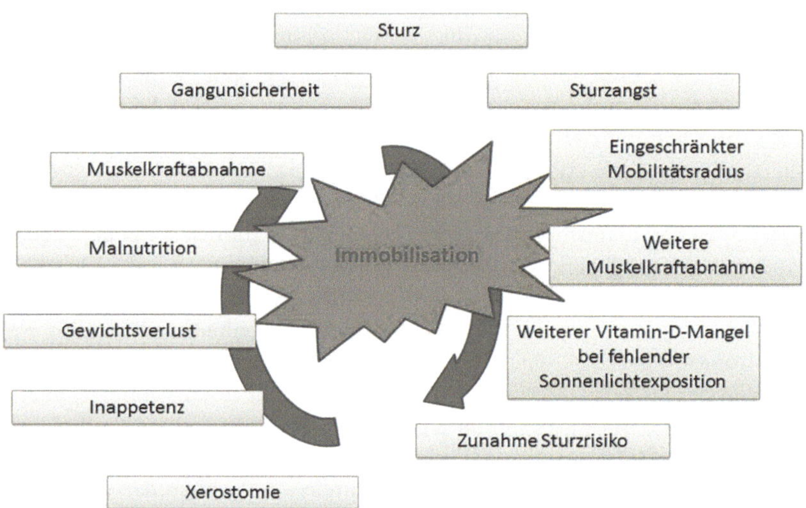

◨ Abb. 4.13 Schematische Darstellung eines möglicherweise eintretenden Kreislaufs bei geriatrischen Patienten mit Mundtrockenheit

▪ Lebensqualität und tägliches Leben

Nicht überraschend zeigen sowohl die Xerostomie als auch die Hyposalivation einen negativen Einfluss auf die Lebensqualität der betroffenen Patienten (Barbe 2018; Barbe et al. 2017b). Sicherlich mitbedingt ist dies durch den Einfluss der Xerostomie auf Schmecken, Sprechen, Schlucken oder das Tragen von Prothesen. Von Hyposalivation betroffene Patienten haben Schwierigkeiten beim Kauvorgang, dem Zerkleinern der Nahrung sowie dem folgenden Schluckvorgang, worauf in den folgenden Kapiteln noch eingegangen wird. Da der Speichel auch Schlüsselfaktor im Geschmackserleben darstellt, neigen Betroffene dazu ihre Nahrung auf zunehmende Süße in zunehmend weicherem Zustand umzustellen, was das Risiko für Zahnhartsubstanzerkrankungen erhöht. Zudem führt häufiger auftretender Mundgeruch, das Gefühl eines brennenden Mundes und der Zunge sowie einer zunehmenden Intoleranz gegenüber sauren und scharfen Speisen häufig zu einer Verschlechterung des Ernährungszustandes. Insbesondere in Hinblick auf eine zunehmend ältere Bevölkerung und einer zu erwartenden höheren Prävalenz von geriatrischen Patienten mit Mundtrockenheit können die o. g. Folgen weitreichende Konsequenzen haben. Ein beispielhafter Verlauf eines Kreislaufs ist in ◨ Abb. 4.13 dargestellt. So kann insbesondere bei multimorbiden Patienten, wo die Kompensationsmöglichkeiten gering sind, eine Mundtrockenheit einen massiven Einfluss auf Ernährung mit dem Verlauf hin zur Mangelernährung und der dann folgenden Sarkopenie haben (Barbe et al. 2018). Nicht umsonst wurde eine reduzierte Mundgesundheit – wovon die Mundtrockenheit ein maßgeblicher Teil ist- als

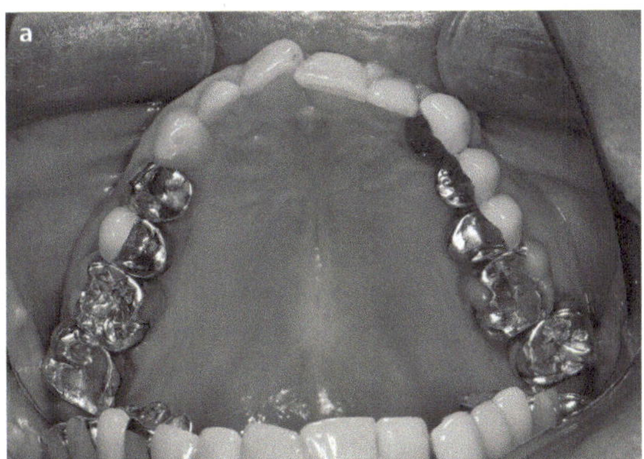

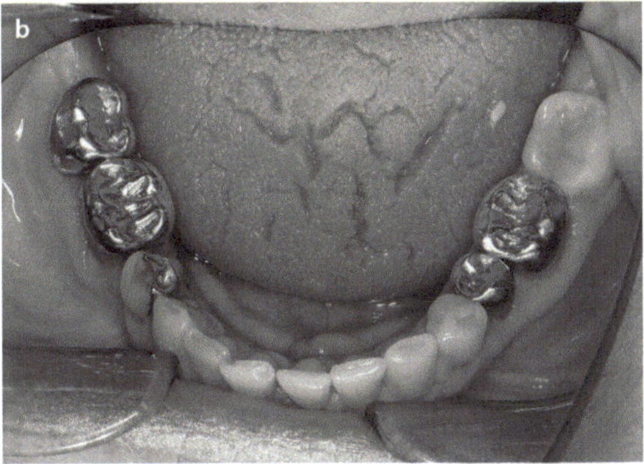

Abb. 4.14 **a,b** 69-jährige Patientin mit medikamenten-induzierter Mundtrockenheit bei der zahnärztlichen Untersuchung. Deutlich sichtbar der fehlende Speichelsee am Mundboden sowie die pergamentartigen, glänzenden Schleimhäute

zusätzlicher Aspekt des geriatrischen Syndroms vorgeschlagen (van der Putten et al. 2014). Dies macht deutlich, dass nicht nur die Behandlung der Mundtrockenheit, sondern auch die Behandlung aller Konsequenzen maßgeblich zur Gesundheit und dem Wohlbefinden der Patienten beitragen.

■ Klinische Diagnostik

Da Senioren mit reduzierten Speichelfließraten wie bereits beschrieben häufig nicht an subjektiver Mundtrockenheit leiden, werden die Symptome oft unterschätzt und häufig erst bei schon hohem Leidensdruck den betreuenden Ärzten und Zahnärzten berichtet (Barbe et al. 2017b). Auf aktive Nachfrage hin, ist die Xerostomie ein häufiges Beschwerdebild (Barbe et al. 2017b; Nagler 2004). Viele Patienten, pflegende Angehörige und Pflegepersonal akzeptieren

Mundtrockenheit als „normales Altersleiden" und das Problem tritt neben anderen Allgemeinerkrankungen in den Hintergrund. Zudem besteht häufig Unsicherheit bzgl. des richtigen Ansprechpartners. Berichtete subjektive Beschwerden von Patienten sollten daher unbedingt ernst genommen und ihnen nachgegangen werden. Viele kurze Fragebögen sind entwickelt worden, die einfach abgefragt werden können und schnell und praxisnah einen ersten Eindruck vermitteln können (Fox et al. 1987; Thomson et al. 2011). Es handelt sich hierbei um einfache kurze Fragen („Fühlt sich Ihr Mund trocken an wenn Sie essen?" oder „Erscheint Ihnen die Speichelmenge in Ihrem Mund zu gering?"), die zumindest einen ersten Hinweis bieten, einen Patienten mit erhöhtem Risiko für Hyposalivation zu identifizieren. Bei Senioren, die zunächst alle zur Risikogruppe für Mundtrockenheit gehören und insbesondere bei denjenigen, die über Mundtrockenheit berichten, sollte beim betreuenden Zahnarzt eine kurze Mundtrockenheits-zentrierte extra- und intraorale Untersuchung erfolgen, die Inspektion und Palpation der Speicheldrüsen und Ausstreichen von Speichel aus den Hauptspeichelausführungsgängen beinhaltet (■ Abb. 4.14).

Leider gibt es keine spezifischen klinischen Zeichen, um klar zwischen den verschiedenen Ursachen differenzieren zu können. Es existieren diverse klinische Zeichen bei Speichelmangel, die einfach und schnell dokumentiert werden können: der zahnärztliche Spiegel haftet an der oralen Schleimhaut und/oder Zunge, der Speichel ist oft schaumig, es kommt zu einem Papillenverlust der Zunge und zur stark zerfurchten Zunge, Wurzelkaries an mehreren Zähnen sowie ältere Speisereste, die am Gaumen kleben (Osailan et al. 2011). Wenn bei der klinischen Untersuchung Trockenheitszeichen auffallen, sollte eine Speichelmengenmessung erfolgen.

■ Intra- und extraorale Manifestationen der Mundtrockenheit

Wie oben beschrieben spielt ein ausreichender Speichelfluss eine wichtige Rolle, die Mundgesundheit und ihre Funktionen zu erhalten. Zu den Aufgaben des Speichels gehört zum einen die Aufrechterhaltung physiologischer

Bedingungen der Mundhöhle durch die Befeuchtung aller Schleimhäute, auch hat der Speichel je nach Fließrate und Viskosität eine reinigende und über verschiedene immunologische Komponenten auch abwehrende Wirkung gegen Mikroorganismen. Hinzu kommt die Andauung der Nahrung, die Pufferung von Säuren, die (Re-)Mineralisation der Zahnhartsubstanzen und somit die Vermeidung der Neuentstehung von Karies. Karies zählt zu den häufigsten Erkrankungen des älteren Patienten und führt häufig zu Zahnverlust, Zahnlosigkeit und eingeschränkter Kaufähigkeit (Tonetti et al. 2017). Insbesondere für Wurzelkaries konnte der Zusammenhang mit Hyposalivation klar gezeigt werden (Murray Thomson 2014). Die Anzahl der Restzähne ist einer der Hauptfaktoren für eine reduzierte Kaufunktion, wiederum, wie in ◘ Abb. 4.13 gezeigt, ein Faktor, der zu weiterem Abbau führen kann (Semba et al. 2006). Reduzierte Speichelfließraten sind mit eingeschränkter Sprechfähigkeit bei bezahnten und unbezahnten Senioren assoziiert (Samnieng et al. 2012). Eingeschränkte Sprechfähigkeit hat sicherlich Einfluss auf das Wohlbefinden und die Lebensqualität, wie auch eine eingeschränkte Kommunikationsfähigkeit zu sozialer Isolation im Alter beitragen kann. Unabhängig vom Alter berichten Studienpatienten mit höherem Leidensdruck bzgl. der Xerostomie von Schluckbeschwerden und oropharyngealer Dysphagie (Brochier et al. 2018; Rogus-Pulia et al. 2017). Die Dysphagie kann im weiteren zu reduzierter Nahrungs- und Flüssigkeitsbilanz führen mit einem erhöhten Malnutritionsrisiko (Kikutani et al. 2013), und auch, mit noch weitreichenderen Konsequenzen, zu einem erhöhten Aspirationsrisiko mit dem Auftreten einer Aspirationspneumonie, was zu den gefährlichsten und akutesten Gesundheitsproblemen bei gebrechlichen Senioren gehört (van der Maarel-Wierink et al. 2014; van der Maarel-Wierink et al. 2011), insbesondere bei denjenigen mit keinem oder einem reduzierten Zugang zur medizinischen Versorgung. Es besteht ein signifikantes inverses Verhältnis zwischen den Speichelfließraten und dem Auftreten von *Candida* species in der Mundhöhle bei Patienten mit Xerostomie (Nadig et al. 2017). So zählt *Candida albicans* zu den potenten respiratorischen Pathogenen und ebenfalls als Risikofaktor für Aspirationspneumonien, systemische Candidiasis und oropharyngeale Candidiasis bei Senioren (Adachi et al. 2002).

▪ Therapieoptionen

Die Symptomlinderung und ursächliche Therapie sowie die Behandlung der möglichen Auswirkungen der Mundtrockenheit stellt für Zahnärzte keine einfach zu lösende Aufgabe dar und die Schwierigkeit ist, das für den individuellen Patienten beste Konzept zu erarbeiten. Patienten mit Mundtrockenheit sollten grundsätzlich in engmaschiger regelmäßiger zahnärztlicher Kontrolle und Behandlung sein, um in einem präventiven Setting durch regelmäßige Zahnreinigungen und Fluoridapplikation dem erhöhten Kariesrisiko entgegenzutreten. Hierzu gehört sicherlich auch die intensive Schulung der Betroffenen und wenn nötig Angehörigen oder Pflegekräfte hinsichtlich der optimierten häuslichen Mundhygiene. Basisstrategien beinhalten zudem Ernährungsberatung (Flüssigkeitszufuhr und Ernährung), Optimierung der häuslichen Umgebung (Luftbefeuchter) und Vermeidung von zusätzlich sauren Produkten zur Mundhygiene (Barbe 2018; Visvanathan und Nix 2010). Es gibt in der Literatur einige Evidenz, dass topische Produkte in verschiedenen Darreichungsformen (Mundspülungen, Gele, Sprays) eine gewisse Wirksamkeit hinsichtlich der Symptomlinderung aufweisen (Barbe et al. 2017b; Hahnel et al. 2009). Diese Produkte müssen an die spezifische Patientensituation angepasst werden und werden sehr individuell angenommen, zudem sie für die Patienten als Dauertherapie recht kostenintensiv sind. Neuere innovative Produkte, wie die intraorale Elektrostimulation, sind in den letzten Jahren auf den Markt gekommen, hier fehlen allerdings noch Erkenntnisse hinsichtlich der Langzeitwirksamkeit auch bei Senioren (Alajbeg et al. 2012; Strietzel et al. 2011). Grundsätzlich besteht die Möglichkeit der pharmakologischen Speichelstimulation mit Cevimelin oder Pilocarpin, allerdings muss die Anwendung aufgrund der häufig auftretenden massiven Neben- und Wechselwirkungen sehr sorgfältig, insbesondere bei Senioren, überprüft werden und sollte aus zahnärztlicher Sicht nur in enger Rücksprache mit dem behandelnden Hausarzt erfolgen.

Fazit

Die subjektive und objektive Mundtrockenheit stellt ein hochprävalentes Gesundheitsproblem dar mit komplexen negativen Auswirkungen auf Mundgesundheit, Allgemeingesundheit, Wohlbefinden und Lebensqualität. Alle Berufsgruppen, die Senioren medizinisch und zahnmedizinisch betreuen, sind angehalten, sich ein Bild von einer möglichen Mundtrockenheit ihrer Patienten zu machen und in einem interdisziplinären Ansatz nicht nur die Mundtrockenheit an sich, sondern auch die Auswirkungen zu betreuen und zu behandeln. Es gibt viele therapeutische Ansätze, die sehr individuell und unter engmaschiger Kontrolle auf die spezielle Situation des Patienten angepasst werden sollten, um langfristig die bestmögliche Gesundheit und Lebensqualität zu erreichen und zu erhalten.

4.6.3 Kaufunktionsverlust und die Auswirkungen auf multisensorische Perzeption, Geschmack und Bolusgnosie

Melanie Weinert

Trailer

Der Mundraum ist ein Organ der Wahrnehmung, vergleichbar dem Auge, dessen Hauptfunktion die Genießbarkeitsprüfung der Lebensmittel ist. Die Perzeption, die Bolusgnosie, ist bei der Auswahl und der Initiierung des Schluckprogramms maßgeblich beteiligt. Es handelt sich um einen komplexen senso-motorischen Ablauf, an dem alle Sinne und die Kaumotorik beteiligt sind. Diese multisensorische Perzeption spielt auch für das Einleiten und Abrufen der Kaufunktion eine große Rolle und ist somit ein wesentlicher Faktor in der oralen Vorbereitungsphase des Schluckvorgangs. Diese Zusammenhänge werden in diesem Kapitel physiologisch betrachtet und es wird aufgezeigt, wie altersbedingte Veränderungen darauf einwirken können. Es können erste Ableitungen getroffen werden, die therapeutisch relevant sein könnten.

Die Kaufunktion stellt einen wesentlichen Faktor des Schluckvorgangs dar, um genauer zu sein der oralen Vorbereitungsphase. Der Schluckvorgang lässt sich in die 5 Schluckphasen unterteilen:

1. präorale Phase,
2. orale Vorbereitungsphase,
3. orale Transportphase,
4. pharyngeale Phase,
5. ösophageale Phase.

Alle fünf Phasen stehen funktionell in einem Bezug zueinander, d. h. sie bedingen sich wechselseitig. Schlucken lässt sich als einen komplizierten biomechanischen und sensorischen Prozess beschreiben (Chen und Lolivret 2011).

Um die Phänomene wie Schmecken, Genuss, Perzeption, Bolusbildung etc. besser verstehen zu können und Ableitungen zu treffen, was altersbedingte Veränderungen mit sich bringen, wird im Folgenden kurz Bezug auf physiologische Aspekte der oralen Vorbereitungsphase und Funktionen, die mit ihr in Verbindung stehen, genommen. Die orale Vorbereitungsphase beginnt, wenn die Nahrung durch die geöffneten Lippen, die Kiefer in die Mundhöhle gelangt und meist direkt auf die Zunge platziert wird. Kiefer und Lippen werden geschlossen und die Nasenatmung setzt ein. Die Nahrung wird mit der Zunge in Richtung Gaumen bewegt, grob zerdrückt und hier bereits mit Speichel benetzt. Zeitnah setzen dann Kaubewegungen ein, Speichel kommt dazu und die Zunge schiebt durch vornehmlich laterale Bewegungsrichtung die Nahrungsbestandteile immer wieder zwischen die Molaren. Zudem werden durch rotatorische Bewegungsrichtungen Nahrungsbestandteile aus der Mundhöhle mit der Zunge gesammelt, um einen möglichst homogenen Bolus zu formen. Die Wangenmuskulatur bildet hierbei einen wichtigen Gegenspieler zur Zunge, um den Bolus auf der Zunge halten zu können und das Abgleiten von Nahrungsbestandteilen in den seitlichen Mundvorhof zu verhindern. Die Zungenmuskulatur ist in dieser Schluckphase bereits zu Beginn und währenddessen permanent damit befasst, die Eigenschaft der Nahrung zu erfassen, zu erspüren, um Muskelkraft und Motorik im Vorbereitungsprozess darauf abzustimmen.

Die orale Vorbereitungsphase ist quasi in vollem Umfang mit der Bereitung des Speisebreis (Bolus) befasst (Hiiemae und Palmer 1999).

■ **Bolusformung**

Die Art und Weise, wie ausreichend und wie sicher die Nahrung im Mund vorbereitet werden kann, entscheidet mit darüber, wie sicher geschluckt wird. Es wird für eine sichere und qualitativ gute Schluckfähigkeit eine gewisse Bolusbeschaffenheit benötigt, um gleitfähig genug zu sein, ein maximales Volumen nicht zu übersteigen und zügig genug die Mundhöhle passieren zu können (orale Bolus Transit Time). Die Bolusbeschaffenheit wird bestimmt von physikalischen Eigenschaften der Nahrung, die sich zusammensetzen aus Textur, Größe, Oberfläche, Aggregatzustand (flüssig, fest) und dem Wassergehalt (feucht, trocken) (Vilgis und Lendner 2015) Somit wird deutlich, dass bereits die Auswahl des Nahrungsmittels mit entscheidend ist, welche Art Bolus entstehen kann. Das gibt bereits einen Hinweis auf therapeutische Maßnahmen. Liegt beispielsweise bei einem älteren Menschen eine deutliche Mundtrockenheit vor (Hyposalivation oder Xerostomie), so ist es sehr hilfreich für die orale Vorbereitungs- und orale Transportphase, die Auswahl der Nahrungsmittel hinsichtlich Aggregatzustand und Wassergehalt zu treffen. Nahrungsmittel mit einer guten Gleitfähigkeit bzgl. auf Fließeigenschaft und Wassergehalt können dann tendenziell leichter geschluckt werden.

Die Kaufunktion bildet funktionell gesehen das Kernstück der Bolusbildung bei festen Nahrungsmitteln. Durch das Kauen wird Speichel gebildet, der sich mit den zerkauten Bruchstücken der Nahrung durchmischt und diese immer weiter verbindet, bis idealerweise ein homogener, geformter, feuchter Speisebrei entsteht, der leichtgängig geschluckt werden kann. Durch den Kauvorgang findet nicht nur das Einspeicheln und „Verdünnen" statt, sondern es kommt zur Freisetzung von Aromen und zum Schmecken.

■ **Schmecken**

Am Schmecken sind vor allem der chemosensorische Geschmacks- und Geruchssinn beteiligt. Diese sind zusammen mit dem haptischen Sinn, dem Sehen und dem Hören für die Erkennung von Lebensmitteln zuständig.

Wenn im Zuge der Nahrungsaufnahme von Geschmack die Rede ist, in dem Sinne, dass wir beurteilen, dass es „mir schmeckt" oder „nicht schmeckt", dann ist genaugenommen die Rede vom Riechen. Man weiß, dass in etwa 80 % von dem, was man als Geschmack bezeichnet, der Geruch gemeint ist (Lendner und Vilgis 2015). Das Riechen wird in zwei Arten unterteilt, die sehr stark zusammenwirken und in einem wichtigen Zusammenhang mit Kauen und der Nahrungsaufnahme insgesamt stehen. Unterschieden werden das nasale Riechen, dass ist das, was beim Atmen passiert und das retronasale Riechen, was beim Essen selbst passiert. Bezieht man nun beide Formen des Riechens auf das Essen bzw. die Nahrungsaufnahme, dann kann man sagen, dass das nasale Riechen im Vorfeld entscheidet, ob das Nahrungsmittel zum Essen in den Mund aufgenommen werden will oder ob es abgelehnt wird. Das retronasale Riechen findet statt, wenn die Nahrungsbestandteile durch das Kauen und Durchmischen mit der Zunge in der Mundhöhle umwirbelt und retronasal „Duftpartikel" über die Riechschleimhaut im Epipharynx aufgenommen werden. Zudem gibt es Menschen, die Geruchs-/Geschmacksveränderungen wahrnehmen, die durch die Verbindung mit Enzymen, Lipasen oder Amylasen entstehen oder im Zuge des Kauens Aromen freigesetzt werden (Lendner und Vilgis 2015). Das kann zu einer deutlichen Irritation beim Essen führen und sogar gesteigert werden bis hin zum Ablehnen, Ekel oder Brechreiz. Zudem wird das Schmecken mittels Geschmacksrezeptoren vermittelt. Stark vereinfacht beschrieben, befinden sich die Geschmacksrezeptoren in den Geschmacksknospen, welche wiederum in den Zungenpapillen integriert sind. Des Weiteren liegen vereinzelt Geschmacksknospen im palatalen und pharyngealen Bereich sowie an der Epiglottis. Geschmacksstoffe werden durch Reizung der Rezeptoren aufgenommen, nerval weitergeleitet und zentral verarbeitet.

Altersbedingte Veränderungen von Geschmackswahrnehmung sind vielfach untersucht worden und in der Fachliteratur nachzulesen. Neben den motorischen Beeinträchtigungen kommt es bei älteren Menschen zu einer eingeschränkten Wahrnehmungsfähigkeit in den Modalitäten Riechen und Schmecken (Klimek et al. 2000). Hier kann vor allem die reduzierte Funktionalität der Rezeptoren und das Nachlassen der physiologischen Regenerationsfähigkeit olfaktorischer und gustatorischer

Neurone im Alter als Ursache für die verminderte Geschmacks- und retronasale Geruchsempfindung betont werden (Klimek et al. 2000).

Konkret benannt wird beispielsweise die Abnahme der Geschmackswahrnehmung im Alter aller Geschmackqualitäten (süß, sauer, salzig, bitter, umami) im gesamten Mundraum und es kommt somit zu einer reduzierten Identifikationsfähigkeit der Nahrung (Schiffman 1997) Das Riechvermögen verändert sich im Alter ebenfalls und einige altersbedingte Erkrankungen verändern ebenfalls das Riechvermögen. Dazu kommt, dass das zunehmende Alter häufig mit der Abnahme kognitiver Funktionen und Gedächtnisleistungen einhergeht. Die eingeschränkte kognitive Leistungsfähigkeit kann die Erneuerung von chemosensorischen Zellen reduzieren und somit die Riech- und Geschmackswahrnehmung erheblich beeinträchtigen (Plattig et al. 1980).

Die Perzeption und Identifikation von Lebensmitteln, die eine Integration der visuellen, auditiven, haptischen, olfaktorischen und gustatorischen Sinne benötigt, verschlechtert sich mit zunehmendem Alter (Schiffman 1997). Daraus resultieren bei älteren Menschen Veränderungen der Essgewohnheiten, der Auswahl von Nahrungsmitteln und der Motivation zum Essen. Da die multisensorische Perzeption unter anderem die Voraussetzung bildet, dass motorische Ansteuerung bei der Nahrungsaufnahme, wie beispielsweise, Kauen mit Kiefer- und Zungenbewegungen und im Verlauf auch die Schluckreflextriggerung mit dem weiteren Bolustransport abgerufen werden kann, wird im Folgenden etwas ausführlicher auf dieses Phänomen eingegangen. Hochbedeutsam wird dieses Phänomen, wenn man sich vor Augen führt, dass es aufgrund des Alterungsprozesses des Menschen zum einen zu einer Reduktion der sensorischen Perzeption auf verschiedenen Ebenen kommt (hören, sehen, riechen, schmecken etc.) und zudem weniger oder gar nicht mehr gekaut wird.

■ Multisensorische Perzeption

Die Wahrnehmung beschreibt einen Prozess, bei dem Informationen über Ereignisse oder Gegenstände in der Umwelt gewonnen und verarbeitet werden. Dabei prägen alle fünf Sinne – Riechen, Schmecken, Hören, Tasten und Sehen – die Wahrnehmung. Das, was an unterschiedlichen Reizen aufgenommen wird, wird zu einem Gesamteindruck im Gehirn zusammengefügt und ermöglicht dem Menschen, in der Umwelt angemessen handeln zu können (Goldstein 2002). Ein adäquates Handeln erfordert das **Erkennen** von Gegenständen oder Ereignissen, welche in ein bereits vorhandenes kognitives Schema aufgenommen und abgeglichen werden müssen. Mit den Informationen aus den verschiedenen Sinnessystemen beginnt der motorische Prozess. Während nun aktiv auf die Umwelt reagiert wird, werden neue Wahrnehmungsinformationen generiert. Somit entsteht eine stetige Wechselwirkung zwischen der Sensorik und der Motorik (Goldstein 2002). Das, was gespürt/erkannt wird, wird auch motorisch angesteuert und wenn keine Motorik abgerufen wird, kann auch nicht gespürt werden. Ausmaß und Intensität unterliegen hier der Individualität und sind somit subjektiv. Das Gehirn nutzt demnach multiple Quellen (Sinne) der sensorischen Information, kombiniert diese und gleicht sie mit vorherigem Wissen ab (Ernst und Bülthoff 2004).

Neben den sensorischen Eindrücken bestimmen demnach auch kognitive Prozesse, bereits gemachte Erfahrungen, Erwartungen und Assoziationen die Wahrnehmung des Bolus. Diese Wahrnehmung wird als ein multisensorisches Konstrukt beschrieben und betont, dass eine einzelne Sinnesmodalität nicht ausreicht, um eine sichere Gesamteinschätzung über den Umstand zu bilden (Ernst und Bülthoff 2004). Die Fusion von Informationsinhalten verschiedener Sinnessysteme beschreibt die **multisensorische Integration**.

Fokussiert man das Vorbeschriebene nun auf den Bereich der Nahrungsaufnahme, Bolusbildung, Kauen und Schlucken, so wird deutlich, dass hierbei Sinneseindrücke aller Modalitäten den Schluckvorgang von Beginn an prägen. Von Beginn an bedeutet, dass bereits der visuelle Eindruck bestimmte Erwartungen bezüglich Geschmack und retronasale Empfindungen (Flavour), sowie Mundgefühl weckt. Im Folgenden erst werden Geruch, Flavour und Textur vollständig wahrgenommen, integriert und dann ein Gesamturteil gebildet (Stroh 2001). Lange Zeit wurde der Aspekt „Textur" und seine Bedeutung bzgl. Akzeptanz und Konsum von Nahrungsmitteln unterschätzt

(Guinard und Mazzucchelli 1996; Szczesniak 1990).

■ Textur

Der Begriff Textur wird von der International Organization for Standardization (ISO) wie folgt definiert:

> » Gesamtheit aller mechanischen und geometrischen Eigenschaften sowie der Oberflächeneigenschaften eines Produktes, die durch mechanische und taktile Rezeptoren und gegebenenfalls auch durch Gesichtssinn und Gehör erfasst werden. (ISO 5492 1992)

Die Textur wird zunächst visuell erfasst und dadurch werden bzgl. Geschmack und Mundgefühl Erwartungen geweckt. Wird das Nahrungsmittel mit den Fingern gegriffen und zum Mund geführt, gibt es bereits taktil (haptisch) einen Eindruck bzgl. der Textur. Wird im Folgenden abgebissen und gekaut, spielt das Hören eine wichtige Rolle in der Vermittlung von Informationen bzgl. Brüchigkeit, Knusprigkeit, Festigkeit. Es zeigt sich hier die Komplexität eines Zusammenspiels diverser Empfindungen, um einen Textureindruck zu gewinnen. Diese (subjektiven) Empfindungen werden „mit Hilfe mehrerer Sinnessysteme und auf der Basis verschiedener Rezeptortypen wahrgenommen" (Stroh 2001).

Es scheint also für die Texturwahrnehmung insbesondere die **haptische Wahrnehmung** von Bedeutung zu sein. Haptische Wahrnehmung steuert und kontrolliert Richtung, Bewegung und Lage von Organstrukturen des menschlichen Körpers, was bezogen auf die Nahrungsaufnahme vornehmlich Finger, Kiefer und Zunge sind.

Ein Nahrungsmittel wird beispielsweise haptisch erfasst bezogen auf Brüchigkeit, Klebrigkeit, Gewicht, Härte oder Elastizität, Oberflächenstruktur, Trockenheit, Form, Größe und vieles mehr, wenn es mit den Fingern gegriffen wird oder im Weiteren dann im Mund, beim Kauen und Schlucken. Es findet also eine Verarbeitung von Reizen statt, die aktiv und an Bewegung/Motorik gebunden ist. Für das Einschätzen und Dosieren von Kraftaufwand beim Kauen, spielen auch Rezeptoren in der Periodontalmembran um die Zahnwurzel

eine besondere Rolle (Guinard und Mazzucchelli 1996).

Insgesamt lässt sich hier ableiten, dass die Bolusperzeption durch eine multisensorische Integration zustande kommt und unbedingt im Zuge der Nahrungsaufnahme stattfinden muss, damit eine adäquate motorische Ansteuerung von Kauen und Schlucken abgerufen werden kann. Erst wenn Nahrungsmittel, Nahrungsbestandteile umfassend wahrgenommen werden können, werden sie vom Konsumenten auch im Mund erkannt. Das Erkennen kann als **Bolusgnosie** bezeichnet werden. Die Bolusgnosie dient der sicheren Ansteuerung von gezielten, feinabgestimmten Bewegungsabläufen, die die orale Vorbereitungs- und orale Transportphase des Schluckablaufes problemlos gestalten.

Kommt es aufgrund einer kortikalen Läsion zu einem Neglect (z. B. nach Schlaganfall), ist aufgrund der multisensorischen Köper-Schema-Störung eine Bolusagnosie anzunehmen. Sie kann dazu führen, dass schluckrelevante motorische Parameter in der oralen Vorbereitungs- und oralen Transportphase nicht abgerufen bzw. angesteuert werden. Dieses wiederum kann sich als entscheidende Störung für die Schluckreflextriggerung und den gesamten Schluckvorgang auswirken (Weinert et al. 2017).

Ein weiterer Aspekt, der in diesem Zusammenhang unbedingt Beachtung finden sollte, ist die Kostkonsistenzanpassung. Muss aufgrund einer Aspirationsgefahr die Nahrungskonsistenz modifiziert werden oder kommt es aufgrund altersbedingter Veränderungen (Kaukraftverlust, Zahnverlust, unzureichende zahnprothetische Versorgung, Xerostomie oder Hyposalivation u. v. m.) dazu, dass feste Nahrungsmittel deutlich weich oder gar breiförmig angeboten werden müssen, sollte man sich fragen, was das für eine Konsequenz für die Bolusgnosie hat. Je deutlicher die Konsistenz als „Dysphagiekost" angepasst bzw. verändert und somit „entfremdet" wird, desto ferner ist deren Wahrnehmung vom ursprünglichen Lebensmittel. Eine Konsequenz daraus kann für den Betroffenen sein, dass die Bolusgnosie nicht mehr adäquat erfolgen kann (Weinert et al. 2017).

Folglich kann es zu einem Geschmacksverlust kommen, obwohl im Zuge der Modifikation an dem Geschmack gar nichts verändert wurde. Dieser kann stark irritieren, es kann auch zu Ablehnung oder gar Ekel kommen. Der Alltag zeigt eine Vielzahl von unterschiedlichem Verhalten bei Senioren mit einer primären oder sekundären Presbyphagie, wenn es um modifizierte Nahrungskonsistenzen geht. Das kann so weit führen, dass schon bald quantitativ und auch qualitativ nicht mehr ausreichend Nahrung aufgenommen wird. Die Konsequenzen, die aufgrund dessen entstehen können (Mangelernährung, körperlicher Kraftverlust, erhöhte Sturzgefahr, Wundheilungsstörungen etc.), sind hinreichend bekannt.

Es lohnt sich, die beschriebenen Phänomene von Texturverlust, Bolusgnosie, multisensorischer Perzeption etc. therapeutisch in den Blick zu nehmen, um präventiv einem unzureichenden Ernährungsstatus vorzubeugen oder gezielt kompensatorisch tätig zu werden. Einschränkungen der Kaufunktion, d. h. Kaukraft und Kaumotorik, sollten bestmöglich auch im Hinblick auf die Bolusgnosie optimiert werden.

Literatur

Adachi M et al. (2002) Effect of professional oral health care on the elderly living in nursing homes. Oral Surg Oral Med Oral Pathol Oral Radiol Endod 94:191–195

Alajbeg I et al. (2012) Intraoral electrostimulator for xerostomia relief: a long-term, multicenter, open-label, uncontrolled, clinical trial. Oral Surg Oral Med Oral Pathol Oral Radiol 113:773–781

Annunciato N, Lovric D (2012) Das kraniomandibuläre System (CMS) und seine Zusammenhänge mit dem muskuloskelettalen System (MSS). In: Boisserée W, Schupp W (Hrsg) Kraniomandibuläres und Muskuloskelettales System. Quintessenz, Berlin, S 49–51

Aps JK, Martens LC (2005) Review: the physiology of saliva and transfer of drugs into saliva. Forensic Sci Int 150:119–131

Asmusen G (1981) Physiologische Grundlagen von Haltung und Bewegung. VEB, Berlin

Atkinson JC, Wu AJ (1994) Salivary gland dysfunction: causes, symptoms, treatment. J Am Dent Assoc 125:409–416

Barbe AG (2018) Medication-induced xerostomia and hyposalivation in the elderly: culprits, complications, and management. Drugs Aging 35(10):877–885

Barbe AG et al (2017b) Self-assessment of oral health, dental health care and oral health-related quality of life among Parkinson's disease patients. Gerodontology 34:135–143

Barbe AG et al (2018) Xerostomia and hyposalivation in orthogeriatric patients with fall history and impact on oral health-related quality of life. Clin Interv Aging 13:1971–1979

Bark J, Grosau M (2009) Dentale Rehabilitation. In: Mast G (Hrsg) Manual Kopf-Hals-Malignome Teil 2, 4. Aufl. Zuckerschwerdt Verlag, München, S 145–146

Bartow K (2011) Phyisotherapie am Kiefergelenk. Thieme, Stuttgart

Block A (2009) Funktionelle Dysphagietherapie bei Krebserkrankungen im Kopf-Halsbereich. In: Seidel S, Stanschus S (Hrsg) Dysphagie – Diagnostik und Therapie Ein Kompendium, 1. Aufl. Schulz-Kirchner Verlag, Idstein, S 168

Boskey AL, Coleman R (2010) Aging and bone. J Dent Res 89(12):1333–1348

Brkic H, Milicevic M, Petrovecki M (2006) Age estimation methods using anthropological parameters on human teeth-(A0736). Forensic Sci Int 162(1–3):13–16

Brochier CW et al (2018) Influence of dental factors on oropharyngeal dysphagia among recipients of longterm care. Gerodontology 35(4):333–338

Caceres M, Oyarzun A, Smith PC (2014) Defective wound-healing in aging gingival tissue. J Dent Res 93(7):691–697

Cassiani RA et al (2015) Oral and pharyngeal bolus transit in patients with chronic obstructive pulmonary disease. Int J chron obstruct pulmon dis. 10:489–496

Cassolato SF, Turnbull RS (2003) Xerostomia: clinical aspects and treatment. Gerodontology 20:64–77

Chen J, Lolivret L (2011) The determining role of bolus rheology in triggering a swallowing. Food Hydrocolloids 25:325–332

Clausnitzer R (2006) Kieferorthopädische Grundlagen für Logopäden und Sprachtherapeuten. Modernes Lernen, Dortmund

Clausnitzer V, Clausnitzer R (1997) Logopädie für Studierende und Praktiker, vol 1. Grundlagen der Therapie von Sprach- und Sprechstörungen, Hüthig, Heidelberg

Codoni S et al (2016) Spezielle manuelle Verfahren in der Behandlung von kraniomandibulären Dysfunktionen. Praktizierte Interdisziplinarität. MKG Chirurgie 9(3):167–175

Dapprich J (2016) Interdisziplinäre Funktionstherapie. Deutscher Zahnärzte Verlag, Köln

Davis BK (2006) Dental aesthetics and the aging patient. Facial Plast Surg 22(2):154–160

Ehrenfeld M, Schuler K (2009) Behandlung bei Osteoradionekrose (ORN). In: Mast G (Hrsg) Manual Kopf-Hals-Malignome Teil 2, 4. Aufl. Zuckerschwerdt Verlag, München, S 163–166

Erichsen H (1999) Wirbelsäule und Kiefergelenk – intensive Wechselwirkungen. Manuelle Medizin 37:53

Ernst MO, Bülthoff HH (2004) Merging the senses into a robust percept. Trends Cogn Sci 200 8(4):162–169

Fischer D, Ship JA (1997) The effect of dehydration on parotid salivary gland function. Spec Care Dentist 17:58–64

Fox PC et al (1987) Subjective reports of xerostomia and objective measures of salivary gland performance. J Am Dent Assoc 115:581–584

Frasca D, Blomberg BB (2016) Inflammaging decreases adaptive and innate immune responses in mice and humans. Biogerontology 17(1):7–19

Freesmeyer WB (1993) Zahnärztliche Funktionstherapie. Hanser, München

Fröhner G, Wagner K (2002) Die Analyse der Rumpffunktionen. Leistungssport 32(6):46–53

Garliner D (1989) Myofunktionelle Therapie in der Praxis. Dinauer, Germering

Gerwin RD (2010) Myofascail pain syndrome. In: Mense S, Gerwin RD (Hrsg) Muscle pain diagnosis and treatment. Springer, Heidelberg, S 17–83

Goldstein EB (2002) Wahrnehmungspsychologie, Bd 2. Spektrum Akademischer Verlag, Heidelberg

Gottschalck T (2007) Mundhygiene und spezielle Mundpflege, 1. Aufl. Huber, Bern

Götz W (2013a) „Der Zahn der Zeit": Grundlagen der Zahnalterung. Senioren Zahnmedizin 1, Nr 1, S 43–48

Götz W (2013b) Das alternde Parodont. Senioren Zahnmedizin 2, Nr 2, S 87–92

Götz W (2014) Der Kieferknochen im Alter 2(1):7–13

Grabowski R, Stahl F (2008) Die offene Mundhaltung im Kindesalter – Häufigkeit und Folgewirkungen. Informa Ortho Kieferortho 40(2):101–109

Grötz KA (2003) Die Mundhöhle des Patienten mit Kopf-Hals-Strahlentherapie. Im Fokus Onkologie 7–8:58–61

Guinard JX, Mazzucchelli R (1996) The sensory perception of texture and mouthfeel. Trends Food Sci Technol 7:213–219

Hahnel S et al (2009) Saliva substitutes for the treatment of radiation-induced xerostomia – a review. Support Care Cancer 17:1331–1334

Hanna T (2006) Beweglich sein – Ein Leben lang. Kösel, München

Henning P (1996) Myofasziale Dysfunktion der HWS nach Distorsion. In: Graf-Baummann T, Lohse-Busch H (Hrsg) Weichteildistorsionen der oberen Halswirbelsäule. Springer, Berlin, S 102–112

Hiiemae K, Palmer JB (1999) Food transport and bolus formation during complete feeding sequences on foods of different initial consistency. Dysphagia 14:31–42

Hopcraft MS, Tan C (2010) Xerostomia: an update for clinicians. Aust Dent J 55:238–244, quiz 353

Hujoel PP et al (2000) Abnormal pocket depth and gingival recession as distinct phenotypes. Periodontol 2005(39):22–29

ISO 5492 (1992) Sensory analysis – vocabulary. The International Organization for Standardization. Genf, Schweiz

Kamstra J, van Leeuwen M, Roodenburg J, Dijkstra PU (2017) Exercise therapy for trismus secondary to head and neck cancer: a systematic review. Head Neck 39(1):160–169

Kapandji IA (1999) Funktionelle Anatomie der Gelenke. Hippokrates, Stuttgart

Kikutani T et al (2013) Relationship between nutrition status and dental occlusion in community-dwelling frail elderly people. Geriatr Gerontol Int 13:50–54

Kiss CM et al (2016) Ernährung und orale Gesundheit im Alter. Aktuel Ernahrungsmed 41(01):27–35

Klimek L, Moll B, Kobal G (2000) Riech- und Schmeckvermögen im Alter. Deutsches Ärztebl 97(14):911–918

Kloss FR, Gassner R (2006) Bone and aging: effects on the maxillofacial skeleton. Exp Gerontol 41(2):123–129

Ko EJ et al (2018) Reationnship between swallowing function and maximum phonation time in patients with Parkinsonism. Ann Rehabili Med 42(3):425–432

Kolovou GD, Kolovou V, Mavrogeni S (2014) We are ageing. Biomed Res Int 2014:808307

Landis BN, Just T (2010) Taste disorders. An update. Hno 58(7):650–655

Leiggener et al (2016) Kraniomandibuläre Dysfunktionen – Klassifikation, Diagnose, Therapie. MKG Chirurg 9:150–154

Lendner I, Vilgis TA (2015) Ernährungsprobleme im Alter. In: Vilgis TA, Lendner I, Caviezel R (Hrsg) Ernährung bei Pflegebedürftigkeit und Demenz. Lebensfreude durch Genuss, vol 4. Springer, Wien, S 39–66

Liem T (2000) Praxis der Kraniosakralen Osteopathie. Hippokrates, Stuttgart

Maetzler W, Drey M, Jacobs AH (2015) Sarcopenia and frailty in neurology. Nervenarzt 86(4):420–430

Martin-de las Heras S et al (2003) Objective measurement of dental color for age estimation by spectroradiometry. Forensic Sci Int 132(1):57–62

Mense S (2008) Muskelschmerz Mechansimen und klinische Bedeutung. Dtsch Ärztebl 105(12):214–219

Million A, Million N (2016) Kieferorthopädische Risikokinder. Manuelle Medizin 54:227–234

Mombelli A (2000) Aging and the periodontal and peri-implant microbiota. Periodontol 1998(16):44–52

Morales CR (1991) Die Orofaziale Regulationstherapie. Pflaum, München

Morse DR et al (1991) A review of aging of dental components and a retrospective radiographic study of aging of the dental pulp and dentin in normal teeth. Quintessence Int 22(9):711–720

Motzko M, Mlynczak U, Prinzen C (2004) Stimm-und Schlucktherapie nach Larynx- und Hypopharynxkarzinomen. Urban und Fischer Elsevier, München, S 76–77

Muhle P et al (2015) Age-related changes in swallowing. Physiology and pathophysiology. Nervenarzt 86(4):440–451

Nadig SD et al (2017) A relationship between salivary flow rates and Candida counts in patients with xerostomia. J Oral Maxillofac Pathol 21:316

Nagler RM (2004) Salivary glands and the aging process: mechanistic aspects, health-status and medicinal-efficacy monitoring. Biogerontology 5:223–233

Navazesh M (1993) Methods for collecting saliva. Ann N Y Acad Sci 694:72–77

Neuhuber (2005) M. longissimus als Vermittler zwischen kraniozervikalem Übergang und Becken. Manuelle Medizin 43:395–399

Newton JP et al (1993) Changes in human jaw muscles with age and dental state. Gerodontology 10(1):16–22

Ohkubo C et al (2013) Interactions between occlusion and human brain function activities. J Oral Rehabil 40(2):119–129

Ohlendorf D, Kopp S (2014) Funktionelle Interdependenzen zwischen Kieferlage und motorischer Kontrolle von Haltung und Bewegung Absteigende Funktionsketten. Manu Med 52(6):509–520

Ohlendorf D, Kopp S (2016) Funktionelle Interdependenzen zwischen Kieferlage und motorischer Kontrolle von Haltung und Bewegung Aufsteigende Funktionsketten. Manu Med 54(4):219–226

Orellana MF et al (2006) Prevalence of xerostomia in population-based samples: a systematic review. J Public Health Dent 66:152–158

Osailan S et al (2011) Investigating the relationship between hyposalivation and mucosal wetness. Oral Dis 17:109–114

Palla S, Farella (2010) Masticatory Muscle Pain. In: Mense S, Gerwin RD (Hrsg) Muscle Pain Diagnosis and Treatment. Springer, Heidelberg, S 193–227

Pampel M, Jakstat HA, Ahlers OM (2014) Impact of sound production by wind instruments on the temporomandibular system of meal instrumentalists. Work 48(1):27–35. ► https://doi.org/10.3233/WOR-131621

Peyron MA et al (2004) Influence of age on adaptability of human mastication. J Neurophysiol 92(2):773–779

Piekartz HJM (2001) Kraniofaziale Dysfunktionen und Schmerzen. Thieme, Stuttgart

Pigorsch St, Röper B, Wypior H, Zimmermann F (2009) Allgemeine Grundsätze der Strahlentherapie. In: Mast G (Hrsg) Manual Kopf-Hals-Malignome Teil 1, 4. Aufl. W. Zuckerschwerdt Verlag, München, S 70–77

Plattig K, Kobal G, Thumfart W (1980) The chemical senses of smell and taste in the course of life – changes of smell and taste perception. Z Gerontologie 13(2):149–157

Qato DM et al (2008) Use of prescription and over-the-counter medications and dietary supplements among older adults in the United States. JAMA 300:2867–2878

Renteln-Kruse W (2009) Medizin des Alterns und des alten Menschen. Steinkopff, Heidelberg

Retzepi M, Donos N (2010) The effect of diabetes mellitus on osseous healing. Clin Oral Implants Res 21(7):673–681

Ridder P (2014) Craniomandibuläre Dysfunktion. Urban und Fischer, München

Rogus-Pulia NM et al (2017) A pilot study of perceived mouth dryness, perceived swallowing effort, and saliva substitute effects in healthy adults across the age range. Dysphagia 33(2):200–205

Ryder M (2015) Aging periodontium, aging patient: current concepts. J Calif Dent Assoc 43(8):447–451

Samnieng P et al (2012) Association of hyposalivation with oral function, nutrition and oral health in community-dwelling elderly Thai. Community Dent Health 29:117–123

Schiffman SS (1997) Taste and smell losses in normal ageing and disease. JAMA 278(16):1357–1362

Schimmel M et al (2015) Masticatory function and nutrition in old age. Swiss Dent J 125(4):449–454

Schindler HJ, Türp JC (2002) Kiefermuskelschmerz- Neurobiologische Grundlagen. Schmerz 16:346–354

Schwemmle C et al (2015) Medication-induced dysphagia: a review. Hno 63(7):504–510

Semba RD et al (2006) Denture use, malnutrition, frailty, and mortality among older women living in the community. J Nutr Health Aging 10:161–167

Ship JA, Pillemer SR, Baum BJ (2002) Xerostomia and the geriatric patient. J Am Geriatr Soc 50(3):535–543

Solheim T (1992) Amount of secondary dentin as an indicator of age. Scand J Dent Res 100(4):193–199

Sonnesen L, Kjaer I (2008) Cervical column morphology in patients with skeletal open bite. Orthod Craniofac Res 11(1):17–23

Sreebny LM, Schwartz SS (1986) A reference guide to drugs and dry mouth. Gerodontology 5:75–99

Strietzel FP et al (2011) Efficacy and safety of an intra-oral electrostimulation device for xerostomia relief: a multicenter, randomized trial. Arthritis Rheum 63:180–190

Stroh S (2001) Haptische Wahrnehmung und Textureigenschaften von Lebensmitteln. In: Grundwald M, Beyer L (Hrsg) Der bewegte Sinn: Grundlagen und Anwendungen zur haptischen Wahrnehmung. Springer, Basel, S 195–204

Szczesniak AS (1990) Psychorheology and texture as factors controlling the consumer acceptance of food. Cereal Foods World 35(12):1201–1205

Thomson WM (2014) Epidemiology of oral health conditions in older people. Gerodontology 31(Suppl 1):9–16

Thomson WM et al (1999) The occurrence of xerostomia and salivary gland hypofunction in a population-based sample of older South Australians. Spec Care Dentist 19:20–23

Thomson WM et al (2006) A longitudinal study of medication exposure and xerostomia among older people. Gerodontology 23:205–213

Thomson WM et al (2011) Shortening the xerostomia inventory. Oral Surg Oral Med Oral Pathol Oral Radiol Endod 112:322–327

Tonetti MS et al (2017) Dental caries and periodontal diseases in the ageing population: call to action to protect and enhance oral health and well-being as an essential component of healthy ageing – Consensus report of group 4 of the joint EFP/ORCA workshop on the boundaries between caries and periodontal diseases. J Clin Periodontol 44(Suppl 18):S135–S144

Tranasi M et al (2009) Microarray evaluation of age-related changes in human dental pulp. J Endod 35(9):1211–1217

Travell JG, Simons G (2002) Handbuch der Muskel-Triggerpunkte. Urban & Fischer, München

van der Maarel-Wierink CD et al (2011) Meta-analysis of dysphagia and aspiration pneumonia in frail elders. J Dent Res 90:1398–1404

van der Maarel-Wierink CD et al (2014) Subjective dysphagia in older care home residents: a cross-sectional, multi-centre point prevalence measurement. Int J Nurs Stud 51:875–881

van der Putten GJ et al (2014) Poor oral health, a potential new geriatric syndrome. Gerodontology 31(Suppl 1):17–24

Vilgis TA, Lendner I (2015) Schluckstörungen. In: Vilgis TA, Lendner I, Caviezel R (Hrsg) Ernährung bei

Pflegebedürftigkeit und Demenz. Lebensfreude durch Genuss. Springer, Wien, 6, S 75–102

Villa A et al (2015) World Workshop on Oral Medicine VI: a systematic review of medication-induced salivary gland dysfunction: prevalence, diagnosis, and treatment. Clin Oral Investig 19(7):1563–1580

Visvanathan V, Nix P (2010) Managing the patient presenting with xerostomia: a review. Int J Clin Pract 64:404–407

Von Heymann W, Smolenski UC (2011) Die craniomandibuläre Dysfunktion. Manuelle Medizin 49:347–360

Von Piekartz H et al (2014) Einfluss der CMD auf die mechanische Schmerzschwelle außerhalb der Kopf-Gesichts-Region. Manuelle Medizin 52:420–426

Von Treuenfels H (2017) Gesund beginnt im Mund. Knaur, München

Weinert BT, Timiras PS (2003) Invited review: Theories of aging. J Appl Physiol (1985) 95(4):1706–1716

Weinert M, Stienen MH, Hess L, Alef E (2017) Neuer Whole-mouth-Test zur Diagnostik der Nahrungsperzeption. Forum Logopädie 31(4):12–17

Wolff K-D, Bootz F, Beck J, Bikowski K, Böhme P, Budach W, Burkhardt A, Danker H, Eberhardt W, Engers K, Fietkau R, Frerich B, Gauler T, Germann G, Gittler-Hebestreit N, Grötz K, Horch R, Ihrler S, Keilholz U, Lell M, Lübbe A, Mantey W, Nusser-Müller-Busch R, Pistner H, Paradies K, Reichert T, Reinert S, Schliephake H, Schmitter M, Singer S, Westhofen M, Wirz S, Wittlinger M (2012) Leitlinienprogramm Onkologie | S3 Leitlinie Mundhöhlenkarzinom. AWMF-Register-Nummer (007-100OL) S 61–63

Wu B et al (2016) Association between oral health and cognitive status: a systematic review. J Am Geriatr Soc 64(4):739–751

Wu Y-Y, Xiao E, Graves DT (2015) Diabetes mellitus related bone metabolism and periodontal disease. Int J Oral Sci 7:63

Weiterführende Literatur

Barbe AG et al (2017a) Efficacy of GUM(R) Hydral versus Biotene(R) Oralbalance mouthwashes plus gels on symptoms of medication-induced xerostomia: a randomized, double-blind, crossover study. Clin Oral Investig 22(1):169–180

Doty R, Kamath V (2014) The influences of age on olfaction: a review. Front Psychol 5(20)

Kobayashi Y, Yokoyoma M, Shiga H, Namba N (1198) Sleep condition and Bruxism in Bruxist. (Abstract), Nippon Dental University, Tokyo

Therapeutische Interventionen

*Ulrike Albrecht, Klaus Albrecht, Melanie Weinert, Peter Nydahl,
Anna Littwin, Manuela Motzko, Wiebke Wasilewski,
Birgit Kumbrink und Markus Spalek*

© Springer-Verlag GmbH Deutschland, ein Teil von Springer Nature 2019
M. Motzko, M. Weinert, U. Albrecht (Hrsg.), *Kiefergelenk und Kaustörungen*,
https://doi.org/10.1007/978-3-662-59210-6_5

5.1 Physiotherapie, Manuelle Therapie, Osteopathie

Ulrike Albrecht und Klaus Albrecht

Strukturelle Probleme auf ihre biomechanischen und funktionellen Ursachen hin zu erforschen und zu diagnostizieren, ist das Eine, sie funktionell zu therapieren, das Andere. Es sind häufig gerade diese funktionellen, therapeutischen Ansätze, die „wie das Salz in der Suppe" für einen guten Therapieerfolg verantwortlich sind. In diesem Kapitel wird die Vorgehensweise in der Physiotherapie aufgezeigt, die Manuelle Therapie als erweiterte Methode der Physiotherapie und die Osteopathie als erweiterte Methode der Manuellen Medizin vorgestellt.

5.1.1 Physiotherapie

Dvoràk und Grob (1999), Stelzenmüller und Wiesner (2010), Bartow (2011), oder von Piekartz (2015), um nur einige wenige Autoren zu nennen, haben in ihren Büchern ausführlich über diagnostische und therapeutische Interventionen im physiotherapeutischen Bereich geschrieben. Es wäre anmaßend, zu behaupten, dass dieses umfassende Thema im vorliegenden Kapitel in Gänze beschrieben werden könnte. Den Autoren ist es aber, insbesondere vor dem Hintergrund eines interdisziplinären Ansatzes in der Therapie, wichtig, die allgemeine Vorgehensweise in der Physiotherapie ohne Anspruch auf Vollständigkeit hin allen potentiellen Lesern verständlich vorzustellen und die eine oder andere Lücke zu füllen.

◾ Physiotherapeutischer Befund und Diagnostik

Physiotherapeuten sind Spezialisten für Bewegung und daher besonders geeignet, Bewegungseinschränkungen zu finden, zu bewerten und zu behandeln. Die Befundung eines Patienten geschieht im Rahmen von Fragebögen, visuellen Analogskalen, Bewegungs- und Muskeltests, Gleichgewichts- und Koordinationstest und/oder auch mit Zuhilfenahme von Apparaten (Goniometer, SonoSens-Analyse, Zebris u. a.). Entgegen bildgebender Verfahren (Röntgen, CT, MRT etc.), bei denen

nur eine aktuelle Momentaufnahme bzw. eine strukturelle Veränderung aufgezeigt werden kann, erstellt der Physiotherapeut im Rahmen seines Clinical Reasoning eine eigene physiotherapeutische Diagnose und Arbeitshypothese. Diese sind entscheidend für das weitere Vorgehen, die Gestaltung der Therapie und für die Wahl der adäquaten physiotherapeutischen Methode/Technik.

Hintergrundinformation

Das „Clinical Reasoning" ist in den letzten Jahren und für die immer wissenschaftlicher orientierte Physiotherapie – mit der Forderung nach Evidenz based practice (EBP) – ein wertvolles Handwerkszeug zur kritischen Auseinandersetzung mit den einzelnen therapeutischen Schritten geworden. Es hat den Physiotherapeuten geholfen, sich intensiv mit ihrem Tun, von der Befundaufnahme, den Untersuchungsprozessen und -schematas, der Erstellung eigener struktureller und funktioneller physiotherapeutischer Diagnosen, dem Erstellen von Arbeitshypothesen, bis hin zum Hinterfragen der therapeutischen Ergebnisse, auseinanderzusetzen. Es hat sie befähigt, jeden einzelnen Schritt immer wieder zu überprüfen und an die aktuell klinische Situation anzupassen.
Das Clinical Reasoning basiert auf der International Classification of Functioning, Disability and Health (ICF). Sie ist eine Klassifikation der Weltgesundheitsorganisation, die erstmals 2001 erstellt und herausgegeben wurde und auf dem ganzheitsorientierten, bio-psycho-soziale Modell basiert, wonach der Mensch nicht nur nach seinen strukturellen, körperlichen Einschränkungen, sondern auch im Kontext persönlicher und externer Faktoren, in Bezug auf seine Aktivitäten im Alltag und in Bezug auf seiner Teilhabe am sozialen Leben betrachtet, behandelt und rehabilitiert wird.
Berufspolitisch hat sich – nach Ansicht der Autoren – die Physiotherapie dadurch zu einem wertvollen, eigenständigen Berufsfeld in der therapeutischen Versorgung von Patienten entwickelt.

◾ Anamnese

In die Anamnese fließen alle subjektiven Informationen des Patienten ein. Für Patienten mit Problemen rund um den Bereich Kiefer und Kauen sind das vor allem Informationen zu

- den Beschwerden (was, wo, wie, seit wann?),
- den Auslösern der Beschwerden,
- Bewältigungsstrategien,
- der Vorgeschichte (Zahneingriffe, neue Schienen, Bandscheibenvorfälle, Unfälle …),
- Beruf,
- Sportart, Musikinstrument, weitere Hobbys,
- sonstigen Erkrankungen und Medikation.

Es kann hilfreich sein, von neuen Patienten bereits vor Beginn der Erstkonsultation über

Fragebögen erste Informationen zu erhalten. Beteiligte aller Berufsgruppen sollten besonders im Bereich der Anamnese einen Blick „über den Tellerrand hinaus" wagen. Wie es beispielsweise für einen Zahnarzt ungewöhnlich ist, nach Bandscheibenvorfällen zu fragen, so ist es für Physiotherapeuten ungewöhnlich, nach Schluck- oder Stimmproblemen, für Logopäden, nach Beckenproblemen etc. zu fragen. Dies zeigt sich bereits in der Gestaltung des Fragekatalogs von Aufnahmefragebögen, die in diversen Fachpraxen vor Beginn der Erstkonsultation an Patienten ausgegeben werden. Viele reichen in ihrer Fragestellung nicht über das Fachgebiet des betreffenden Untersuchers hinaus. Andere Fragebögen hingegen, wie z. B. die SL-NRSkala (Stelzenmüller und Wiesner 2010) sind dahingehend sehr ganzkörperlich gestaltet und es ist daher umso verwunderlicher, dass die darin enthaltenen Hinweise auf funktionelle Zusammenhänge und Läsionsketten nicht bereits zu einem früheren Zeitpunkt die allseits propagierte interdisziplinäre Zusammenarbeit einleiten.

> **Ohne interdisziplinäre Anstrengungen, die bereits mit der Anamnese beginnen, wird es schwierig, eine ganzheitlich interdisziplinär orientierte Diagnose zu stellen, bzw. eine Behandlung zu planen und durchzuführen.**

Die Autoren verwenden für die Befundung von Patienten Befund „blöcke", die teilweise mit denen, der bekannten SL-NRSkala vergleichbar bzw. identisch sind. Erweitert werden die bekannten Blöcke durch Punkte, die für eine ganzheitliche physiotherapeutische Therapieplanung wichtig sind und die Kommunikation im interdisziplinären Austausch erleichtern.

■ Inspektion/Sichtbefund

Der Sichtbefund liefert erste Informationen über Symmetrie und Proportionen des Patienten. Wir unterscheiden einen Sichtbefund von ventral von einem Sichtbefund von lateral.

■■ Sichtbefund von ventral

Linien/Proportionen Augenbrauen, Augenwinkel: Hier werden Abweichungen von einer gedachten horizontalen bzw. vertikalen Längsachse vermerkt. Abweichungen von den gedachten Linien können Informationen über das Vorliegen von Gesichtsskoliosen liefern, auf z. B. funktionell muskuläre Spannungssyndrome oder auf neurologische Läsionen (z. B. Faszialisparesen) hinweisen.

Nasenloch: Häufig liegt ein schmaleres Nasenloch auf der einen bzw. ein breiteres Nasenloch auf der anderen Seite vor. Ein enges Nasenloch kann z. B. sowohl auf eine eingeschränkte Atmung, als auch auf eine leichte Gesichtsasymmetrie hinweisen. Dabei ist es möglich, dass die Maxilla auf der Seite des schmalen Nasenlochs etwas steiler steht bzw. die Maxilla auf der Seite des runderen Nasenloches etwas breiter/tiefer liegt. Ein Blick durch den geöffneten Mund auf den harten Gaumen zeigt dann auf einer Seite einen schmalen, „gotischen" und/oder einen breiten/tiefen Gaumen. Nicht selten geht dieser Befund mit dem Vorliegen eines Kreuzbisses einher.

Ohren: Hier wird verzeichnet, ob eines der beiden Ohren mehr nach außen absteht, und wenn ja, um welches Ohr es sich dabei handelt. Wir schreiben für das Ohr, das nach außen absteht ein AR (= für Außenrotation) in das betreffende Feld. Steht keines der beiden Ohren ab, dann vermerken wir das mit einem x im mittleren Feld (= Gleich).

Linien/Proportionen Nase und Kinn: Weichen die Nasenspitze oder die Kinnspitze von einer gedachten longitudinalen Längsachse durch die Mitte des Gesichts von dieser ab, dann vermerken wir das mit einem Kreuz (= x) im Feld Re- oder Li-abweichung.

Haltung: Der Patient befindet sich frontal vor dem Therapeuten stehend. Ein Schulterhochstand auf der einen Seite kann z. B. von einer Skoliose herrühren, könnte jedoch aber auch die Anpassung an eine Narbe oder das Resultat eine Dysgnathie (= Fehlentwicklung von Kiefer, Zähnen, Kausystem) sein.

Thorax: Ein eingesunkener Thorax kann z. B. auf eine Haltungsschwäche, eine reduzierte Atmung und damit auf eine herabgesetzte kraftvolle Ansteuerbarkeit des Zwerchfells hindeuten.

Becken: Die Position des Beckens im Stand liefert Anhaltspunkte über den Haltungstyp und die Ausprägung der Wirbelsäulenkrümmungen. So haben z. B. Menschen mit einem Flachrücken weniger ausgeprägte Krümmungen in den einzelnen Wirbelsäulenabschnitten. Das mag zwar aufrecht aussehen, geht aber mit einer verringerten Flexibilität in den Wirbelsäulenabschnitten einher.

Sonstiges: Hier können sonstige Auffälligkeiten vermerkt werden, wie z. B.:

- Allgemeinzustand (Rollstuhlfahrer, Trainingszustand…)
- Vorliegen von Narben
- Mundatmung
- Tiefe Nasolabialfalte

■ ■ **Sichtbefund von lateral**

Haltung: Die Referenzlinie zur Bestimmung einer aufrechten Haltung ist eine Lotlinie (◘ Abb. 5.1), die beginnend am Ohr, über die Schulter zum Trochanter major des Femurs und dann bis zum Malleolus lateralis des Fußes fällt. Im Idealfall befinden sich die Referenzpunkte auf dieser Lotlinie.

Der Patient wird zum Sichtbefund aufgefordert, „gerade" zu stehen. Die Autoren verwenden in der Praxis deshalb den Begriff „gerade", weil Patienten mit der Aufforderung „Stehen Sie aufrecht." häufig den ganzen Körper anspannen, sich sozusagen komplett straffen und mit der Aufforderung „Stehen Sie bitte in ihrer gewohnten Position.", meist eine laxe, bequeme und asymmetrische Haltung einnehmen.

Abweichungen der Referenzpunkte Schulter, BWS und Knöchel von der Lotlinie nach anterior oder posterior werden im Befund vermerkt.

Die Position des Ober- zum Unterkiefer, sichtbar an der Lage der Ober- zur Unterlippe:

- **Retrognathie:** Zurückstehender Unter- oder Oberkiefer (= mandibuläre/maxilläre Retrongathie)
- **Progenie:** Vorstehender Unterkiefer (= mandibuläre Progenie)
- **Prognathie:** Vorstehender Oberkiefer (= maxilläre Prognathie)

Im Sichtbefund wird eine Progenie mit „Mandibula anterior", eine Retrognathie mit „Mandibula posterior" gekennzeichnet.

Kieferprofilfeld (◘ Abb. 5.2; ◘ Tab. 5.1) In der seitlichen Betrachtung der Haltung und des Schädels lohnt es sich immer, einen Blick auf den Profilaufbau des Gesichtsschädels zu werfen. Dabei denken wir uns eine senkrechte Linie, ausgehend von der Nasenwurzel (= Nasion = N) und eine weitere Senkrechte, ausgehend von der Orbita. Das Kieferprofilfeld liegt zwischen diesen beiden Senkrechten, wobei sich in der Mitte dieser beiden Linien im Idealfall die Kinnspitze (= Pogonion = Po) befinden sollte. Als waagrechte Bezugslinie dient eine Linie zwischen dem Ohr (= Porion = P) und der Orbita (Schopf 2000). Schopf beobachtet, dass das Gesichtsprofil (konvexer oder konkaver Profilverlauf) häufig der Lage zwischen Ober- und Unterkiefer entspricht. Damit ginge ein konkaver Gesichtsprofilverlauf eher mit einer Progenie, ein konvexer Gesichtsprofilverlauf eher mit einer Retrognathie einher. Für den physiotherapeutischen Befund könnte das Vorliegen eines z. B. konkaven Gesichtsprofils ein Hinweis auf vorherige Unfälle oder Frakturen im Mittelgesichtsbereich sein, die in Folge eine eingeschränkte Atmung, rezidivierende Sinusitis oder auch Kiefer- und Zahnschmerzen mit verursachen könnten.

Mundhöhle und Zahnstellung (◘ Tab. 5.2) Das Vorliegen von Befunden in der Mundhöhle macht besonders deutlich, wie wichtig ein

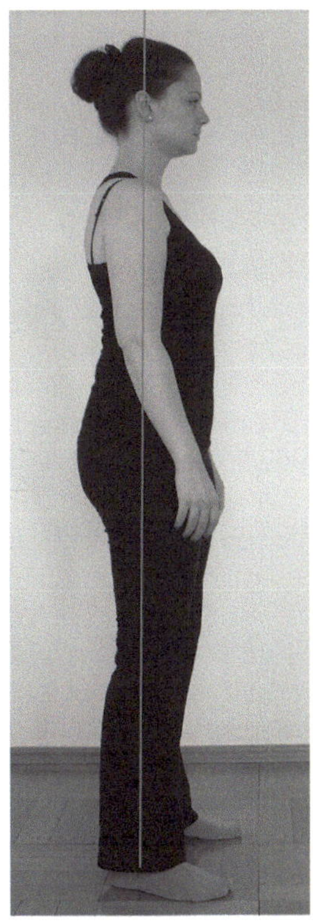

◘ **Abb. 5.1**   Lotlinie bei aufrechter Haltung

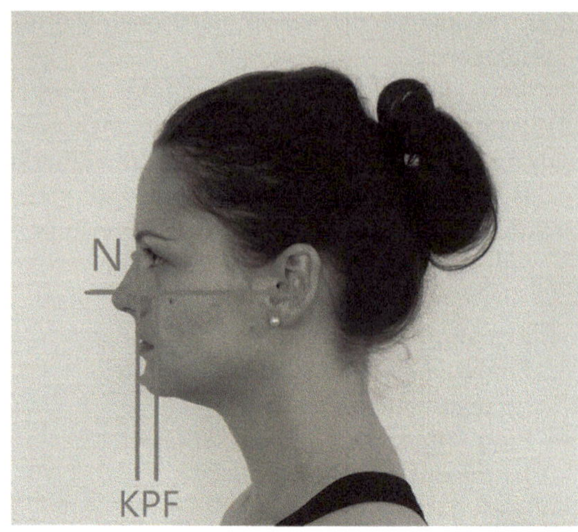

Abb. 5.2   Kieferprofilfeld

Tab. 5.1   Sichtbefund von ventral und lateral

Haltung Stand ventral			
	Re>	Gleich	Li>
Ohr-Schulter-Abstand			
	Eingesunken		Gestreckt
Thorax			
	Gekippt	Lot	Aufgerichtet
Becken			
Sonstiges			

interdisziplinärer Ansatz in der Behandlung von Kiefer- Kau- und Schluckproblematiken ist.

Zahnstellung

Fehlstellungen der Zähne können ursächlich z. B. auf unterentwickelte Alveolarfortsätze oder auf funktionelle (Habits) Anteile zurückgeführt werden. Auch wenn mit einer physiotherapeutischen Behandlung keine Zahnfehlstellung behoben werden kann, so liefert diese doch Informationen über das funktionelle Zusammenspiel und die Interaktion der betroffenen Strukturen.

Der normale Biss ist eigentlich ein „Überbiss". Das heißt, dass

Tab. 5.2   Befund Mundhöhle und Biss

		Ja	Nein
Wangen	Entzündungen		
	Zahneindrücke		
Zähne	Kronen		
	Zahnersatz		
	Inlays		
	Füllungen / Material		
	Abrasionen		
	Zahnstellung		
	Karies /Parodonditis		
	Zahnlücken		
Biss-abweichungen	Overbite		
	Overjet		
	Kopfbiss		
	Offener Biss frontal		
	Offener Biss lateral		
	Kreuzbiss		
Sonstige Auffälligkeiten			

- die Zähne des Oberkiefers die Zähne des Unterkiefers im Normalfall um einen bis zwei Millimeter überlappen und
- die ersten beiden Schneidezähne sowohl im Ober- als auch im Unterkiefer eine gemeinsame Mittellinie aufweisen.

Abweichungen von einem normalen Biss können sein:
- **Overbite:** Dabei handelt es sich um einen Überbiss der Zähne des Oberkiefers gegenüber der Zähne des Unterkiefers in cranio-caudaler Richtung, der bereits zu Zahnfleischstörungen führt. Ist dieser Overbite größer als 4 mm, dann bezeichnet man dies als
- **„Tiefer Biss".**
- **Overjet:** Dabei handelt es sich um Überbiss der Zähne in antero-posteriorer Ebene, die im Normalfall auch 2–3 mm sein sollte.

Kommt dabei der Unterkiefer dem Oberkiefer so nahe, dass sich die Schneidezähne berühren, dann spricht man von einem

- **Kopfbiss**, bei dem die Schneidezähne beim Zubeißen einen Frühkontakt (treffen vor bzw. anstelle der Molaren aufeinander) verursachen.
- **Kreuzbiss**: Bei einem Kreuzbiss beißen die Seitenzähne nicht korrekt aufeinander. Der Oberkiefer verschiebt sich in die eine, der Unterkiefer in die andere Richtung.
- **Offener Biss**: Hierbei handelt es sich um eine vertikale Abweichung der Zähne von der Okklusionsebene. Es kommt dabei nur zu einem kleinen oder sogar negativen Overbite. Die Problematik kann sowohl frontal – frontal offener Biss – als auch lateral – lateral offener Biss – sein.
- **Kieferklemme** (= Trismus): Der physiotherapeutische Befund hat hier nur eine richtungsweisende Funktion. Die endgültige Beurteilung der Fehlstellung obliegt dann dem behandelnden Zahnarzt, der über den Schweregrad der Fehlstellung und die nötige zahnmedizinische Therapie entscheidet.

◼ Palpation Muskulatur (◘ Tab. 5.3)

Die Palpation ist für die physiotherapeutische Befundung und Diagnostik ein wichtiges Instrument. Durch Palpation können Veränderungen, Anomalien und Asymmetrien in der Gewebebeschaffenheit entdeckt werden. Diese können sich z. B. durch die Zunahme von Spannung im Gewebe, die wir mit +, ++ oder +++ kennzeichnen, durch schmerzhafte Zustände und/oder Ausstrahlungen in weiter entfernt gelegene Körperabschnitte, die im Befund als positive Palpationsbefunde vermerkt werden, äußern. Das Vorhandensein von palpablen Triggerpunkten vermerkt der Therapeut mit TP in der Tabelle.

Zur Aufnahme der Schmerzbefunde eignet sich die Verwendung einer visuelle Analogskala (VAS). Der Patient gibt seine subjektiven Befunde auf einer gedachten Schmerzskala von 0 (= keine Schmerzen) bis 10 (= maximaler Schmerz) an. Die Zahlen können in der Tabelle ebenfalls vermerkt werden.

Die Tabelle umfasst nicht alle Muskeln, die tastbar wären. So lassen die Autoren beispielsweise die mimische Muskulatur im Bereich der Palpation weg, da diese im Feld Beweglichkeit mitgetestet wird.

◼ Muskelfunktionstests

Dieser Unterpunkt wird nur der Vollständigkeit halber erwähnt, denn da die Kaumuskulatur in der klinischen Überprüfung immer synergistisch arbeitet, ist es nicht möglich, eine Aussage über die Kraftentfaltung eines einzelnen Muskels zu machen. Es werden also für die Kaumuskulatur keine Muskelfunktionstests durchgeführt.

Ein weiterer Grund dafür, auf Muskelfunktionstests zu verzichten, ist der, dass beispielsweise Patienten mit Discusverlagerungen und Schmerzen ihren M. temporalis deutlich mehr einsetzen werden, als ihren M. masseter. Es gibt sogar geschlechtsspezifische Unterschiede. So zeigen Frauen mit Diskusverlagerung und ohne Schmerzen, dass sie ihren M. masseter auf einem niedrigen Niveau deutlich häufiger belasten, als Männer mit Diskusverlagerung und ohne Schmerzen (Gallo 2016).

◼ Beweglichkeitsprüfung

Aktive Beweglichkeitsprüfung des Kiefergelenks

Bei der aktiven Beweglichkeitsprüfung wird der Patient in sitzender Ausgangsposition gebeten, alle Bewegungen des Kiefers aktiv auszuführen (◘ Abb. 5.3, 5.4, 5.5, 5.6, 5.7 und 5.8). Es wird dabei sowohl das Bewegungsausmaß, als auch die Bewegungsdurchführung geprüft.

◼◼ Bewegungsausmaß

Bewegungsausmaß s. ◘ Tab. 3.1 in ▶ Abschn. 3.2.1: Es wird vermerkt, inwieweit das Bewegungsausmaß ausgeführt werden kann bzw. wie eingeschränkt die Beweglichkeit ist.

Das Bewegungsausmaß kann im praktischen Alltag am schnellsten mit einem Goniometer gemessen werden.

◼ Bewegungsdurchführung

Unter der Bewegungsdurchführung wird vermerkt, wie die Bewegung durchgeführt werden kann. Dabei wird Bezug auf den Inzisalpunkt genommen. Der Inzisalpunkt ist der Punkt, an dem sich die mittleren (31 und 41) Schneidezähe des Unterkiefers treffen.

Weicht der Inzisalpunkt während der Kieferöffnung beispielsweise nach lateral ab und kommt dann wieder in die Medianebene zurück, dann wird diese Deviation grafisch auf einer Linie vermerkt. Weicht der Inzisalpunkt während der Kieferöffnung nach lateral ab und kommt

Tab. 5.3 Palpation Muskulatur

Spannung +/++/+++ Schmerz von 0 bis 10 Triggerpunkte (TP)							
Kiefermuskulatur			**Suprahyoidale Muskulatur**			**Occipito-cervicaler Übergang und Schultergürtel**	
	re	li		re	li		re	li
M. masseter pars superficialis			M. mylohyoideus			M. recuts capitis post. maj.		
M. masseter pars profundus			M. digastricus venter ant.			M. recuts capitis post. min.		
M. pterygoideus medialis			M. digastricus venter post.			M. recuts capitis ant.		
M. pterygoideus lateralis			M. geniohyoideus					
M. temporalis pars anterior								
M. temporalis pars medialis						M. sternocleidomastoideus		
M. temporalis pars posterior						M. trapezius		
M. buccinator						Mm scaleni		
						M. levator scapulae		
Zunge			Infrahyoidale Muskulatur			M. pectoralis major		
	re	li				M. scaleni		
M. genioglossus			M. omohyoideus					
M. hyoglossus			M. sternohyoideus					
			M. thyrohyoideus					

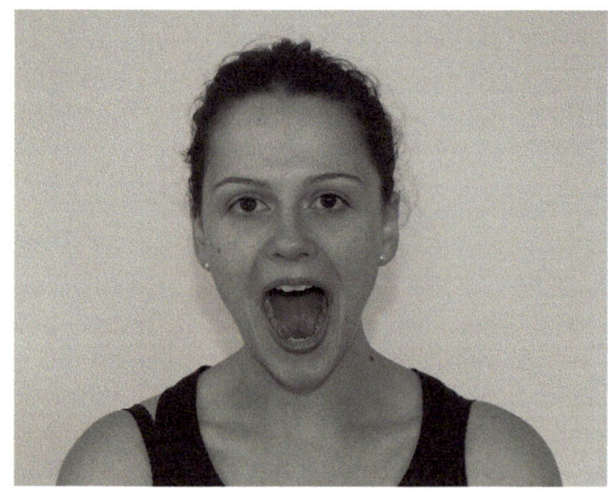

Abb. 5.3 Abduktion

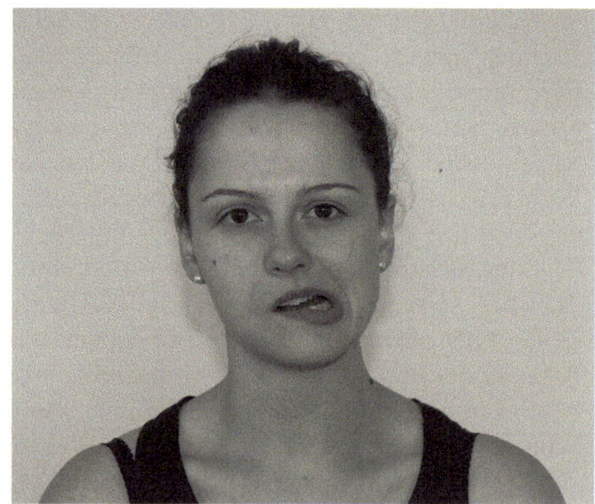

Abb. 5.4 Laterotrusion links

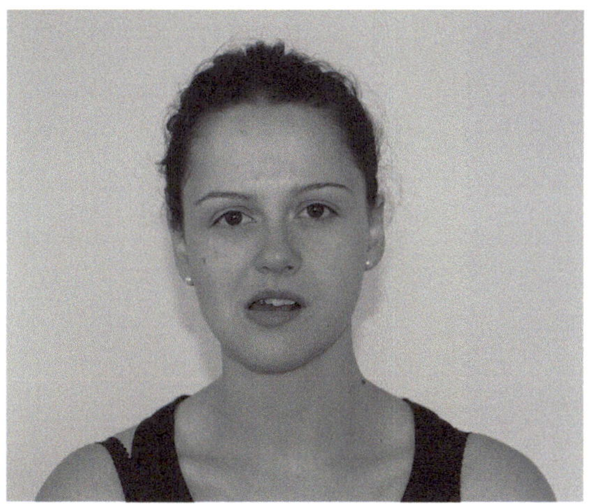

Abb. 5.5 Laterotrusion rechts

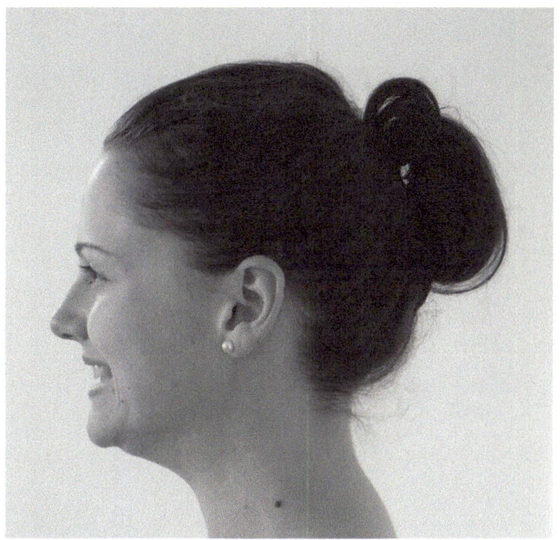

Abb. 5.7 Retrotrusion

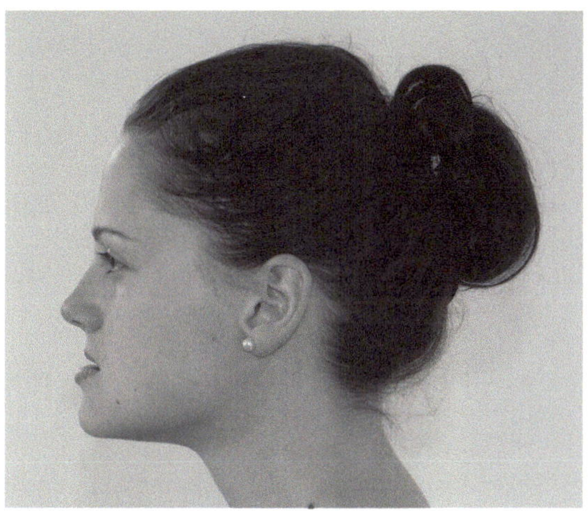

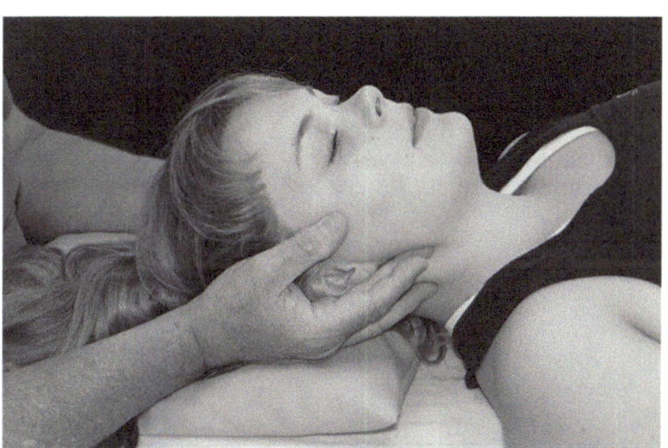

Abb. 5.8 Ruheschwebe/free-way-space

Abb. 5.6 Protrusion

dann nicht wieder in die Medianebene zurück, dann kann diese Abweichung/Deflexion beispielsweise mittels eines Gonimeters gemessen und vermerkt werden, oder auch auf einer Linie grafisch dargestellt werden.

Während der Mundöffnung oder dem Schließen des Kiefergelenks kann es zu Knackgeräuschen kommen.

> **Was für alle Gelenke am Körper gilt, gilt auch für das Kiefergelenk: Nicht jedes Knackgeräusch weist auf eine Pathologie hin.**

Da das Knackgeräusch aber häufig gemeinsam mit Funktionseinschränkungen und Pathologien im Kieferbereich auftritt, wird es in die Befundung aufgenommen. Der Einfachheit halber wird unterschieden, ob das Knackgeräusch im ersten, zweiten oder dritten Drittel der Mundöffnung oder des Mundschlusses auftritt.

▪▪ Passive Beweglichkeit des Kiefergelenks (▪ Tab. 5.4)

Die passive Beweglichkeitsprüfung des Kiefergelenks sollte nur dann erfolgen, wenn die aktive Beweglichkeitsprüfung keine Schmerzen verursacht hat. Bei der passiven Beweglichkeitsprüfung wird das Bewegungsausmaß durch den Behandler aktiv weitergeführt, um Informationen über die Beschaffenheit der Weichteile bzw. über das Endgefühl zu erhalten.

Tab. 5.4 Beweglichkeitsprüfung Kiefer

	Aktive Bewegungen			Passive Bewegungen			Deviation	Deflexion
		Schmerz		Schmerz		Endgefühl		
	mm	re	li	re	li			
Kieferöffnung								
Laterotrusion links								
Laterotrusion rechts								
Protrusion								
Retrusion								
	Möglich	Nicht möglich						
Ruheschwebe								

■ Beweglichkeitsprüfung der Zungenmuskulatur

Zur Prüfung der Beweglichkeit der Zunge wird der sitzende Patient aufgefordert, folgende Bewegungen mit der Zunge auszuführen (▶ Kap. 3):

- **Retrusion:** Hierbei unterscheiden wir in unserem Befund zwischen der Retrusion nach dorso-cranial (M. styloglossus) und der Retrusion nach dorso-caudal (M. hyoglossus), die uns Informationen über die Koordinationsfähigkeit der Zunge beim Transport des Bolus nach dorsal liefert.
- **Protrusion**
- **Dorsoflexion**
- **Ventroflexion**
- **Elevation**
- **Depression**
- **Retroflexion**

■ Beweglichkeitsprüfung des Os hyoideum und des Pharynx (■ Tab. 5.5)

Erster Schritt: Für die Befundung werden das Os hyoideum (an den beiden Cornu majus) und der Pharynx seitlich flächig umgriffen und beide Strukturen lateral nach links und rechts bewegt (■ Abb. 5.9). Der Bewegungsspielraum beträgt hier je Seite ca. 4 cm (Wachsmuth und von Lanz 1955).

Diese Untersuchung kann sowohl im Liegen, als auch im Sitzen durchgeführt werden.

Die andere Hand des Therapeuten liegt dabei der hinteren HWS an. In dieser Situation kann die Position des Os hyoideum auf Höhe C3-4 getestet werden. Befindet sich das Hyoid nicht auf dieser Höhe, dann könnte z. B. an eine Lagestörung in der Zunge gedacht werden (Stelzenmüller und Wiesner 2010).

Zweiter Schritt: Das Os hyoideum wird umgriffen und der Patient gebeten

- die vordere Zunge an den Gaumen zu drücken (= Ansaugen): Das Os hyoideum macht eine Bewegung nach cranial, wobei sich der vordere Teil weiter hebt, als der hintere (AE = anteriore Elevation).
- den hinteren Teil der Zunge an den Gaumen zu drücken (= Ansaugen): Das Os hyoideum macht eine Bewegung nach cranial, wobei sich der hintere Teil weiter hebt, als der hintere (PE = posteriore Elevation.
- die Bauch- und Zwerchfellmuskulatur im Sinne von „Luftanhalten" schnell anzuspannen: Das Os hyoideum bewegt sich nach caudal, der hintere Anteil nach Ansicht der Autoren mehr, als der vordere Anteil.

■ Ansteuerung mimische Muskulatur (■ Tab. 5.6)

Die Überprüfung der mimischen Muskulatur findet nach dem klinisch standardisierten Vorgehen statt. Die Befundung findet ebenfalls am sitzenden Patienten statt. Es wird die

◘ Tab. 5.5 Befund und Beweglichkeitsprüfung Zunge und Hyoid

Zunge	Sichtbefund	Ja	Nein
	Fehlstellung		
	Faltenzunge		
	Belag		
	Zahneindrücke		
	Beweglichkeit	Möglich	Nicht möglich
	Retrusion		
	Protrusion		
	Dorsoflexion		
	Ventroflexion		
	Depression		
	Retroflexion		
Hyoid	Passive Beweglichkeit	Möglich	Nicht möglich
	Lateralisation re (4 cm)		
	Lateralisation li (4cm)		
	Aktive Beweglichkeit		
	Anteriore Elevation		
	Posteriore Elevation		
	„Luftanhalten"		
		Ja	Nein
	Lage in Höhe C3-C4		

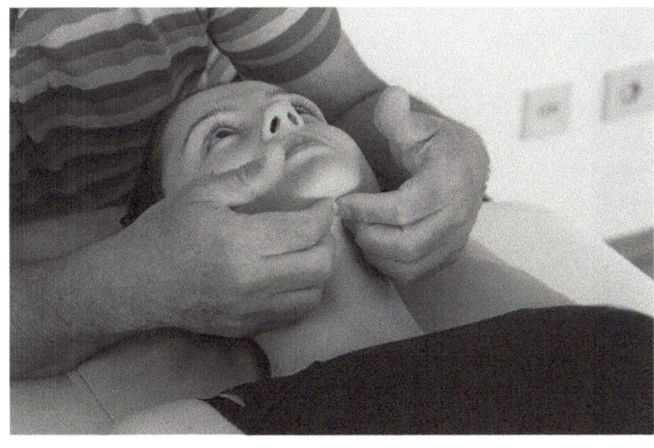

◘ Abb. 5.9 Handanlage zur Überprüfung der Beweglichkeit des Os hyoideum

◘ Tab. 5.6 Befund mimische Muskulatur

	Re	Li	Beidseits
Stirn-runzeln			
Nase-rümpfen			
Augen schließen			
Nase breit machen	Möglich	Nicht möglich	
Lippen spitzen			
Mund breit			
Pfeiffen			

Ausführung der Bewegungen im Seitenvergleich beobachtet:
- **Stirnrunzeln** (= Stirn hochziehen)
- **Naserümpfen:** Nachdem wir die Ausführung im Seitenvergleich überprüft haben, bitten wir den Patienten anschließend, nur das Öffnen des Naseneingangs zur Vergrößerung des queren Nasendurchmessers auszuführen (siehe Atembefund unten).
- **Augenschließen**
- Den **Mund spitz und breit ziehen**
- **Pfeifen**

Aktive und passive Bewegungsprüfung der HWS (◘ Tab. 5.7)

Die aktive Bewegungsprüfung der ganzen HWS beginnt am sitzenden Patienten. Er wird gebeten, eine Flex/Ex, eine Rotation re/li und eine Seitneige der HWS aktiv durchzuführen. Dabei wird das aktive Bewegungsausmaß gemessen, z. B. mit einem Goniometer gemessen.

Eine Kopfrotation in Dorsalflexion zeigt eine Blockierung unterhalb des Axis, eine Kopfrotation in Ventralflexion zeigt eine Blockierungen vor allem der Kopfgelenke auf (Frisch 1991).

Der aktiven Bewegungsprüfung folgt die passive Bewegungsprüfung. Sie ist ein vom

◘ Tab. 5.7 HWS-Befund

	Beweglichkeit			Schmerz		Atlasrotation
	Aktiv	Passiv		Re	Li	
			C1			Re – post
Flex 50°			C2			Li – post
Ex 70°			C3			
Sn re 40°			C4			
Sn li 40°			C5			
Rot re 80°			C6			
Rot li 80°			C7			
			Th1			
	Positiv	Negativ				
De-Kleyn-Test						
Hautnah-Test						

Therapeuten ausgeführtes Nachfedern in die getestete Bewegungsrichtung.

- Für die Dorsalflexion gilt: Endgefühl = Hart elastisch
- Für die Ventralflexion gilt: Endgefühl = Fest-elastisch
- Für Lateralflexion und Rotation gilt: Endgefühl = Fest-elastisch
- (▶ Abschn. 5.1.2, Manuelle Therapie)

Die Ergebnisse der Bewegungsprüfung werden in eine einfache Tabelle eingefügt.

Gibt der Patient bei der Testung Schmerzen an, wird die segmentale Zuordnung in der Tabelle angegeben. Eine Fehlstellung des Atlas nach rechts oder links wird gesondert vermerkt.

De-Kleyn-Test: Der Patient wird im Sitzen aufgefordert, den Kopf nach hinten zu strecken und zu einer Seite maximal zu rotieren. Diese Position soll für 20–30 s gehalten werden, während deren der Patient die Augen geöffnet hält und sprechen soll.

Symptome wie Schwindel, visuelle Störungen, Nystagmus, skandierte Sprache, Übelkeit deuten auf eine Insuffizienz der A. vertebralis hin. Die Symptomatik nimmt dabei während der Durchführung zu (Crescendo-Symptomatik).

Der De-Kleyn-Test kann auch aus Rückenlage ausgeführt werden.

❗ **Ein positiver de-Kleyn-Test deutet auf eine A.-vertebralis-Problematik hin.**

Schmerzhafte Bewegungseinschränkungen im Befund können auf eine Beteiligung der Bandscheibe hinweisen, besonders wenn mehrere Bewegungsrichtungen von Einschränkungen betroffen sind.

Hautnah-Test: Der sitzende Patient wird aufgefordert, beide Arme nach vorne zu strecken und dann den Kopf nach links und nach rechts zu drehen. Kommt es während der Durchführung zu einem Kraftverlust eines Armes, deutet das auf eine HWS-Problematik hin.

■ **Atmung**

Der Atembefund (◘ Tab. 5.8) setzt sich aus einem Sicht- und einem Hands-on-Befund zusammen.

Der Sichtbefund dient Therapeuten auch als Instrument dafür, Hinweise auf das eventuelle Vorliegen anderer Erkrankungen, die eine weitere ärztliche Abklärung erfordern, zu erhalten.

❗ **Achtung**
- **Zyanose kann auf eine Erkrankung der Lunge – z. B. Lungenemphysem -, oder auch auf eine Herzerkrankung – z. B. Herzklappenfehler – hinweisen.**
- **Ein – besonders, wenn einseitig auffallend – Halsvenenstauung im supraclaviculären Bereich könnte auf das Vorliegen eines Pancoast-Tumors hinweisen.**
- **Ein Ödem geht mit einem gestörten Lymphabfluss einher, das postoperativ, aber z. B. auch beim Vorliegen von Neoplasie entstehen kann.**

◘ Tab. 5.8 Atembefund

			Ja	Nein
Herz/Kreislauf				
	Zyanose			
	Halsvenenstauung			
	Ödeme			
		Wenn ja, wo		
Atembeobachtung in Ruhe/habituelle Atmung				
			Ja	Nein
	Allg. Atemwege frei			
	Atemfrequenz/min			
			Nase	Mund
	Einatmung			
	Ausatmung			
			Vorhanden	Nicht vorhanden
	Atembewegung Zunge			
	Atembewegung Mundboden			
	Atembewegung Pharynx			
	Einsatz Atemhilfsmuskulatur			
Kontaktatmen			Möglich	Nicht möglich
	Schultergürtel			
	Manubrium			
		Gleich	Re > li	Li > re
	Costo-sternal			
	Flankenatmung			
	Rückenatmung			
„Luftanhalten"			Möglich	Nicht möglich

Die Atembewegung der Zunge wird durch Befragen des Patienten ermittelt, die Atembewegung des Mundbodens und des Pharynx wird am liegenden Patienten durchgeführt, vorzugsweise sofort nach der Testung der Spannung des M. mylohyoideus.

Die Beobachtung der habituellen Atmung wird idealerweise im Stehen durchgeführt, da sich hier der Patient in seiner gegen die Schwerkraft aufgerichteten habituellen Haltungsposition befindet. Eine schwache Atmung macht in dieser Ausgangsposition den Einsatz der Atemhilfsmuskulatur erforderlich.

Für den Hands-on-Befund in Schultergürtelhöhe sollte der Therapeut, hinter dem Patient stehend, seine Finger jeweils auf den Schultergürtel des Patienten legen, sodass die Zeigefinger jeweils oberhalb, die Mittelfinger jeweils unterhalb der Clavicula zu liegen kommen. So kann im Rechts-Links-Vergleich die Atemexkursion, besonders der oberen Lungenspitzen erfühlt und beurteilt werden.

Für das Kontaktatmen am Manubrium reicht es aus, wenn der Therapeut nur die Finger einer Hand auf den Knochen legt und hier die leichte Vor- und Aufwärtsbewegung des Manubriums während der Einatmung testet.

Sowohl die costo-sternale, als auch die Flanken- oder Rückenatmung werden im Rechts-Links-Vergleich durchgeführt, um eine asymmetrische Atemexkursion bzw. Einschränkungen in der Rippenbeweglichkeit festzustellen zu können.

> Der Atembefund muss je nach Krankheitszustand des Patienten nicht selten im Sitzen durchgeführt werden. Dabei muss es für den Therapeut klar sein, dass ein Atembefund im Sitzen immer aus einer Ausatemstellung des Thorax heraus durchgeführt wird. Das heißt, dass sowohl die Ein-, als auch die Ausatmung aus einer Ausatemposition der Patienten heraus getestet wird.

■ SonoSens-Analyse (◘ Abb. 5.10)

Der SonoSens-Monitor dient der Haltungs- und Bewegungsanalyse mittels Sonometrie (Ultraschalldistanzmessung) in allen drei Bewegungsebenen. Zur Analyse werden acht Ultraschallsensoren rechts und links der Wirbelsäule aufgeklebt.

Durchführung der Messung:

- Applikation der Sensoren
- Kalibrierung
- Bestimmung maximale Beweglichkeit
- Kurzzeitmessung/Langzeitmessung
- Entfernen der Sensoren
- Auslesen der Daten

Die Autoren verwenden die SonoSens-Analyse zur Bestimmung der Beweglichkeit in allen drei Wirbelsäulenabschnitten im Stand und beim Gehen, mit oder ohne Schienenversorgung, vor oder nach der Therapie. Das Verfahren eignet sich im Besonderen zur Therapieevaluierung, zur Therapiekontrolle und zur Überprüfung der Therapieergebnisse.

■ Physiotherapeutische Therapiemethoden/ Techniken/Verfahren

In diesem Kapitel sollen einige der vielfältigen Möglichkeiten physiotherapeutischer Interventionen für Patienten mit Kiefer- und Kauprobleme kurz vorgestellt werden.

■■ Muskuläre Verfahren

Die muskuläre Therapie in der Physiotherapie setzt isometrische, konzentrische oder exzentrische Arbeit der Muskulatur therapeutisch ein. Sie schließt auch die Arbeit mit passiven Techniken, wie Dehnungen, Friktionen etc. ein. Dennoch: Es ist nichts so wichtig, wie eine gute Befundung, wenn diese auch manchmal aufgrund des Zeitmangels in der Physiotherapie auf 2 Behandlungssequenzen, mit Ersthypothese, Probebehandlung, Re-tests und zusätzliche Befundung ausgedehnt werden muss. Ein Patientenbeispiel soll dies verdeutlichen:

Patientenbeispiel

Patientin, Mitte 20, kommt während dem Schreiben ihrer Masterarbeit wegen persistierender Brustwirbelsäulenschmerzen Höhe Th 7/8 in die Praxis. Sie macht regelmäßig Uni-Sport, hat aber trotzdem lange Sitzzeiten und vermutet, dass die Schmerzen damit in Zusammenhang stehen. Bei der Befundung fällt eine klassisch artikuläre Blockade TH7/8 auf, sie kann den Oberkörper schmerzfrei nur ca. 25° nach links drehen, sodass für die physiotherapeutisch/manualtherapeutische Behandlung die Mobilisation der

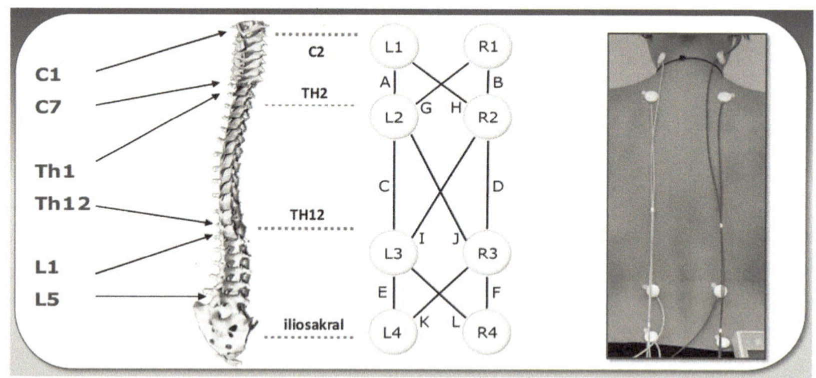

◘ **Abb. 5.10**   Applikationsprinzip der SonoSens-Analyse

Blockade, ergänzt durch Muskeltechniken und Gelenktechniken der Brustwirbelsäule auf dem Programm stehen. Diese klassisch manuelle Therapie bleibt ohne Erfolg.

Bei der weiteren Untersuchung fällt auf, dass die Patientin den Mund beim Sprechen kaum öffnet und auch sonst eine schwach ausgeprägte Mimik hat. Bei der Befragung gibt sie an, als Kind schon bei einer Logopädin gewesen zu sein, da sie mit manchen Buchstaben Probleme gehabt habe. Eine Zahnspange hatte sie jedoch nie. Die weitere Untersuchung ergibt ein nach links verschobenes Os hyoideum mit Hypertonus des M. hyoglossus und der gleichseitigen Kiefermuskulatur (M. masseter und M. pterygoideus med.). Es zeigt sich, dass die Patientin in dem Moment, in dem sie die Zungenspitze gegen einen rechten Prämolaren 1/4 oder 1/5 Zahn drückt und damit aktiv die Korrektur eines Kompensationsmusters vornimmt, spontan eine schmerzfreie endgradige Rotationsbewegung des Oberkörpers durchführen kann. Die weitere Behandlung mit muskulären Techniken findet folglich vermehrt im cranio-mandibulären Bereich statt.

Aktive physiotherapeutische Übungen werden den Patienten zum Großteil auch als Heimübungsprogramm mitgegeben. Dazu gehören u. a. Eigendehnungen oder Mobilisationstechniken, wie die Eigendehnung des M. sternocleidomastoideus und Übungen zur Mobilisation des Unterkiefers zu beiden Seiten.

■ **Eigenübung ZIS (= Zunge in Schwebe)**

Nach Ansicht der Autoren sollten alle Patienten mit Kiefer- und Kauproblemen über die Ruheschwebelage des Unterkiefers und der Zunge aufgeklärt werden. Als Übungsauftrag für die Patienten schlagen die Autoren anstelle von ZAP (= Zunge am Platz) den Begriff ZIS (= Zunge in Schwebe) vor. Die praktische Umsetzung von ZAP seitens der Patienten zeigt nämlich häufig eine Dauerkompression oder ein krampfhaftes Ansaugen der Zunge an den harten Gaumen, anstelle eines weichen, schwebenden und flächigen Kontakts der Zunge hinter den Zähnen des Oberkiefers. Dadurch, dass die Zunge ein Hydrostat ist, resultiert aus diesem übermäßigen Druck der Zunge gegen den harten Gaumen (wie beim falsch verstandenen ZAP) eine Aktivierung der Kiefermuskulatur

auch ohne Kontakt der Zähne. Gleichzeitig beobachten die Autoren bei diesen Patienten eine Verringerung der Bauchatmung und die Zunahme der Spannung im Zwerchfell. Mit der Bezeichnung ZIS soll dieser falschen Umsetzung entgegengewirkt werden, denn der Platz der Zunge ist genauso wichtig, wie ihre Fähigkeit, bei der Atmung locker mitzuwirken.

■ **Triggerpunkt-Therapie**

Travell (Travell und Simons 2002) beschreibt zur Behandlung von Triggerpunkten verschiedene Verfahren:

- Postisometrische Relaxation nach Karel Lewit
- Reziproke Inhibition
- Muskelenergietechniken
- Druckanwendung
- Shiatsu (Druckpunkte)
- Friktionsmassage
- Eisbehandlung
- Periostbehandlung
- Biofeedback
- Jontophorese und Phonophorese
- Wärme/Kälte
- Stromtherapie (Reizstrom)
- Ultraschall

Zur Behandlung von Triggerpunkten in der Physiotherapie haben Triggerstäbe Einzug in die praktische Arbeit gehalten. Deren Vorteil ist, dass der Druck über den Triggerstab in einer handschonenden Arbeitsposition für den Therapeuten ausgeübt werden kann. Eine Skala auf der Vorderseite des Stabes zeigt an, mit wieviel Druck (in kg) gearbeitet wird. So kann die Schmerzempfindlichkeit des Triggerpunktes in Bezug zur Druckstärke gesetzt und eine gute Verlaufskontrolle der Therapie vorgenommen werden.

In den USA wird das „dry needeling" ebenfalls als eine erfolgreiche von Physiotherapeuten durchgeführte Therapiemethode angewendet (Dommerholt et al. 2006).

■ **Atemtherapie/Atemmuskeltherapie**

Die Atemtherapie ist eine der ältesten Therapieverfahren, die es gibt. Quer über alle Kontinente, durch alle Kulturen und Zeitepochen: Immer wurde die Atmung als eine ganzheitliche Funktion des Körpers wahrgenommen und ihr eine zentrale therapeutische Wirkung zugeschrieben (Qi Gong, Tajiquan, Ilse Middendorf etc.).

Über den Einfluss der Atmung auf das Bewegungssystem hat sich schon Lewit (2005) Gedanken gemacht. Er stellt den Begriff der „Atmungssynkinese" vor, mit dem er Bewegungen anspricht, die zwangsläufig mit einer Einatmung oder mit einer Ausatmung, sozusagen gekoppelt, ablaufen. Eine solche Atmungssynkinese wäre das Mundöffnen bei der Einatmung und der Mundschluss bei der Ausatmung (Lewit 2005).

Eigenversuch

Setzen Sie sich entspannt und mit geschlossenem Mund auf einen Stuhl. Nun atmen Sie langsam ein und aus. Sind Kiefer und Zunge locker, dann werden Sie das Gefühl haben, dass sich bei der Einatmung der Mund tendenziell öffnen möchte, die Kiefer „schließer" also nachlassen. Bei der Ausatmung entsteht das Gefühl von Spannungsaufbau in diesen Muskeln.

Bei Patienten mit Kiefer- und Kauproblematiken, die in der Anamnese von akuten HWS-Distorsionen berichten, sollte therapeutisch also unbedingt eine Detonisierung der reflektorisch hypertonen Muskulatur und die Ausbalancierung des Stressmusters, beginnend mit Zwerchfell- und Atemtechniken, angestrebt werden.

Die hier gezeigte Schaukelbewegung des Zwerchfells dient dem Training und verbessert die Wahrnehmung des Zwerchfells als Haltungsmuskel. Zur Durchführung wird der Patient gebeten, zu einem Drittel einzuatmen und bei angehaltener Luft den Bauch im Wechsel so weit als möglich herauszustrecken und wieder einzuziehen. Dies geschieht so oft, wie die Luft angehalten bleiben kann.

■ Haltungsschule

Längst ist bekannt, dass für das Zustandekommen einer guten Haltung neben der Muskulatur und der Aktivierung des tiefen stabilisierenden Systems (TSS) auch Fertigkeiten und Fähigkeiten wie Koordination, Gleichgewicht, Atmung und Körperwahrnehmung eine wichtige Rolle spielen. In der Physiotherapie werden diese Teilaspekte sowohl im Präventionsbereich (neue Rückenschulen nach der KddR = Konföderation der deutschen Rückenschulen), als auch in der Therapie umgesetzt.

Core-Training ist eine moderne Form des Trainings des TSS zwischen Zwerchfell und Hüfte, also insbesondere des M. transversus abdominis, dem Beckenboden und den Mm. multifidii. Das „Powerhouse" aus dem Pilates kann als Core-Training des Rumpfes gesehen werden.

■ Haltungsschulung aus dem Bereich der Funktionellen Bewegungslehre nach Susanne Klein-Vogelbach

Die funktionelle Bewegungslehre nach Klein-Vogelbach gehört zum Basishandwerkszeug eines jeden Physiotherapeuten. Er erlernt hier, komplexe Bewegungsabläufe zu analysieren und funktionelle Zusammenhänge zu erkennen, die weit über die z. B. schmerzhaft betroffene Struktur hinausreichen. Neben der Analyse ist die richtige Instruktion des Patienten ein wichtiges Element in der FBL. Der Therapeut soll eine Veränderung im Bewegungsverhalten des Patienten bewirken können. Dies kann entweder durch „Be-Hand-lung" oder/und durch Bewegungsschulung geschehen.

„Der Cowboy" als Übung hat beispielsweise das Ziel, die aufrechte Haltung einnehmen zu lernen. Die Übung wird mit einem Tempo von ca. 120 Hopsern pro Minute durchgeführt, denn der Stauchungseffekt auf die Wirbelsäule entspricht in etwa der Belastung beim Laufen (Klein-Vogelbach 1990).

■ Feldenkrais

Die Feldenkrais-Methode wurde Mitte des zwanzigsten Jahrhunderts von Moshé Feldenkrais entwickelt. Feldenkrais war Physiker, dessen Interesse der Verhaltensphysiologie und der Neuropsychologie galt. Nach Feldenkrais besteht das Ich-Bild aus vier Teilen, die an jedem Tun beteiligt sind:

1. Bewegung
2. Sinnesempfindung
3. Gefühl
4. Denken

Auf dieser Grundlage entwickelte er ein Bewegungskonzept. Über Bewegung soll auch auf die drei anderen Bestandteile (Sinnesempfindung, Gefühl und Denken) im Sinne einer Verbesserung des Ich- Bildes gewirkt werden.

> Das Leben eines Menschen ist ein
> ununterbrochener Vorgang; und nicht die
> Veranlagung oder Eigenschaften, die einer hat,
> sondern die Art dieses Vorganges ist es, die
> der Verbesserung bedarf. (Feldenkrais 1968)

Das Feldenkrais-Konzept sollte nach Ansicht der Autoren in Therapie und Forschung größere Beachtung finden.

▪ TENS-Therapie

TENS = Transkutan elektrische Nervenstimulation bei der die Stimulation niederfrequent sein kann. Hülse et al (2003) stimulieren den M. temporalis, M. masseter, die hinteren Halsmuskeln und den anterioren Digastricusmuskel. Sie weisen im EMG eine deutliche Reduktion der Spannung dieser Muskeln nach TENS-Stimulation nach. Darüber hinaus konnten sie aufzeigen, dass sich die habituelle Okklusion nach Entspannung der Kiefermuskulatur mithilfe von niedrigfrequenter TENS-Therapie im Durschnitt um 1,5 mm nach anterior verlagerte. Klein et al. veröffentlichten in 2016 eine Literaturübersicht (europäischer Raum), in der sie sich mit der Frage der physiotherapeutischen Interventionen als Mittel der Wahl bei cranio-mandibulären Dysfunktionen auseinandergesetzt haben. Sie konnten aufzeigen, dass sich die TENS-Therapie zur Minderung der muskulären Aktivität der Kaumuskulatur anwenden lässt. Die TENS-Therapie wird mit dem Ziel der Schmerz- und Spannungsreduktion in der Kiefermuskulatur eingesetzt.

▪ Schröpfen

Die Schröpftherapie hat eine Geschichte, die bis 3000 Jahre vor Christus zurückgeht. Ihre Wirkung reicht über das Ausleiten über die Haut, der Entgiftung, der Reflexzonen- und Schmerztherapie bis hin zur Aktivierung des Stoffwechsels oder die Anregung des Immunsystems und der Aktivierung des Lymphflusses, um hier einleitend nur ein paar Wirkmechanismen zu nennen. Spätestens seit die Faszientherapie nach Typaldos mit dem Fasziendistorsionsmodell (FDM), ein aus der Osteopathie stammendes Konzept des 2006 verstorbenen amerikanischen Notfallmediziners und Arztes Stephen Typaldos in Deutschland bekannt wurde, erfreut sich das Schröpfen in der Naturheilkunde, der

Osteopathie und der Physiotherapie neuer und großer Aufmerksamkeit.

Hintergrundinformation
Typaldos hat in seinem Fasziendistorsionsmodell Schmerzangaben von Patienten kategorisiert und sie bestimmten Faszienproblemen (Fasziendistorsionen) zugeordnet. So entstanden für die faszialen Störungen Begriffe wie Triggerbänder, Kontinuumdistorsion, hernierter Triggerpunkt, Zylinderdistorsion, Faltdistorsion und tektonische Fixation.
Eine Behandlungsmöglichkeit gerade innerhalb der FDM ist das Schröpfen.

Leider weisen viele Patienten nach Operationen oder Bestrahlungen starke Schwellung im Gewebe oder auch Adhäsionen und/oder Narben in den beteiligten faszialen Strukturen auf. Gerade hier kann die Schröpftherapie ergänzend helfen.

5.1.2 Manuelle Therapie

Die Manuelle Therapie wurde von Kaltenborn (1985) nach Deutschland gebracht, wo sie sich rasch zu einem unverzichtbaren Befund- und Therapieverfahren für viele an Biomechanik interessierte Therapeuten etabliert hat. Sie hat sich in den vergangenen Jahrzehnten von einer, rein auf die Verbesserung der Gelenkmobilisation, hin zu einem ebenfalls ganzheitlich orientierten Befund- und Therapieverfahren weiterentwickelt. Demgegenüber haben sich viele klassisch und ursprünglich manualtherapeutischen Untersuchungsmethoden und Behandlungstechniken als fester Bestandteil einer ganzheitlich orientierten Physiotherapie etabliert. Bei der Vorstellung der Manuellen Therapie werden die Autoren nicht auf einzelne Muskel- und Nerventests eingehen, sondern in das ursprüngliche und grundsätzlich biomechanische Verständnis und die Vorgehensweise in der Manuellen Therapie der Gelenke einführen und exemplarisch die Handanlage zum Lösen einzelner Kiefer- und Kaumuskeln am Schädel darstellen.

▪ Zum Verständnis von Knochen- und Gelenkverbindungen

Alle miteinander artikulierenden Gelenkpartner verfügen über eine (mehr oder weniger) konkave (= nach innen gekrümmte) oder konvexe (= nach außen gekrümmte) Gelenkfläche.

Da es sich bei jeder Bewegung eines Knochens in einem Gelenk um eine kombinierte Roll-Gleit-Bewegung handelt, kann man sagen, dass es sich bei allen anatomischen Knochenbewegungen um Rotationen (aktive und passive) handelt. Diese Rotationen oder Rollkomponenten haben bei der Bewegung eines Gelenks immer dieselbe Bewegungsrichtung, wie der Knochen. Die Richtung der Gleitkomponente hängt davon ab, ob es sich bei der Gelenkfläche des sich bewegenden Gelenkpartner um eine konvexe oder um eine konkave Gelenkfläche handelt.

> **Wichtig**
> – **Bewegt sich an einem Gelenk der konkave Gelenkpartner, dann gleitet seine Gelenkfläche in dieselbe Richtung, wie die der Knochenbewegung.**
> – **Bewegt sich an einem Gelenk der konvexe Gelenkpartner, dann gleitet seine Gelenkfläche in die entgegengesetzte Richtung, wie die der Knochenbewegung.**

- **Befund**

Die Gelenkuntersuchung in der Manuellen Therapie besteht aus folgenden Schritten (Frisch 1991).
1. Inspektion
2. Aktive und passive Bewegungsprüfung
3. Palpation
4. Translatorische Tests
5. Ggf. weiterführende Untersuchungen ärztlicherseits (Röntgen etc.)

Zu 1. Bei der Inspektion eines Gelenks wird auf Deformitäten (prä-, postoperativ, erworben, angeboren) und auf Veränderungen im Gewebe (Rötung, Schwellung…) geachtet. Strukturelle Deformitäten bedingen funktionelle Adaption und kompensatorische Bewegungsmuster.

Zu 2. Aktive und passive Bewegungsprüfung

Voraussetzung für die aktive und passive Bewegungsprüfung von Gelenken ist die Kenntnis über seine Bewegungsachsen, Freiheitsgrade und das normale zu erwartende Bewegungsausmaß.

Bei der aktiven Bewegungsprüfung wird das zu bewegende Gelenk aktiv in alle seine Bewegungsgrade bewegt. Dies kann mit einem Goniometer leicht gemessen und festgehalten werden.

Für die Prüfung der passiven Bewegung ist es in der Manuellen Therapie wichtig, sich einen Eindruck über das Endgefühl einer Bewegung zu machen. Dieses stellt sich am Ende einer jeder weitergeführten aktiven Bewegung ein, wenn die Bewegung in den passiven Bereich dosiert weitergeführt wird. Am Ende der Bewegung stellt sich im Gewebe einen Stopp ein, der sich unterschiedlich anfühlen kann (Kaltenborn 1985).

▪▪ Weich-elastisch

Eigenversuch

Greifen Sie mit ihrer linken Hand das rechte Handgelenk und beugen Sie den rechten Ellenbogen, so weit als möglich. Nun federn Sie mit ihrer linken Hand das rechte Handgelenk weiter in Richtung rechtes Schultergelenk. Die Bewegung wird durch die Spannung des M. biceps limitiert, das Endgefühl ist weich-elastisch.

▪▪ Hart-elastisch

Eigenversuch

Nun strecken Sie den rechten Ellenbogen aus und wippen Sie mit der linken Hand den rechten Ellenbogen in eine vermehrte Streckung. Das Olecranon des Ellenbogens wird dabei in seine Gelenkfläche gepresst, das Endgefühl ist hart-elastisch.

▪▪ Fest-elastisch

Eigenversuch

Haken Sie den Zeige- und Mittelfinger Ihrer rechten Hand in die vorderen Zähne des Unterkiefers ein und öffnen sie den Mund. Dann ziehen Sie den Unterkiefer mit den rechten Fingern noch weiter nach caudal und bewegen Sie den Kopf gleichzeitig nach hinten in Extension. Die Gelenkkapsel des Kiefergelenks und die umgebenden Bänder limitieren diese Bewegung, das Endgefühl ist fest-elastisch.

Zu 4. Translatorische Gelenktests/Gelenkspiel/Joint play.

Alle Gelenke haben ein gewisses „Spiel", bevor die umliegenden Weichteile gespannt werden. Laut Kaltenborn (1985) stellt das Gelenkspiel die Separation zweier Gelenkpartner und ein in Separation durchgeführtes geradliniges (translatorisches) Gleiten dar. Dabei kann der Begriff „Separation" synonym mit Traktion verwendet werden. Es wurde an anderer Stelle bereits darauf hingewiesen, dass das Gelenkspiel im Kiefergelenk auch mit dem Begriff des „Free way space" beschrieben wird.

Schupp und Marx (2002) beschreiben das Joint play als die Summe der passiven Bewegungsmöglichkeiten eines Gelenkes, also der Bewegungen, die aktiv nicht mehr durchgeführt werden können.

In der manualtherapeutischen Diagnostik und in der Therapie wird praktisch grundsätzlich folgendermaßen vorgegangen:

Der proximale Gelenkpartner wird gelenknah fixiert und der distale Gelenkpartner gelenknah mobilisiert.

Die Separation findet durch die Traktion am distalen Gelenkpartner statt. Das translatorische Gleiten stellt die parallele Verschiebung des zu bewegenden, distalen Gelenkpartners dar.

Für Manualtherapeuten und/oder Physiotherapeuten, die Patienten mit Kiefer- und Kauproblemen manualtherapeutisch behandeln, ist die manuelle Diagnostik für die Weiterplanung der Therapie wichtig. Mithilfe der Testergebnisse können Gelenkblockaden exakt erfasst und therapiert werden. Die klassisch Manuelle Diagnostik und Therapie kommt für folgende Bereiche zur Anwendung:

- **Temporomandibulargelenk** → Auskunft über Gelenkkapsel, ligamentäre Strukturen des Gelenks und translatorische Verschieblichkeit des caput mandibulae
- **Atlas/Axis** → Auskunft über klassische Blockierung, Spannung in der oberen Nackenregion, und Beteiligung der Augen
- **Untere Halswirbelsäule** → Auskuft über evtl. Beteiligung des N. phrenicus
- **Clavicula** (Sternoclavicular- und Acromioclaviculargelenk) → Auskunft über Beteiligung der Schulter- und der vorderen Hals- und Rachenmuskulatur
- **Rippe 1** → Auskunft über Schulter und Atmung

■ Therapie

Die manualtherapeutische Behandlung der Gelenke richtet sich nach der Konvex-Konkav-Regel von Kaltenborn (Kaltenborn 1985). Sie bildet das mechanische Grundprinzip für die Behandlung und gilt für alle Gelenke des Körpers.

Soll ein bewegungseingeschränktes Gelenk behandelt werden, dann werden zunächst beide Gelenkpartner möglichst gelenknah umgriffen. Wie schon in der Befundung, so wird auch in

der Therapie der proximale Gelenkpartner zum fixierten, der distale Gelenkpartner zum zu mobilisierenden Gelenkpartner werden.

Die Gelenkebene (Tangentialebene), auf der dieser distale Gelenkpartner mobilisiert wird, ist eine gedachte Ebene über der Oberfläche des konkaven Gelenkpartners, unabhängig davon, ob es sich bei diesem um den proximalen oder den distalen Partner handelt.

Soll nun das Bewegungsausmaß eines Gelenks vergrößert werden, dessen zu bewegender Gelenkpartner eine konkave Gelenkfläche besitzt, dann findet die manualtherapeutische Translation (= Gleiten) in die Richtung der Bewegungseinschränkung statt.

Soll das Bewegungsausmaß eines Gelenks vergrößert werden, dessen zu bewegender Gelenkpartner eine konvexe Gelenkfläche besitzt, dann findet die manualtherapeutische Translation (= Gleiten) entgegengesetzt der Richtung der Bewegungseinschränkung statt.

Schupp und Marx (2002) beschreiben die Manuelle Therapie als wesentlichen Bestandteil zur Behandlung des kraniomandibulären Systems und verweisen auf die Aussage von Upledger, dass durch die Dekompression des Kiefergelenks nach caudal auch die Sutura squamosa und die Ossa parietalia korrigierend mobilisiert werden (Upledger und Vredevoogd 1994) kann (■ Abb. 5.11).

Die Atlastherapie nach Arlen stellt eine Sonderform der Manuellen Medizin dar. Sie ist zwar eine manualtherapeutische Behandlungsform, besteht aber lediglich aus einem Fingerstoßimpuls auf dem Querfortsatz des ersten Halswirbels (Coenen et al. 2015). Die ÄMKA (Ärztegesellschaft für manuelle Kindertherapie

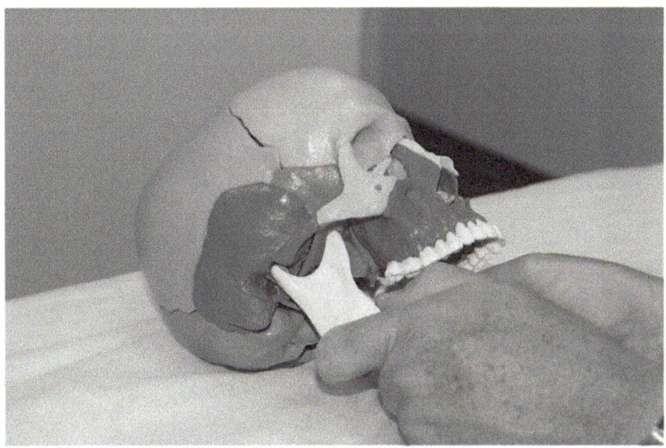

■ **Abb. 5.11**   Beidseitige Traktionsmobilisation am Kiefergelenk

und Atlastherapie) informiert über dieses neurophysiologische Konzept, das ausschließlich von Ärzten ausgeführt wird. Kopp und Plato (2003) konnten zeigen, dass die Atlastherapie nach Arlen die dreidimensionale Lage des Unterkiefers relativ zum Oberkiefer verändern kann (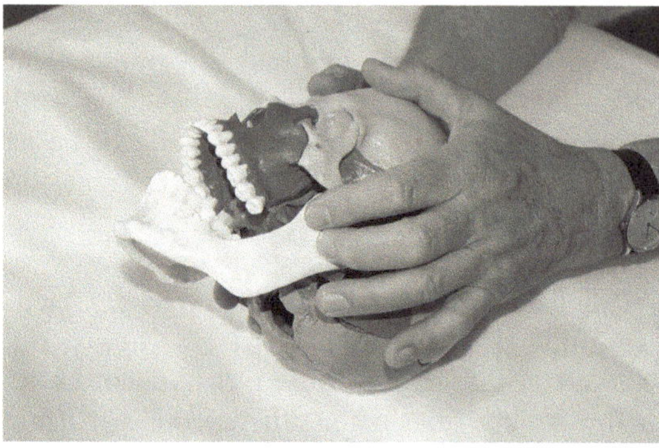 Abb. 5.12, 5.13 und 5.14).

Abb. 5.12 Handanlage für manuelles Lösen des M. masseter

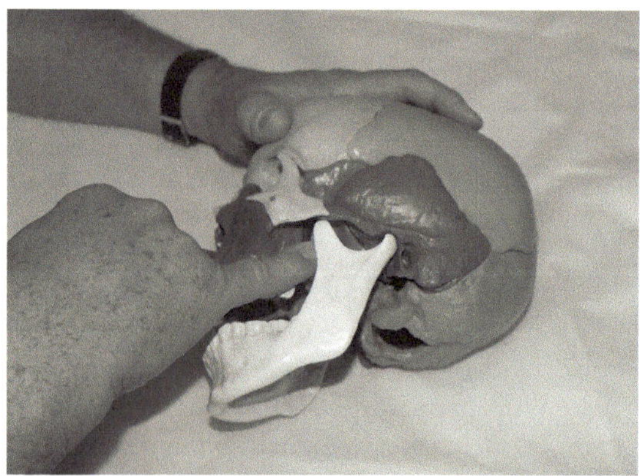

Abb. 5.13 Handanlage für manuelles Lösen des M. pterygoideus lateralis

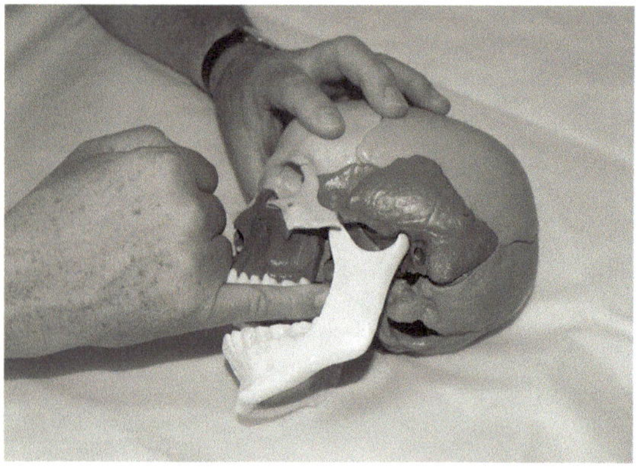

Abb. 5.14 Handanlage für manuelles Lösen des M. pterygoideus med

5.1.3 Osteopathie

▪ Entstehung

Die Osteopathie ist ein ganzheitlich manuelles Diagnose- und Therapiesystem.

Sie entstand im 19. Jahrhundert durch Andrew Taylor Still (*1828 + 1917), dem Sohn eines Methodistenpredigers. Er war der damaligen Medizin gegenüber sehr kritisch eingestellt, denn er beobachtete, dass den Krankheiten die damals gültige Medizin hilflos gegenüberstand.

Still war an der Mechanik, an Hebeln, Dreh- und Schwungrädern von Maschinen interessiert und übertrug diese mechanische Idee auch auf die Funktionsweise des menschlichen Körpers. Viele der damaligen Krankheiten interpretierte/sah er als Symptome fehlgesteuerter Flüssigkeitsversorgung durch vermehrte oder verringerte Nervenaktivität (Hermanns 2013) in der „menschlichen Maschine".

Neben dem mechanischen Konzept, der „Knochenausrichtung" und heutigen Biomechanik, existierte für Still auch das energetische Konzept, das Nervensystem mit dem Gehirn als „Dynamo für die menschliche Maschine". Die Eigenschaft vasomotorischer Nerven, über Blutmenge und Blutstrom zu bestimmen, verbindet diese beiden Systeme. Still sah dabei auch, dass sich Lebensgewohnheiten, Stress etc. auf diese Aktivitäten und damit auf die Entstehung von Krankheiten auswirken können. Das dritte Konzept, das Still beschrieb, ist das spirituelle Konzept. Still sprach vom Menschen als einer Einheit aus Geist, Materie und Bewegung (the triune man).

Der Begriff Osteopathie setzt sich aus den beiden Begriffen Osteo = Knochen und Pathos = Leid zusammen.

▪ Grundprinzipien der Osteopathie

1. **Ganzheitlichkeit:** Das Ganzheitsprinzip wird heute häufig mit dem Begriff des bio-psycho-sozialen Modells erklärt. Basierend auf der Definition der WHO, nach der Gesundheit „… ein Zustand vollkommenen körperlichen, geistigen und sozialen Wohlbefindens und nicht allein das Fehlen von Krankheit und Gebrechen" ist, wird demnach der Mensch als Individuum im Kontext und Austausch zu seinen Lebenswelten und vor dem Hintergrund seiner eigenen Über-

zeugung und Erfahrung gesehen. Dieser Gedanke entspricht dem Gedanken der Ganzheitlichkeit in der Osteopathie. Der Mensch wird als mehr, als die Summe seiner Organe, Knochen und sonstigen Einzelteile gesehen. Alle Faktoren der Umwelt, Ernährung, physikalische Reize oder auch psychoemotionale Faktoren wirken auf den Körper und bewirken Reaktionen und Reaktionsmuster. So sind letztlich auch Bilder der deutschen Sprache wie „Ich beiße mir die Zähne daran aus.", „Zähne zusammenbeißen und durch.", „Zähne zeigen." zu verstehen.

2. **Autoregulation:** Unter der Autoregulation verstehen wir in erster Linie die große Leistung unseres Immunsystems, das uns Menschen „wie von selbst" hilft, z. B. Schnittwunden, Schnupfen oder auch andere körperliche Dysbalancen in den Griff zu bekommen. Still verstand darunter die Fähigkeit von Lebewesen, sich zur Sicherung des Überlebens im Laufe der Evolution immer und immer wieder anpassen zu können. Still sprach von den Selbstheilungskräften des Menschen, der biologischen Intelligenz, die im Laufe der Evolution das Überleben von Lebewesen gesichert hat. Die Aufgabe von Ärzten und Therapeuten beseht nach Still darin, dem Patienten Hilfeleistung zur Aktivierung und zum Erhalt seiner Selbstheilungskräfte anzubieten, denn „Heilung" kann nur der Organismus selbst bewirken (Langer und Hebgen 2013).

3. **Bewegung:** Ob in der Kardiologie, oder der Sportwissenschaft – Bewegungsmangel ist heute allgemein als eine der Hauptursachen für die Entstehung moderner Zivilisationskrankheiten bekannt. Im umgekehrten Sinne ist also Bewegung eine der besten Therapien zur Behandlung und/oder Vermeidung eben jener. Hollmann und Strüder (2009) sprechen beispielsweise von der in den 70er-Jahren stattgefundenen Therapieumstellung in der Kardiologie hin zur aktiven Bewegung als von der bedeutendsten Revolution des zwanzigsten Jahrhunderts. Schon für Still stellten Bewegungseinschränkungen die Ursache von Dysfunktionen und Krankheitsentstehung dar. Er suchte bei seine Patienten Bewegungseinschränkungen sowohl im muskuloskelettalen Bereich, als

auch Bewegungseinschränkungen, die durch eine verminderte Zirkulation (z. B. Ödem) oder eine verminderte Atemexkursion (z. B. Rippen, Wirbelsäule, Becken) entstehen können.

4. **Form und Funktion:** Der Zusammenhang zwischen Struktur und Funktion ist wissenschaftlich längst belegt. Dieses grundlegende biologische Prinzip gilt für alles Leben, sei es die Pflanze, die, wenn nicht gegossen, vertrocknet. Sei es der Astronaut der, zurückkehrend aus dem All, eine reduzierte Knochendichte aufweist. Sei es für den Säugling, der schmatzend und saugend dafür sorgt, dass sich die Kiefer- und Kaumuskulatur ausbildet und sich der Unterkiefer hin zu einem schön gebogenen Knochen formt.

▪ Arbeitsbereiche der Osteopathie

1. Parietaler Bereich = Osteopathie des Bewegungsapparats
2. Viszeraler Bereich = Osteopathie der inneren Organe
3. Cranio-sakraler Bereich = Osteopathie im Bereich des Schädels, des Kreuzbeins und des primären Atemmechanismus (PAM)

▪▪ Zu Arbeitsbereich 1

Im parietalen Bereich der Osteopathie stehen das muskuloskelettale System mit seinen faszialen Strukturen und der Bewegungsapparat im Vordergrund der Betrachtung. Greenman (Greenman 1998) bedauerte schon im letzten Jahrhundert, dass das muskuloskelettale System in der medizinischen Lehre vielfach als eine Art „Kleiderständer" zur Aufhängung anderer Organe dient.

> » In der manuellen Medizin wird das muskuloskelettale System in einem wesentlich umfassenderen Zusammenhang gesehen, insbesondere als integraler Bestandteil des ganzen menschlichen Organismus mit Beziehungen zu multiplen anderen Organsystemen.

In osteopathischen Lehrbüchern werden für den parietalen Teil der Osteopathie häufig auch manualtherapeutische Techniken, wie sie auch aus der klassischen Manuellen Medizin und Therapie bekannt sind, vorgestellt. Ein wesentlicher Unterschied der parietalen Osteopathie gegenüber der Manuellen Medizin liegt u. a.

darin, dass in der Osteopathie – anders als in der Manuellen Medizin – das Erlernen und Erkennen biomechanischer Verknüpfungen/Verkettungen (▶ Abschn. 3.2) und das Befunden und Behandeln ungünstiger ganzkörperlicher Bewegungsmuster eine entscheidende Rolle spielt. Der parietale Bereich eignet sich in besonderem Maße dazu zu zeigen, wie Krankheit im osteopathischen Sinne entsteht:

Eine „normale" – muskuloskelettale – Funktion wird aus irgendeinem Grund gestört und ist nicht in der Lage, sich komplett zu reorganisieren. Benachbarte Strukturen werden sich daran anpassen, Kompensationshaltungs- und -bewegungsmuster werden ausgebildet. Im Laufe der Zeit treffen die unterschiedlichsten weiteren Ereignisse im Leben des Menschen ein, sei es ein Unfall, eine neue Zahnkrone etc. Wieder und wieder wird sich der Körper an diese neuen Gegebenheiten anpassen, bis zu dem Zeitpunkt, zu dem seine kompensatorischen Möglichkeiten erschöpft sind. Ab diesem Moment entwickeln sich für den Patienten an irgendeiner Stelle des Systems Schmerzen/„Krankheits" symptome. In der parietalen Osteopathie kann es also sehr gut möglich sein, dass ein Patient, der mit einem Kiefer- und Kauproblem kommt, primär am Becken oder sogar an den Füßen behandelt werden muss.

▪▪ Zu Arbeitsbereich 2

Jean-Pirerre Barral ist der Begründer der viszeralen Osteopathie. Er entwickelte spezielle manuelle Techniken um innere Organe, sowie ihre umgebenden Strukturen auf Bewegungseinschränkungen hin zu untersuchen und behandeln. Wie sehr das viszerale System im cervico- cranio-mandibulären Bereich mit dem parietalen System in Verbindung steht, möchten die Autoren an den osteopathischen Arbeiten von Roch und Piron (Roch und Piron 2013) aufzeigen. In diesem Bereich des muskulären Systems trifft das viszerales, unwillkürliches Muskelsystem auf das parietales, willkürliches Muskelsystem. Roch und Piron unterscheiden sechs Systeme, die zweierlei Verlaufsrichtungen haben:

Das **cranio-caudale System** besteht aus den folgenden drei Anteilen:
1. Postero-laterales parietalen Systems: 4 Muskelebenen der Halswirbelsäule
   a. Suboccipitale Muskeln
   b. M. semispinalis
   c. M. splenius
   d. M. trapezius und M. sternocleidomastoideus
2. Antero-laterales parietalen Systems: Ausgehend vom Os hyoideum
   a. Supra- und infrahyoidale Muskulatur
   b. Mundboden
3. Viszerales System: M. constrictor pharyngeus als zentrales viszerales System des Halses mit seinen knöchernen, seinen muskulären und faszialen Anheftungen.

Das **anterior-posteriore System** besteht aus folgenden drei Anteilen:
1. Stomatognathes System: Muskulatur, die auf die Mandibula wirkt
   a. Kiefermuskulatur
   b. Mimische Muskulatur
   c. Funktionelle Bedeutung des Free Way Space (FWS) = Ruheschwebe
   d. Neuromuskuläre in- und extrinsische Steuerung des stomatognathen Systems
2. Linguales System:
   ▬ Ex- und intrinsische Zungenmuskulatur.
   ▬ Die Zunge als Organ ist wichtig für:
      a. Haltung (globale Haltung und Steuerung des FWS)
      b. Verdauung (Vermischen der Nahrung, Schlucken)
      c. Atmung (Permeabilität des Oropharynx)
      d. Beziehung (artikulierte Sprache, Wort und Gesang)
      e. Sensorik (Fühlen, Nahrung greifen, Geschmack)
   ▬ Roch und Piron schreiben von der Zunge als dem „Privilegierten Zeugen der Verbindung zwischen parietaler und viszeraler Welt".
3. Laryngeales System: Muskeln des Kehlkopfs

Da diese sechs Systeme anatomisch und funktionell ineinandergreifen, werden bei der systematischen Untersuchung der Patienten die Bereiche Verfügbarkeit und Funktion betrachtet. Unter Verfügbarkeit verstehen Roch und Piron die Kinästhesie und Biodynamik. Hier sollen Mobilität wiederhergestellt und neurophysiologische Informationen wiederaufgefrischt werden (Körperwahrnehmung). Haltung, Schlucken, Atmung und Stimme werden als Funktionen innerhalb dieser sechs beschriebenen Systeme untersucht und bewertet.

▪▪ Zu Arbeitsbereich 3

Das cranio-sakrale Konzept wurde 1929 von W. G. Sutherland, einem Schüler Stills, erstmals in einer Veröffentlichung vorgestellt. Sutherland, der sich in seinen Studien in besonderem Maße für die Form und Beschaffenheit von Schädelnähten interessierte, kam zu dem Schluss, dass im Sinne von Struktur und Funktion, die Physiologie die Form der Schädelnähte erzeugt. Wahrscheinlich unter dem Einfluss Swedenborgs, einem schwedischen Publizisten, Wissenschaftler, Theologe und Philosophen, entwickelte Sutherland das cranio-sakrales Konzept, ein System, das ähnlich dem Herz-Kreislauf-System ebenfalls durch eine rhythmische Pulsation geprägt ist. Diese Pulsation, die Sutherland den primären respiratorischen Mechanismus (PMR) nannte, lässt sich in eine Inspirations- und eine Exspirationsphase mit einem Rhythmus von ca. 8–12 Zyklen pro Minute aufteilen (Liem 2005) und ist nicht an den Atem- oder Herzrhythmus gekoppelt. Sie ist – nach Sutherland – auf die inhärente Motilität des Gehirns (= Eigenbewegung des Gehirns) und des Rückenmarks zurückzuführen. Synchron mit der Hirnmotilität bewegt sich der Liquor cerebrospinalis, die intrakraniellen und intraspinalen Membranen und die Schädelknochen. Sutherland führte den Begriff der reziproken Spannungsmembran ein. Dieser besagt, dass sich die Falx cerebri und das Tentorium cerebelli während der Inspirations- und Exspirationsphase des PMR reziprok zueinander verhalten:

Während der Inspirationsphase weitet sich der Schädel in seinem queren Durchmesser (Spannungszunahme im Tentorium cerebelli lateral) und die paarigen Schädelknochen gehen in eine Außenrotation. Der sagittale Schädeldurchmesser verringert sich (Spannungsabnahme in der Falx cerebri in anterior-posteriorer Richtung) dabei.

Während der Exspiration dreht sich dieser Mechanismus um, der quere Durchmesser verringert sich (Spannungsabnahme im Tentorium cerebelli lateral), der sagittale Durchmesser vergrößert sich (Spannungszunahme in der Falx cerebri in anterior-posteriorer Richtung) durch die Ausdehnung der unpaarigen Knochen der Schädelbasis (◘ Abb. 5.15), mit dem Zentrum in der sphenobasilären Synchondrose (= SSB). Auch bei den Hirnhäuten handelt es sich letztendlich um Fasziengewebe.

Für Sutherland war die SSB der Impulsgeber für diese Bewegung. Einem Zahnrad ähnlich überträgt sich die Bewegung der SSB auf die angrenzenden Schädelknochen. Über Züge der Dura mater, die auch am Kreuzbein (S2) befestigt ist, wird diese cranio-sakrale Bewegung bis zum Os sacrum und dem Os coccygis weitergeleitet.

Der Ursprung der cranio-sakralen Bewegung ist zwar noch nicht bekannt, doch konnte in

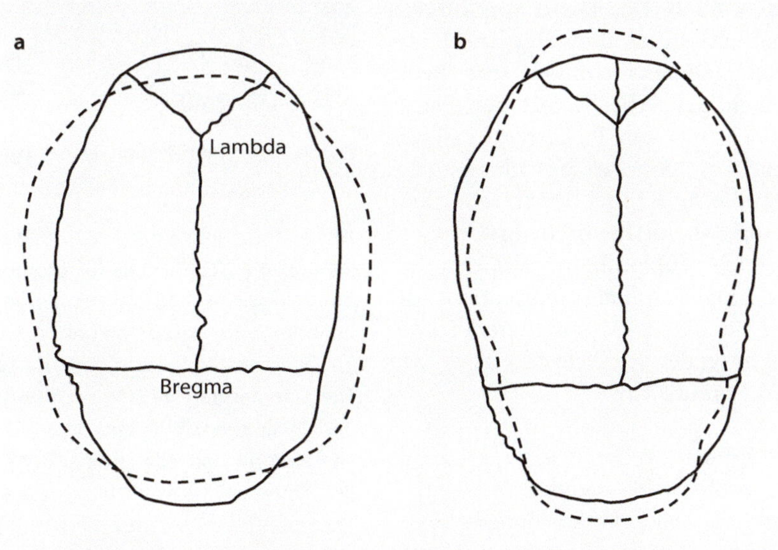

◘ Abb. 5.15   **a** Phase der Flexion, **b** Phase der Extension. (Aus Ridder 1998)

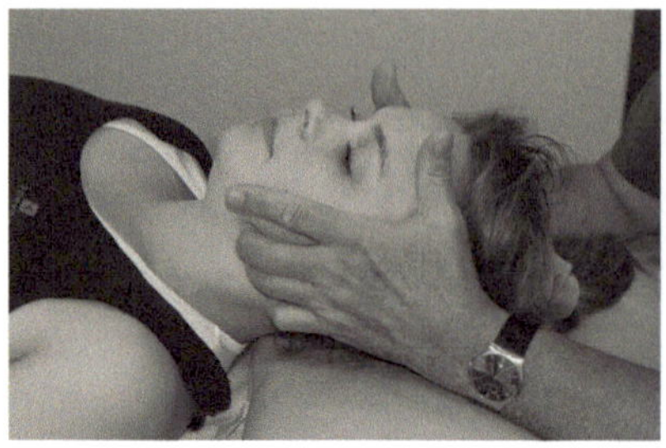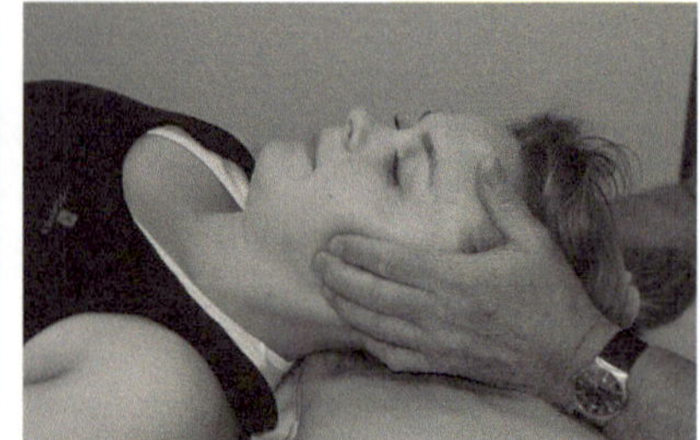

Abb. 5.16   Kompression und Traktion der Mandibula

zahlreichen Studien nachgewiesen werden, dass sich der Schädel – entgegen jahrelanger Lehrmeinung – nach dem Wachstum nicht zu einer vollständig verknöcherten Kugel wird. Die minimale Beweglichkeit zwischen den Schädelknochen wird mit 12 bis 25 μm angegeben (Liem 2005).

Die Suturen des Schädels verfügen über unterschiedlich geartete Nähte. Das Os temporale liegt beispielsweise mit seiner breit abgeschrägten Knochenkante dem Os parietale schuppenartig auf. Daher hat die Naht den Namen Sutura squamosa (Schuppennaht). Andere Knochenverbindungen erhalten ihren Namen nach ihrer Lokalisation, so z. B. die sutura intermaxillaris, die plane Naht zwischen den beiden Oberkieferknochen.

Die genaue Kenntnis der Art der Verbindungen zwischen den Schädelknochen ist von Bedeutung für die Techniken, mit denen Restriktionen zwischen den Schädelknochen gelöst werden können. Das Lösen von Suturen ist seit Sutherland Bestandteil der cranio-sakralen Therapie. Diese Techniken sind heute nicht mehr alleiniges Arbeitsgebiet der Osteopathen (Bartow 2011, von Piekartz 2015 etc.). Dennoch haben die Autoren beschlossen, das Lösen der Suturen im Kapitel der cranio-sakralen Therapie und damit in ihrem historischen „Herkunftsbereich" aufzuführen. Auf den folgenden Abbildungen sollen exemplarisch die Handposition für die Arbeit an dreierlei knöchernen Strukturen des Schädels gezeigt werden (■ Abb. 5.16, 5.17 und 5.18).

Zusammenfassung

Für Physiotherapeuten und Osteopathen kommt es im Wesentlichen darauf an, funktionelle Dysbalancen und Bewegungseinschränkungen im gesamten System zu erkennen, zu bewerten und

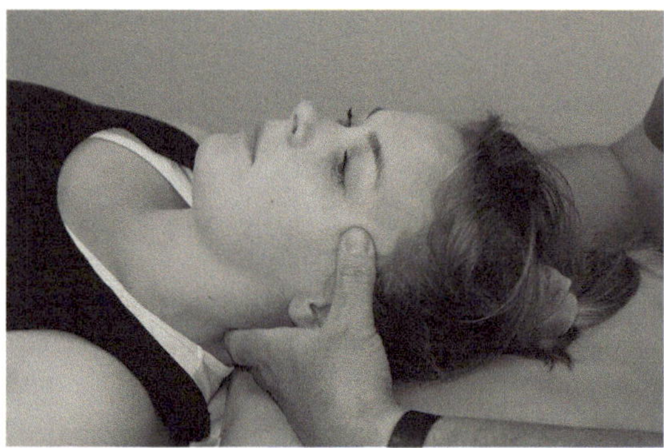

Abb. 5.17   Lift des Os sphenoidale

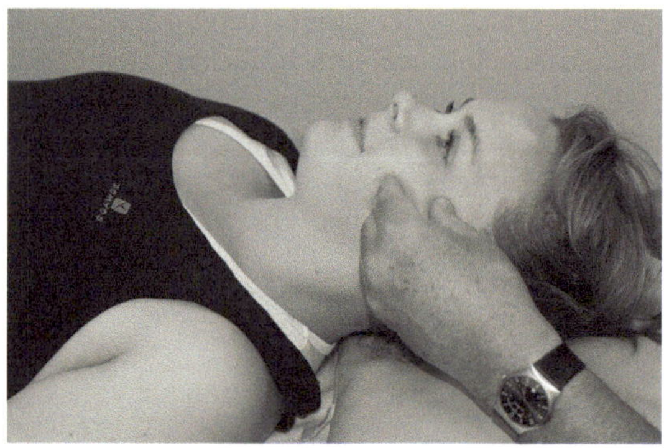

Abb. 5.18   Mobilisation des Os zygomaticus

zu behandeln. Weitreichend anatomische Kenntnis und ein Verständnis für biomechanische und physiologische Zusammenhänge sind dafür unabdingbare Voraussetzungen. Gleichzeitig sind für eine effiziente und individuelle Befundung, Therapieplanung und -durchführung die Sicht- und Palpationsfähigkeit des Therapeuten/der Therapeutin von entscheidender Bedeutung. Für den Patienten ist es wichtig, dass seine Ärzte und Therapeuten in der Lage sind, interdisziplinär und unvoreingenommen zu kommunizieren und effizient zusammenzuarbeiten.

5.2 Bewegungsstörung des Kiefers aufgrund von körperlicher und geistiger Beeinträchtigung

Melanie Weinert und Peter Nydahl

5.2.1 Basale Stimulation in der Pflege

Das Konzept der Basalen Stimulation wurden in den 70er Jahren von dem Sonderpädagogen Prof. em. Andreas Fröhlich entwickelt und gemeinsam mit der Krankenschwester und Pflegewissenschaftlerin Prof. Christel Bienstein 10 Jahre später in die Pflege übertragen. Heute gilt Basale Stimulation als interprofessionelles, interdisziplinäres Konzept mittlerer Reichweite, d. h. es gilt für viele, aber nicht alle Menschen, die der Pflege und Förderung bedürfen. Basale Stimulation ist ein Konzept zur Förderung, Pflege und Begleitung, ähnlich wie angrenzende Konzepte, z. B. Bobath, Sensorische Integration, Kinästhetik usw. Durch einfache und bedeutsame Sinnesanregungen wird ein Mensch eingeladen, sich selbst, andere und die Umwelt zu erfahren und mit diesen in Interaktion zu treten. Die Anregungen sind an der Lebenserfahrung sowie den Fähigkeiten des Einzelnen orientiert, sie sind klar, strukturiert und anregend. Die Planung, Umsetzung und Reflexion orientieren sich vor allem an den Aspekten der Wahrnehmung, Bewegung und Kommunikation.

Fallbeispiel Kind (herausforderndes Verhalten)

Tobias ist 9 Jahre alt und in der 26. SSW auf die Welt gekommen. Geboren wurde Tobias mit einer intraventikulären Blutung Grad II links und Grad III rechts und entwickelte eine bilaterale links betonte spastische Zerebralparese. Fokale Epilepsie bei Z. n. nach BNS-Anfällen, unter Medikation ist er aktuell anfallsfrei.

Er kann weichstückige und breiförmige Speisen zu sich nehmen, wenn er diese angereicht bekommt. Das Trinken fällt ihm schwer, es läuft oft aus seinem Mund wieder heraus oder er verschluckt sich daran. Auch das Essen schiebt er immer wieder in Anteilen aus dem Mund nach vorne heraus, beißt auf den Löffel oder öffnet nur gering oder auch mal gar nicht den Kiefer. Ein Lippenschluss fehlt fast immer. Die

Nahrungskonsistenz wurde und wird angepasst, weil Tobias feste Nahrung nicht ausreichend kauen kann. Es ist zum einen der geringen Kieferweite geschuldet, aber zudem auch einem fehlenden rotatorischen Bewegungsmuster. Tobias braucht eine Nahrungskonsistenz, die er mit der Zunge zerdrücken kann und dafür die Kiefer „nur" auf- und abwärts bewegen muss. Würde man diese Fähigkeit missachten und normale Kost anbieten, dann wäre die Wahrscheinlichkeit deutlich erhöht, dass er sich an festen Nahrungsbestandteilen verschlucken würde, immer wieder würgen müsse oder man Sorge haben müsse, dass er daran mal ersticken könnte.

Fallbeispiel Erwachsener (herausforderndes Verhalten)

In Zimmer 3 liegt Herr Müller (Name geändert) im Bett. Er hatte vor zwei Tagen einen Schlaganfall in der A. media links, eine Hemiparese rechts, eine leichte Aphasie, Apraxie und vor allem eine Dysphagie, weswegen er oral nichts zu sich nehmen darf. Kurze, einfache Sätze scheint er zu verstehen. Er ist 65 Jahre alt, leicht adipös und als Vordiagnosen sind ein arterieller Hypertonus und eine absolute Arrhythmie bekannt. Es ist Dienstagmittag und Herr Müller hat sich morgens nicht die Zähne putzen lassen und zum dritten Mal seine Ernährungssonde gezogen, die er aber wegen seiner Tabletten und Ernährung dringend benötigt. Die Kollegin vom Frühdienst berichtete, dass Herr Müller alle Versuche, eine neue Magensonde zu legen, vehement abgelehnt hat und dabei auch aggressiv geworden ist und nach der Kollegin geschlagen hat. Er rüttelt an den Bettgittern. Wie erlebt Herr Müller die Situation? Wie können wir uns Herrn Müller annähern? Wie können wir Herrn Müller fördern?

5.2.2 Erleben des Mundes

Bereits im Mutterleib sind Kinder in der Lage, zu schmecken und zu riechen, sie lutschen auch am Daumen und schlucken bereits. Nach der Geburt können die Kinder schreien und durch die Fähigkeit des Riechens wird ein Saugen ermöglicht. Die Zungenspitze verfügt über die höchste Dichte an Rezeptoren und ermöglicht ein intensives taktiles und gustatorisches Wahrnehmen.

Die Zunge verfügt über Rezeptoren für süß, sauer, salzig, bitter, fettig sowie umami. Durch die Verknüpfung mit olfaktorischen Reizen wird ein umfassendes, multisensorisches Erleben entwickelt, was sich im Zuge der Kauentwicklung und des Älterwerdens immer weiter ausdifferenziert. Der Mund dient in der kindlichen Entwicklung nicht nur der Nahrungsaufnahme, sondern auch der Kommunikation, z. B. dem ersten Schrei, und später Brabbeln, Kichern und Lachen sowie komplexer Sprache. Lebenswichtige Funktionen wie Atmen, Schlucken, Husten oder Würgen sind in der physiologischen Entwicklung als (Schutz-)Reflexe vorhanden, können selbstverständlich abgerufen werden und werden im Zuge von kortikaler Reifung adäquat und kontextgebunden eingesetzt.

Schließlich ist der Mundbereich so sensibel, dass er sich ausgezeichnet für die Erkundung der Umwelt eignet, alles wird versucht in den Mund zu stecken, um es dort zu ertasten, zu schmecken und zu riechen. Die Entwicklung all dieser Qualitäten kann durch Erkrankungen oder Veranlagung vorübergehend oder dauerhaft beeinträchtigt sein. Dann ist es nicht mehr möglich, Dinge oder andere Menschen zu riechen, oder Düfte werden verzerrt und anders wahrgenommen oder man schmeckt nur salzig, nicht süß oder mit wenig Nuancen oder es werden keine Temperaturunterschiede wahrgenommen. Spätestens mit einer Trachealkanüle wird in die feine Interaktion der verschiedensten oralen Wahrnehmungsmöglichkeiten eingegriffen und eine kindliche Entwicklung beeinflusst.

5.2.3 Ganzheitliche Entwicklung

Der orale Bereich bietet vielfältige Möglichkeiten, mit sich selbst, anderen Menschen und der Umwelt zu kommunizieren und in allen Bereichen entwickelt sich der Mensch weiter. Fröhlich und Bienstein nutzen zur Beschreibung ganzheitlicher Entwicklung das sog. Netz, das Hexagon. Wahrnehmung ist verbunden mit „Sich bewegen", „Andere Menschen erfahren", „Gefühle erleben", „Den eigenen Körper erfahren", „Kommunizieren" und „Verstehen" (Abb. 5.19).

Die zentrale Bedeutung dieses Netzes ist, dass menschliche Entwicklung (und damit auch Förderung) nicht exklusiv in einem Bereich

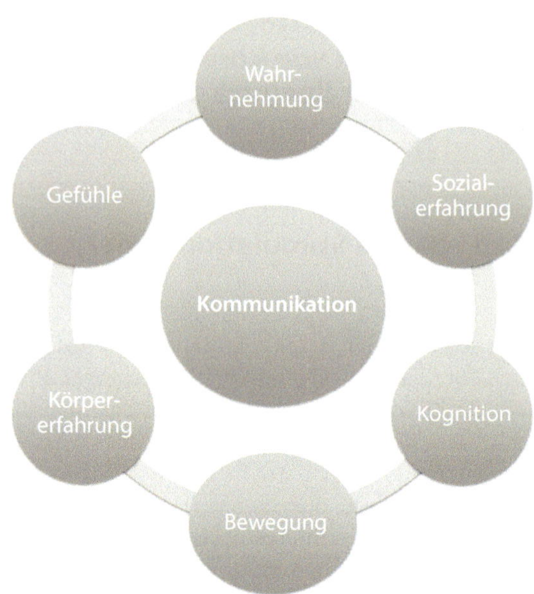

Abb. 5.19 Ganzheitliche Entwicklung. (Nach Bienstein und Fröhlich 2010)

stattfinden kann, sondern stets die anderen Bereiche mitbetrifft. Wir können nur wahrnehmen, wenn wir uns auch bewegen können – Unbeweglichkeit führt zwangsläufig zu Wahrnehmungsstörungen. Wenn wir wahrnehmen, z. B. während wir oder eine andere Person uns die Zähne reinigen/reinigt, bewegen wir uns, die Zunge, den Kiefer, weil wir ihn weit öffnen wollen, gleichzeitig versuchen wir mit den Lippen den Speichel am Rausfließen zu hindern. Wir erfahren dabei sowohl uns, als auch den anderen Menschen, schauen ihm oder ihr in die Augen, sehen den Gesichtsausdruck, hoffentlich ist er freundlich-konzentriert, und wir spüren seine Berührungen und riechen auch den Körperduft. Wir erleben uns dabei vielleicht hilflos, erfahren eventuell Scham, wenn die Spucke doch über den Kiefer auf das Hemd tropft oder sind auch in der Lage, den anderen scherzhaft zu ärgern, wenn wir auf die Zahnbürste beißen und sie dann nicht mehr hergeben. Wir erfahren dabei den eigenen Körper, die Lippen, die Zunge, die Zähne, Zahnlücken, die Wangen, den Gaumen, ggf. ein Würgen, was sich unterschiedlich anfühlt und manche Berührung tut weh, andere kitzelt und einige sind drohend oder einfach langweilig. Über diesen Mundbereich kommunizieren wir intensiv, durch Sprache, aber auch durch Laute wie Stöhnen, sei es aufgrund von Schmerzen oder aus Langeweile, selbst mit der Zunge lassen sich Geräusche wie Schnalzen machen und wenn es sehr langweilig wird, können wir auch mit Spucke im Rachen gurgeln und durch die „gruseligen Geräusche" die (pflegenden) Bezugspersonen nervös machen. All diese Erfahrungen bilden bei uns ein Gesamtbild, das wir verstehen können, und wenn wir eine Person kennen und diese das Zähne putzen in einer uns vertrauten Art und Weise durchführt, so werden wir verstehen, was passiert und können deswegen vielleicht auch helfen; wenn es aber eine unbekannte Person ist oder ein Abweichen von der Routine, fällt das Verstehen vielleicht schwer und wir können nicht mithelfen oder wollen es auch nicht. Die angrenzenden Bereiche der Wahrnehmung sind also untrennbar mit der Wahrnehmung verbunden; es ließe sich auch statt der „Wahrnehmung" ein anderer Aspekt, z. B. „andere Menschen erleben" in die Mitte setzen und wahrnehmen wäre dann am Rand, um z. B. bei einem Menschen die Sozialerfahrung gezielt zu reflektieren und ggf. entsprechende Förderangebote zu entwickeln.

Bei Tobias spielt das Thema „Wahrnehmung" eine sehr große Rolle:

Seine gesamtmotorische Entwicklung konnte nicht altersentsprechend stattfinden, sodass Tobias sich selber, seinen Körper und diesen in Bezug zur Umwelt von Anfang an immer nur bedingt wahrnehmen konnte oder dazu viel Unterstützung braucht/e. Im Becken und in der Rumpf- und Nackenmuskulatur verfügt Tobias über zu wenig Tonus, sodass er wenig Eigenständigkeit in der Körperhaltung, Sitzposition erreichen kann. Möchte sich Tobias eigenständig fortbewegen, dreht er sich manchmal von der Bauch- in die Rückenlage. Ansonsten wird er zum Sitzen seinen Rollstuhl transferiert und dort stabilisiert positioniert, sodass er sich z. B. für die Mundpflege oder die Nahrungsaufnahme im Sitzen halten kann.

Tobias zeigt, dass er nicht konstant selber die Hände oder Finger zum Mund bewegen kann oder sich im Mund stimulieren kann, da Tobias in Abhängigkeit seiner Körperposition, seine Arme nicht gegen die Schwerkraft in Richtung Körpermitte behaupten kann. Auf Berührungen im Gesicht oder Mundbereich (extraoral) reagiert Tobias häufig mit einem Kieferschluss, Zähneknirschen und einer deutlichen Tonuserhöhung der fazialen Muskulatur. Gelingt es

ihm, einen Kontakt der eigenen Hand zu seinem Mund/Lippen oder auch Zahnfleisch und Zunge herzustellen, kommt es relativ bald zu einer Tonusregulation der Kiefer- und Kaumuskulatur, sowie den fazialen Anteilen.

Eine Förderung in einem der Aspekte, z. B. „sich bewegen", muss daher die anderen Aspekte berücksichtigen und es ist durchaus denkbar, dass bestimmte Bewegungen nicht so gut erlernt werden, weil sie nicht verstanden werden oder die andere Person wegen ihrer ungewohnten Haarfarbe nicht erkannt wird oder zu sehr an andere Personen erinnert.

5.2.4　Förderansatz

Basale Stimulation versucht, Menschen in ihren Fähigkeiten zu begleiten und zu fördern. Es werden die mögliche Lebenserfahrung und das Erleben der Betroffenen reflektiert, die Fähigkeiten beobachtet und Überlegungen zu dem Ziel der Betroffenen angestellt.

Im Konzept der Basalen Stimulation verfolgen wir einen relativ einfachen Ansatz und stellen drei Fragen:

- Wo kommt Tobias her?
- Was kann Tobias?
- Welches (zentrale) Ziel könnte Tobias haben?

Damit verlassen wir die Komfortzone der therapeutischen Behandlungsstandards. In dem Augenblick, in dem wir Behandlungen an die Lebenserfahrung und den persönlichen Kontext anpassen, werden Standards wortwörtlich unregelmäßig: was bei dem einen hilft, kann bei dem anderen abträglich sein. Ebenso behandeln wir keine Defizite und machen Patienten zu Objekten unseres therapeutischen Könnens, sondern identifizieren und fördern Fähigkeiten. Und schließlich überlegen wir, welche Ziele der Betroffene haben könnte, die wir gleichberechtigt neben unsere Ziele setzen.

■　Woher kommt Tobias?
■ ■　Biografie Tobias

Tobias ist das älteste Kind von drei Kindern der Familie. Er hat noch zwei jüngere Geschwister, einen Bruder im Alter von 5 Jahren und eine kleine Schwester im Alter von 2 Jahren. Die Eltern berichten, dass es für sie wichtig gewesen sei, dass nach der schwierigen Geburt von

Tobias mit viel medizinischer Versorgung, „Überlebenskampf", sehr langer Krankenhausaufenthaltsdauer und mit all dem verbunden ein äußerst unnatürlicher Start ins Leben, unbedingt noch die Chance auf ein nichtbehindertes Kind zu bekommen. Allen Ängsten zum Trotz wurde 4 Jahre später Ben geboren, als gesundes Kind und ebenfalls nichtbehindert weitere 2 Jahre später die Schwester Nina. Die Mutter berichtet, dass zu keiner Zeit ein Zweifel entstanden sei, ob es sinnvoll gewesen wäre, Tobias „überleben" zu lassen. Er werde so geliebt, wie seine Geschwister und habe einen „sicheren" Platz in der Familie.

Unbestritten sei es, dass die Versorgung von Tobias anstrengend und energiefordernd ist, was im Alltag viel Zeit notwendig mache. Tobias kann nicht sprechen, er lautiere und töne, um sich bemerkbar zu machen. Seine Bedürfnisse können von den Eltern mittlerweile relativ sicher gedeutet werden. Manchmal schreie, kreische Tobias laut und heftig, was aber oftmals unvorbereitet auftrete. Er liebt Musik, die über CDs abgespielt werden, und auch, wenn seine Geschwister viel „Krach" machen würden.

Baden und auch der Kontakt mit Wasser im Mund sei bis vor einem Jahr noch ein großes Drama gewesen. Da zeige Tobias jetzt viel mehr Toleranz. Berührungen, die ihm seine Eltern oder andere Bezugspersonen am Körper anbieten, würden am besten angenommen, wenn sie „eindeutig und deutlich" angeboten würden.

Beispiel Erwachsene

Von den Angehörigen können wir erfahren, dass Herr Müller verheiratet ist, zwei erwachsene Kinder hat und vor zwei Jahren stolzer Großvater geworden ist. Sein Enkel bedeutet ihm sehr viel und er spielt gerne mit ihm. Herr Müller hat auf dem Bau gearbeitet und ist aufgrund eines Konflikts mit seinem Arbeitgeber vor 10 Jahren in Frührente gegangen, sein Rücken machte ihm auch Probleme und mit Autoritäten hat er es nicht so, er ist auch nie zur Wahl gegangen. Sehr gerne geht er in den Schützenverein und mag dort die Geselligkeit. Er ist Frühaufsteher und macht morgens eine Katzenwäsche, Zahnpflege mit einer elektrischen Zahnbürste und Rasur, abends duscht er. Deftiges Essen liebt er, aber wenn er sich erkältet fühlt, trinkt er hingegen nur Pfefferminztee, er ist auch nie im Krankenhaus gewesen. Tagsüber hört er gerne Radio im Hintergrund, abends sieht er gerne Krimis oder Fußball und geht früh schlafen. Wenn er Probleme hat, wird es schwierig, er ist ein Dickkopf und sitzt Sachen gerne aus.

Herr Müller scheint also an sich ein geselliger Mensch zu sein, hat aber keine Erfahrungen mit schweren Krankheiten und verfügt hier auch nur über sehr eingeschränkte Bewältigungsstrategien.

■ **Was kann Tobias?**

Tobias kann sich, andere Menschen und auch seine Umwelt wahrnehmen: er spürt seinen oralen Bereich, kann intensive Düfte riechen, verzieht manchmal die Nase, wenn ihm etwas nicht schmeckt, und er kann auch seinen Körper spüren, z. B. scheint er manchmal Bauchweh zu haben, aber er lacht auch, wenn seine Geschwister ihn kitzeln. Er scheint sich in seinem Rollstuhl wohl zu fühlen, es wirkt mitunter, als würde er sich in ihn hineinkuscheln; ebenso mag er es, auf dem Schoß zu sitzen und fest in die Arme genommen zu werden. Auch Bewegungen und Lageveränderungen mag er, wie jedes Kind, und Schaukeln und im Rollstuhl hoppeln bewirken ein breites Lächeln in seinem Gesicht. Tobias kann kommunizieren, und zwar durch Lautäußerungen und Töne und wer genau hinhört, kann bemerken, dass diese Töne je nach Tagesform und Bedürfnis variieren. Tobias drückt damit seine Bedürfnisse und sein Lebensgefühl aus. Das Wichtigste in unserem Kontext: Tobias hat eine soziale Kompetenz, er kann eindeutig bekannte von unbekannten Personen unterscheiden und wenn fremde Personen zu schnell oder überfordernd für ihn sind, kann er sich selbst sehr gut schützen und „dicht machen", oder wenn das nicht akzeptiert wird: schreien.

Beispiel

Herr Müller kann den Mund fest schließen, sich seine Magensonde entfernen und an den Bettgittern rütteln. Auch wenn diese „Fähigkeiten" aus unserer pflegerischen Sicht eher störend beurteilt werden, könnten sie aus seiner Sicht durchaus positiv sein. Er kann damit eine Haltung ausdrücken: „Das will ich nicht!" oder auch „Das verstehe ich nicht!". Diese Haltung scheint seiner Persönlichkeit zu entsprechen. Auch seine

„Aggressivität" könnte aus seiner Sicht als Fähigkeit interpretiert werden, die sicherlich von uns nicht besonders positiv bewertet werden kann, aber zumindest kann er damit soziale Kontakte regulieren und hier zeigen, wann er genug hat. Weiterhin verfügt er über verschiedenste Fähigkeiten: er kann sehen, hören, er kann Blickkontakt aufnehmen, er kann seine linke Hand gezielt einsetzen usw. Wir können hier mit einer etwas anderen Betrachtungsweise also einige Fähigkeiten erkennen.

■ **Welches Ziel hat Tobias?**

Basale Stimulation versucht, einen Perspektivwechsel zu erreichen und die Situation aus Sicht eines Patienten zu verstehen. Wir wissen heute, dass eine Rehabilitation am effektivsten ist, wenn wir sie so gestalten, dass die Rehabilitation für den Patienten interessant ist und er eine eigene Motivation entwickeln kann. Parallel dazu können wir als Therapeuten oder Pflegende unsere eigenen Ziele verfolgen, beispielsweise eine ausreichende Ernährung, Förderung der Eigenstimulation, Entwicklung von motorischer Kompetenz der Kieferbeweglichkeit oder orofazialer oder oropharyngealer Organstrukturen sowie Selbstpflege usw. Um die Ziele eines Patienten beschreiben zu können, haben Bienstein und Fröhlich (2010) die sogenannten **zentralen Ziele** formuliert, die die Situation aus Sicht eines Patienten beschreiben können. Die Kunst besteht in der Praxis darin, unsere Ziele (therapeutisch, pflegerisch) mit denen des Patienten zu verknüpfen.

Diese Ziele sind:
- Leben erhalten und Entwicklung erfahren
- Das eigene Leben spüren
- Sicherheit erleben und Vertrauen aufbauen
- Den eigenen Rhythmus entwickeln
- Außenwelt erfahren
- Beziehung aufnehmen und Begegnung gestalten
- Sinn und Bedeutung geben
- Sein Leben gestalten
- Autonomie und Verantwortung leben

Übertrag zu Tobias: Aus dem Erleben der Eltern im Alltag wird berichtet, dass sie beobachten, dass Tobias unterschiedliche Öffnungsgrade und Bewegungsfähigkeit des Kiefers zeigt. Bisher sei es nicht gelungen eine Regelmäßigkeit ausfindig zu machen, wohl gebe es eine sehr deutlich eingeschränkte Kieferöffnungsweite, wenn die Mundpflege durchgeführt werde. Tobias kann seinen Kiefer bewegen, aber nur unregelmäßig; weiter scheint ihm das eindeutige Spüren des Körpers und auch des Mundbereiches wichtig zu sein. Könnten also seine zentrale Ziele sein:
- Einen eigenen Rhythmus entwickeln
- Das eigene Leben spüren?

Wir können unser therapeutisches Handeln an diesen Zielen ausrichten und später evaluieren, ob und welche Fortschritte Tobias zeigen wird.

Beispiel Erwachsene

Wenn versucht worden ist, Herrn Müller eine neue Magensonde zu legen und er dabei aggressiv geworden ist, kann es sehr wahrscheinlich sein, dass das zentrale Ziel von Herrn Müller heute Nachmittag *Sicherheit erleben und Vertrauen aufbauen* ist. Dies bedeutet, dass wir die Pflege mit ihm möglichst so gestalten, dass sie aus seiner Sicht sicher und vertrauenswürdig erlebt wird. Es ist möglich, dass er am nächsten Tag ein anderes zentrales Ziel verfolgt.

5.2.5 Förderungsprinzipien

In der Basalen Stimulation benötigen wir neben therapeutischen und pflegerischen Prinzipien auch pädagogische Techniken, um Lernprozesse und Rehabilitation effektiv gestalten zu können. Dies sind vor allem die sog. Figur-Grundwahrnehmung und die Entwicklung eines gemeinsamen Rhythmus. Die Figur-Grundwahrnehmung meint die Unterscheidung zwischen einem wichtigen Vordergrund vor einem unwichtigen Hintergrund bzw. welche Bedeutung hat ein Lerninhalt für die Persönlichkeit?

Als Kinder hatten wir die Möglichkeit, in großer Geschwindigkeit und fast automatisch oder nebenbei neue Dinge zu lernen (z. B. Spiele, Sportarten, Bewegungsabläufe, die Geschick fordern, Vokabeln einer Fremdsprache, wenn sie uns interessierte). Neuronale Rehabilitation und Dendritenwachstum erfolgen am ehesten, wenn uns eine Sache emotional anspricht, sie wie von selbst „im Vordergrund steht", wir sie also nicht nur rational, sondern auch emotional erleben. Die Hand mit der Schokolade oder etwas anderes Essbares, was wir gerne mögen, zum Mund zu führen, ist nicht nur eine Bewegungsübung, sondern schafft auch Glücksgefühle, es bringt Spaß und begeistert.

Wenn der Mund aber alle 4 Stunden mit einer zwar desinfizierenden, aber übelriechenden Lösung ausgewischt wird, begeistert das in der Regel nur den Hygieniker. Auch sogenannte Lieblingsspeisen sind etwas Besonderes und haben nur eine begrenzte Gültigkeit: wenn alle beteiligten Personen dem Betroffenen etwas Gutes tun wollen und morgens, mittags, abends die Lieblingsspeise anbieten, verliert sie schnell ihren Reiz. Versuchen Sie also, es interessant zu gestalten: Schokolade kann unterschiedliche Konsistenzen haben und fest sein (eben Schokolade), cremig (Creme), flüssig (Kakao), kalt (Schokoladeneis); ebenso kann sie von den Fingern geleckt werden oder vom Löffel oder von einem Stück Brot etc.

> **Tipp**
>
> In vielen größeren Städten gibt es Restaurants, die von Blinden geführt werden und die Speisen und Getränke im Dunkeln anbieten. Gönnen Sie sich etwas und gehen Sie aus!

5.2.6 Dialog mit Tobias

Da Tobias Eltern den Hinweis gegeben hatten, dass seine Kieferöffnung und Bewegungsfähigkeit der Kiefer von bestimmten Situationen, Aktionen und manchmal auch Personen abhängen, bietet es sich an insbesondere „einen gemeinsamen Rhythmus" zu finden. Ein gemeinsamer Rhythmus ermöglicht Tobias, sein Leben eindeutiger zu spüren, auf dessen Basis er scheinbar mehr Bewegungsfähigkeit im Kiefer zulassen kann. Ein gemeinsamer Rhythmus kann hergestellt werden, indem Tobias das, was ihm zum Mund geführt werden soll, selber in die Hand nimmt und dieses parallel noch in seinem eigenen Tempo passiert. Wir sind „Begleiter" seiner Handlung, Tobias entscheidet, ob und wie schnell er sich den Löffel, die Zahnbürste, das Stimulationsmaterial o. ä. zum Mund, an die Lippen oder gar in den Mund führt. Merkt Tobias, dass er selber „bestimmt und entscheidet", wann er die Bewegung ausführt, lässt er sich besser führen, weil der Körpertonus nicht so

stark erhöht ist. Nicht jedes Mal geht sein Kiefer auf, aber sobald er über den Kontakt an den Lippen einen Wahrnehmungsimpuls bekommt, den er bereits kennt und den er orten kann, lässt der Tonus auch in der Kiefermuskulatur nach.

Wird im Sinne der Figur-Grundwahrnehmung dann noch Wert darauf gelegt, dass Tobias ein Nahrungsmittel oder eine Stimulationsqualität im Mund angeboten bekommt, die ihm „Spaß macht", ihm interessant erscheint, seine Neugier weckt, ist eine deutlich bessere Kieferöffnungsweite zu beobachten und seine Zunge zeigt Bewegungslust im Mundraum.

5.2.7 Angebote

Z. B. Kieferöffnung

Mögliche Angebote zur Nahrungsaufnahme und Mundpflege können sein:

- **Nahrungsaufnahme**

Zunächst sollte für eine aufrechte Körperposition gesorgt werden, der Kopf kann nach vorne geneigt sein, damit der Patient aktiv schlucken kann. Wesentlich ist es, dem Patienten etwas zu vermitteln, was bei seiner alltäglichen Nahrungsaufnahme ähnlich bedeutsam ist bzw. war. Dazu können gehören

- Rituale (z. B. Hände waschen vor dem Essen, Beten o. ä.)
- Gedeckter Tisch
- Geschirrgeräusche, Gerüche
- Weitere (Bezugs-)Personen, Angehörige, Mitpatienten
- Eigene Utensilien (Tasse, Besteck o. ä.)
- Bestimme Speisen (mögl. Krankheitsgefühl beachten!)
- Bestimmte Tageszeit, wenn der Patient orientiert ist

Auch hier gilt, dass die Lieblingsspeise nicht immer welche ist. Die Lieblingsspeise ist etwas Besonderes und eben nichts Alltägliches – welchen Schwerpunkt soll das Angebot haben?

- **Nahrungsverweigerung**

Nahrung wird abgelehnt, also der Kiefer wird beim Anreichen der Nahrung nicht geöffnet, das kann verschiedene Ursachen haben, z. B. Krankheitsverarbeitung („das schlägt auf den Magen").

Hier hilft es, gut zuzureden, gar nicht, sondern gut zuzuhören! Fehlende Selbstbestimmung (vgl. Hungerstreik) kann mitunter die letzte Möglichkeit für den Patienten sein, sein Leben zu gestalten. Akzeptieren und andere Möglichkeiten der Selbstbestimmung ermöglichen („Möchten Sie **jetzt** gewaschen werden oder später?" u. ä.). Weitere Gründe können sein: fehlende Zeit oder Ruhe, Unruhe, falsche Umgebung, Prothesen fehlen oder sitzen schlecht, Verletzungen und Entzündungen im Mundraum, schlechte Erfahrungen, Gewalterfahrungen, fehlende bekannte Pflegemittel, Antipathie, Angst vor Pflegepersonal, Übelkeit, Unwohlsein, keine Lust, kognitiv eingeschränkt, Geschmacksstörung (durch Chemotherapie oder Medikamente), religiöse Gründe (Ramadan), Magersucht, Sterbewunsch, Tagesrhythmus (morgens nichts, aber abends usw.).

■ Mundpflege

Bei bewusstseinsgestörten Menschen ist es wichtig, die Mundpflege so zu gestalten, dass sie für den Patienten akzeptabel erlebt wird. Das bildet die Grundlage, um den Kiefer dafür zu öffnen.

Weitere Hilfen und Anregungen:

- Vertrauen aufbauen: Innehalten, wenn der Patient Ablehnung zeigt.
- Gewohnheiten des Patienten nutzen: Wann im Tagesablauf putzte er sich die Zähne? War es vor oder nach dem Frühstück? Welche Utensilien kennt er?
- Utensilien zeigen, riechen, betasten lassen – je nach Wahrnehmungsfähigkeit
- Rituale entwickeln: ein nachvollziehbarer, gut strukturierter Aufbau wird vorhersehbar und damit für den Patienten kontrollierbar! (z. B. immer 3mal von hinten nach vorne putzen) Wichtig: Absprache im Versorgungsteam!
- Auf Munddefekte achten: An welcher Stelle im Mund muss evtl. besonders vorsichtig gepflegt werden?
- Langsam die Zähne bürsten, dadurch wird der Mund erfahrbar!
- Die Mundpflege in einen Kontext stellen: z. B. nach dem Gesicht waschen, zur Abendtoilette o. ä., dennoch ist es mitunter sinnvoll, bei der Ganzwaschung das Gesicht auszulassen und dies später mit der Mundpflege zusammen auf der Bettkante zu machen

- Und, wenn es möglich ist: Patienten fragen, wie die Mundpflege gestaltet werden soll

■ Dialog mit Herrn Müller

Nach all diesen Texten wartet Herr Müller immer noch auf seine Magensonde. Ich gehe zu ihm ins Zimmer, grüße ihn und setze mich zu ihm. Ich wiederhole die Informationen, dass er im Krankenhaus sei, einen Schlaganfall gehabt hätte und seine Familie Bescheid wüsste. Er macht eine Geste des Trinkens und ich schüttle den Kopf und sage nur: „Schlaganfall, Lungenentzündung". Er winkt ab und dreht den Kopf weg. Dennoch ist hier eine Chance, die Ernährungssonde zu legen. Ich ziehe den Nachtschrank mit dem vorbereiteten Material heran, packe es aus und lasse Herrn Müller sie anfassen. Männer auf dem Bau be-**greifen.** Ich gebe etwas Wasser über die Sonde, das ihm auf die Hand tropft, die er schnell wegzieht. Dann sieht er genauer hin. „Eine Magensonde für Essen und Trinken" sage ich, streiche über den Bauch und halte die Sonde hoch. Er verzieht das Gesicht, nickt aber. Nachdem die Sonde ausführlich mit Gleitmittel eingeschmiert worden ist, streiche ich auf seine Nase, er nickt, und dann lege ich seine linke Hand auf meinen Unterarm, mit dem ich auch die Sonde führe: ich gebe ihm eine Möglichkeit, mich zurück zu schieben und damit Kontrolle über die Situation. Ich schiebe die Sonde wenige Zentimeter in die Nase, er zieht seinen Kopf zurück und schiebt meine Hand einen Zentimeter zurück. Kurze Pause: „Unangenehm, oder?" Er nickt. „Weiter?" Er nickt wieder und die Sonde kann mithilfe seines Schluckens zügig in den Magen geschoben werden. Nach fachgerechter Lagekontrolle kommt ein Pflaster auf die Nase, fertig. Ich gebe ihm mit einer Spritze einen Bolus Flüssigkeit über die Sonde: „Spüren Sie das?" Er nickt. „Gut gemacht!" Er zuckt mit den Schultern: Muss ja.

Fazit

Basale Stimulation in der Pflege ist ein interprofessionelles Konzept und eignet sich somit ebenfalls sehr für den therapeutischen Bereich. Es werden die personenspezifischen Eigenarten der Klienten und Patienten mithilfe einer relevanten biografischen Anamnese erhoben. Es werden Fähigkeiten in den Vordergrund gerückt, die weiter ausgebaut und gefördert werden. Die Angebote sind interessant, begeisternd und orientieren sich anhand der zentralen Ziele der Klienten und Patienten. Pflege und Therapie werden pädagogisch gestaltet und gemeinsam entwickelt. Es ist eine fördernde Begegnung. Diese Haltung schafft Vertrauen, vermittelt Orientierung und daraus folgend Sicherheit. Das bildet in der (Dysphagie)Therapie mit schwer bewusstseinsveränderten Menschen die Basis für intraorale Stimulation und andere Interventionen im Mundraum, wofür zwangsläufig eine Öffnung des Kiefers notwendig ist.

5.3 Logopädie bei Kaustörungen und Kieferproblemen

Anna Littwin , Manuela Motzko und Wiebke Wasilewski

Trailer

Innerhalb der logopädischen Arbeit begegnen uns Störungen der Kiefer- und Kaufunktion bei verschiedenen Störungsbildern und Patientengruppen. Zunächst mag man an die Patienten mit Dysphagie denken, allerdings zeigen auch Kinder mit myofunktionellen Störungen oder Menschen mit Behinderungen, wie Cerebralparesen, Schwierigkeiten in diesen Bereichen. Ebenso sind bei neurologischen Syndromen wie z. B. Morbus Parkinson, Amyotrophe Lateralsklerose und Chorea Huntington die Kau- und Kieferfunktion eingeschränkt. Nicht zu vergessen ist auch die geringe Kieferweite bei Patienten mit Dysphonien und Dysarthrien. Symptome, wie zum Beispiel Zähnepressen oder Zähneknirschen, können Ausdruck unterschiedlicher Ursachen wie Stress oder Fehlhaltungen sein (▶ Abschn. 4.2). Auch in der Behandlung von geriatrischem Patientenklientel zeigen sich Zahn-, Kiefer- bzw. Prothesenprobleme en masse (▶ Abschn. 4.5). Eine Grundversorgung mit weicher oder pürierter Kost schafft nicht alle Probleme aus der Welt bzw. führt noch zu neuen, wie z. B. reduzierter intraoraler Sensibilität, Geschmacksreduktion oder auch Kraftverlust durch mangelnde Kaubeanspruchung. Nicht zu verkennen ist ebenso eine reduzierte Bolusgnosie, die wiederum das Gechmackserleben beeinträchtigt.

Nach Operationen und Bestrahlungen von Tumoren im Kopf-Hals-Bereich sehen wir häufig Patienten mit „Kieferklemme" (Trismus) und Kaustörungen. Diese Aspekte und noch viele Symptome mehr können wir in der logopädischen Behandlung antreffen, ganz gleich, mit welcher Diagnose der Patient vom überweisenden Arzt zu uns geschickt wird.

Dieser Abschnitt bietet eine Empfehlung für die Herangehensweise an Kiefer- und Kaufunktionsstörungen in der logopädischen Therapie. Es ist wichtig, strukturiert und zielgerichtet zu arbeiten, um Fortschritte zu erzielen. Beschwerden sollen gelindert und die Lebensqualität des Patienten gesteigert werden. Im Folgenden werden wichtige Aspekte innerhalb der logopädischen Diagnostik und des therapeutischen Handelns aufgezeigt sowie eine mögliche Abfolge therapeutischer Interventionen dargestellt. Es werden Hilfestellungen zur Auswahl der Therapiebausteine und ebenso zur Durchführung dieser geboten. Dabei ist ein Blick über den Tellerrand hinaus in andere Fachbereiche, wie sie auch dieses Buch mit einbezieht, unerlässlich, um zum Erfolg zu kommen.

5.3.1 Einstieg in den logopädischen Diagnostikverlauf – Erstkontakt und Anamnese

Die logopädische Intervention bei Patienten mit Kau- und Kiefergelenkstörungen gliedert sich in bekannte Grundbausteine: **Anamnese (Eigen- oder Fremdanamnese), Diagnostik und Befunderhebung** sowie **Therapieplanung** und **Therapiedurchführung.** Eine wichtige Basis für die Beziehung zwischen Therapeuten und Patienten bildet der **Erstkontakt.** Dieser dient dazu, den Patienten kennenzulernen, seine Störungen zu beobachten bzw. wahrzunehmen, die Anamnese zu erheben sowie den Auftrag zur Therapie zu klären. Hierbei ist das Therapiesetting zu beachten: wird der Patient ambulant in der Praxis vorstellig, wird er in einer Pflegeeinrichtung, im Hausbesuch oder stationär in der Klinik oder Rehabilitationseinrichtung behandelt. Ebenso könnten weitere Ansprechpartner oder Bezugspersonen beispielsweise

Eltern, Angehörige oder Pflegekräfte während der Anamnese einbezogen werden, um zusätzliche Informationen über die Beeinträchtigungen im Alltag zu generieren.

In diesem Zusammenhang sollte ein wichtiger Aspekt zu Beginn thematisiert werden: die Auftragsklärung. Folgende Fragen stehen dabei im Mittelpunkt:

- Wer hat welches Problem?
- Welches Ziel wird verfolgt? Bsp.: Kauen ermöglichen
- Was sollen die Ergebnisse sein? Wann ist das Ziel erreicht? Bsp.: Brot soll gekaut werden können
- Warum wird gerade der jetzige Zeitpunkt für einen Therapiebeginn gewählt?
- Wer initiiert die logopädische Intervention?
- Hat der Patient selbst die Initiative zur logopädischen Vorstellung ergriffen?
- Haben Angehörige die Therapie eingeleitet?
- Hat ein Arzt die Therapie vorgeschlagen oder hat z. B. Pflegepersonal um Mithilfe gebeten?
- Welche weiteren Wünsche und Ziele bestehen von begleitenden Personen?

Mit der Auftragsklärung wird die Basis gelegt, um nach der Befunderhebung in Abstimmung mit dem Patienten und den Angehörigen bzw. Bezugspersonen die, für ihn alltagsrelevanten und erreichbaren Therapieziele zu definieren. Anhand der Therapieziele wird dann das weitere Vorgehen geplant.

Die **Anamnese** sollte – wenn möglich – in Form einer **Eigenanamnese** durchgeführt werden, sodass der Betroffene selbst berichtet bzw. antwortet.

Um ein umfassendes Bild des Patienten und seiner Krankengeschichte zu erhalten und auch um im Gespräch darauf einzugehen, sind **Zusatzinformationen** hilfreich. Hierzu gehört das Einbeziehen von **Berichten/Befunden anderer Fachrichtungen.** In Bezug auf Kiefer- und Kaustörungen stehen hier ganz besonders Operationsberichte und Röntgenaufnahmen von Kopf- und Halsbereich im Fokus. Ebenso interessieren Befunde von Flexible Endoscopic Evaluation of Swallowing (FEES) bzw. Flexible transnasale Schluckendoskopie (FTS), Videofluoroskopie (VFS), Breischluck- und Ösophagoskopieuntersuchungen. Berichte über Bestrahlungs- oder kieferorthopädische Behandlungen sind ebenfalls relevant. Der Therapeut bekommt so einen Überblick über stattgefundene Untersuchungen sowie deren Ergebnisse.

Ein **interdisziplinärer Austausch** mit behandelnden Ärzten und Therapeuten sowie Angehörigen oder Pflegekräften ist auch innerhalb der Diagnostik essenziell. Hier können spezielle Fragestellungen zu Beobachtungen z. B. im Alltag geklärt werden. Spätestens im weiteren Therapieverlauf ist eine Kontaktaufnahme unerlässlich, um Beratung zu leisten und interdisziplinär zusammenarbeiten zu können. Dies kann auch für den späteren Transfer in den Alltag sowie für Erfolgskontrollen bedeutsam sein.

Ferner ist es zu empfehlen, Patienten und auch Angehörige nach ihrem Leidensdruck zu befragen und die Wertigkeit der Kau- oder Schluckstörung bzw. der Kiefergelenkproblematik skalieren zu lassen. Man bedient sich hier einer nummerischen Rating-Skala von 0 bis 10. Nummerische Rating-Skalen werden nach Bortz und Döring zu den symbolischen Ratingskalen gezählt und können wie die Skalen zur Schmerzsymptomatik hilfreiche Informationen über die subjektiv empfundene Beeinträchtigung ermöglichen (2006).

Für die Skalierung von subjektiven Beschwerden formuliert man zunächst eine Zielfrage.

Fragen zur Skalierung

„Wie sehr leiden Sie unter der Kaustörung/der Schluckstörung? Wählen Sie eine Zahl zwischen 0 und 10, wobei die NULL 0 für kein Problem steht und die ZEHN 10 für einen maximalen Leidensdruck."

Die begleitenden Angehörigen könnten nach ihrem Leidensdruck in Anbetracht der Problematik des Familienmitgliedes befragt werden. So zeigt sich schnell, wer das eigentliche Problem hat und wer bedürftig ist – auch in Bezug auf Beratung.

Weitere Fragen zur Skalierung könnten sein:

„Wie sehr schränkt Sie die Kieferöffnung bei der Mundpflege ein?"

„Wie sehr schränkt Sie die Kaustörung bei Ihren Mahlzeiten ein?"

„Wie schmerzhaft ist die Mundöffnung?"

„Fühlen Sie sich durch Schmerzen im Kiefergelenk beeinträchtigt?"

Je differenzierter die Fragen gestellt werden, desto besser kann der Patient seine Einschätzung abgeben. Bleiben die Fragen global, fällt es manchen Patienten bzw. Angehörigen schwer, die Störung einzuschätzen, sodass das Resultat unbrauchbar wird. Dieses wertvolle Tool der Skalierung kann sehr gut für die Einschätzung der *Awareness (→ Bewusstheit, Gewahrsein)* genutzt werden und hilft bei der Abschätzung der Therapiemotivation sowie der Definition der Therapieziele. Eine negative Awareness sei laut Stanschus et al. ein negativer Prädiktor für die Entwicklung einer Aspirationspneumonie bei Dysphagie (2005).

Die Aspirationspneumonie als Folge von Kiefer- und Kaustörungen sollte hier nicht unterschätzt werden. Bekannt ist, dass die Phasen des Schluckens ineinandergreifen und somit eine gestörte Kaufunktion in der oralen Vorbereitungsphase Schwierigkeiten hervorruft, die sich beim Bolustransport auswirken und folglich auch in der pharyngealen Phase Probleme nach sich ziehen können. Um den Bolus beispielsweise in den Ösophagus zu befördern, benötigen wir einen kräftigen Stempeldruck der Zunge mit gleichzeitig vollständiger hyolaryngealer Exkursion sowie einen stabilen Kiefer. Patienten mit Kieferfunktionsstörungen sind deshalb von den Folgen der dysphagischen Symptome betroffen.

Zur Anamnese und klinischen Untersuchung können unterschiedliche bereits publizierte **Anamnese- und Diagnostikbögen** genutzt werden.

Im folgenden aufgelistete Befundbögen, stammen zum größten Teil aus den Fachbereichen der Dysphagie- und myofunktionellen Therapie und können ggf. als Grundlage dienen. Hier einige Beispiele aus Veröffentlichungen, die die Informationssammlung zu Kau- und Kieferfunktion je unterschiedlich gewichtig abdecken:

- „Untersuchungsbogen für den orofazialen Komplex" (Castillo Morales 1998)
- „Bogenhausener Untersuchungsprotokoll für die Klinische Schluckuntersuchung" (Bartolome und Schröter-Morasch 2014)
- Kölner Befundsystem für Schluckstörungen. Kö.Be.S. (Birkmann 2017)
- NF!T®-Befundbögen „Neurofunktions!therapie in der Praxis" (Rogge 2015)
- MÜO Anamnese und Diagnostik aus „MÜO Myofunktions-Übungs-Ordner" (Kallus 2004)
- OroNeu® (Roddewig)
- Bewertungsformular aus dem Jaw Rehabilitation Program (Schiavoni 2000, 2010)

Die Autorinnen gehen nicht weiter auf die einzelnen oben aufgeführten Publikationen ein. Vielmehr möchten sie im Weiteren herausstellen, welche Aspekte für eine gezielte Anamnese und Befunderhebung bei Kau- und Kieferfunktionsstörungen im Hinblick auf die logopädische Therapie wichtig sind.

Da es meist individuell sehr unterschiedlich ist, wie ein Therapeut fragt, welchen „Roten Faden" er verfolgt und wie er die Informationen dokumentiert, haben die Autorinnen beschlossen, keinen spezifischen Anamnesebogen in dieses Buch aufzunehmen. Die wichtigen Aspekte, die es zu erfragen gilt, sind jedoch im Weiteren aufgeführt.

> Hilfreich ist es, während der Anamnese, der Diagnostik aber auch im Verlauf der Therapie alle „Therapeuten-Sinne" zu nutzen. Es können nicht nur (Knack-) Geräusche **gehört** werden (auditiv) oder die Mundöffnung nicht nur **beobachtet** (visuell), sondern auch **palpiert** werden (taktil). Dadurch sind sowohl die Öffnungsachse, ein Zahnradphänomen oder der Muskeltonus als auch Seitenunterschiede deutlicher zu spüren. Diese so erhaltenen weiteren Informationen bieten wertvolle Hinweise.

In den nachfolgenden zwei Übersichten werden relevante Punkte aufgelistet, die innerhalb der logopädischen Anamnese erfragt werden sollten. Hierzu gehören sowohl allgemeine sowie spezielle Informationen in Bezug auf die vorliegenden Kau,- Kiefer- und Schluckstörungen. Gleiches gilt im Anschluss daran für die klinische Untersuchung. Dort werden einerseits allgemeingültige Parameter zur Überprüfung vorgeschlagen und danach die wichtigen Aspekte der klinischen Untersuchung in Bezug auf Kiefer- und Kaustörungen herausgestellt.

■ Informationen im Allgemeinen
- Persönliche Daten und Angaben (Alter, Beruf, Hobbys, Religion/kulturelle Besonderheiten, Allgemeinzustand, Ernährungsstatus, Zahnstatus)
- Krankheitsgeschichte (Grunderkrankung, Grund der Vorstellung, Erkrankungsverlauf, aktuelle Beschwerden/Schwierigkeiten, Schmerzen/Bewegungseinschränkungen, Skalierung des Leidensdrucks)
- Sonstige medizinische Angaben (Erkrankungen, Infekte/Fieber, Operationen,

Unfälle, Implantate, Prothesen, Allergien, Langzeitbeatmung)
— Bei Kindern: weitere Entwicklungsbereiche (motorisches Entwicklungsalter, sprachliches Entwicklungsalter, Spielentwicklung und soziale Entwicklung)
— Medikamenteneinnahmen/Nebenwirkungen
— Hilfsmittelversorgung, Ansprechpartner
— Auftragsklärung (Wünsche/Ziele des Patienten, ggf. der Angehörigen, des Pflegepersonals)

Informationen zu Kau-, Kiefer- und Schluckstörung im Speziellen
- Größe, Gewicht, Gewichtsveränderungen, Body-Mass-Index (BMI)
- Ernährung (Säuglingsalter, Kostumstellung, Sprach- und Sprechentwicklung, aktuell: Speichelmanagement, Mund-/Lippenschluss, Kieferkontrolle, Globusgefühl)
- Umgang mit Speisen (Vorlieben, Abneigungen, Vermeidung von Nahrungsmitteln, Präferenzen zu Geschmack oder Temperatur)
- Zahnärztliche, Kieferorthopädische, Kieferchirurgische Behandlungen/ Befunde (Zahnprothetische Versorgung, Zahnspangen-/Schienenversorgung)
- Verletzungen/Erkrankungen/ Operationen/Behandlungen im orofazialen Trakt
- Schmerzen/Bewegungseinschränkungen/ Geräusche im orofazialen Trakt
- Habits/ungünstige Gewohnheiten im Bereich Mund (z. B. Daumenlutschen, Nägelkauen, Einziehen der Unterlippe, Kauen auf Kleidungsstücken, etc.)

Hintergrundinformation
Die gesamtkörperliche Entwicklung spielt in Bezug auf Kiefer und Kauen eine große Rolle. Bei Patienten mit Cerebralparese beispielsweise ist zu beachten, inwieweit gesamtkörperliche Rotationen und laterale Bewegungen möglich sind. Wenn ein Kind diese Stufen der motorischen Entwicklung nicht ausreichend vollzogen hat, können laterale Zungen- und Kieferbewegungen nicht selbstverständlich erwartet werden. Dies bedeutet wiederum, dass auch keine rotierenden Kieferbewegungen möglich sind. Das „vollendete Kauen" wird zum nicht erreichbaren Ziel!
Zahnfehlstellungen, die bei der Anamnese oder klinischen Untersuchung festgestellt werden, sollten zudem bei einem Zahnarzt oder Kieferorthopäden abgeklärt werden. Ebenso gibt es mögliche Gründe, z. B. Haltungs- oder Tonusauffälligkeiten, die eine Vorstellung bei einem Orthopäden, Physiotherapeuten oder Osteopathen notwendig machen. Unbedingt ist im Anamnesegespräch zu klären, inwieweit diese Befunde schon bekannt sind und ggf. behandelt werden (▶ Kap. 4).

Während der Anamnese lassen sich zusätzlich gezielte Informationen mittels **Beobachtung** herausfiltern. Diese wird auch während der klinischen Untersuchung weitergeführt. So können die oben und im Folgenden genannten Punkte bereits in einer Spontansituation beobachtet werden, bevor sie überprüft werden.

5.3.2 Befunderhebung bzw. klinische Diagnostik

Nach der Anamnese wird die **Klinische Untersuchung** durchgeführt. Hierbei werden im Allgemeinen die einzelnen Organstrukturen und Funktionen überprüft. Dazu zählen die Beurteilung von Morphologie und Funktion folgender Bereiche (◘ Abb. 5.20):

Im Einzelnen sind bei der Informationssammlung zu den jeweiligen Bereichen folgende Punkte wichtig:

- **Diagnostikbereiche**
- **Diagnostikbereich: Gesamtkörperlicher Status**
— Gesamtkörperliche Bewegungen, Rumpfkontrolle, Kopfkontrolle, Lähmungen, Neglect, Dyskinesien, Gesichtsfeldeinschränkungen, Myoklonien, Auge-Hand-Koordination, Hand-Mund-Koordination

- **Diagnostikbereich: Atmung**
— Ruhe-/Sprechatmung (Tiefe, Frequenz, Rhythmus, Atemräume, Atem-Sprech-Koordination, Geräusche)

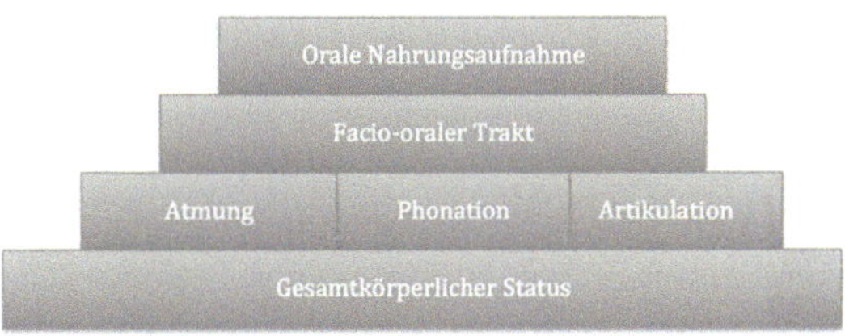

◘ **Abb. 5.20**   Bereiche der klinischen Befunderhebung in der Logopädie

- Pusten, Ansaugen, subglottischer Druck

■■ Diagnostikbereich: Phonation
- Raue, behauchte, heisere, gepresste Phonation; Aphonie, „wet voice"; Dynamik, Modulation, Überziehen der Sprechphrasen

■■ Diagnostikbereich: Artikulation
- Werden alle Artikulationszonen realisiert, wie ist die Artikulationsschärfe?
- Wie ist die Artikulationsweite im Kiefer?

■■ Diagnostikbereich: facio-oraler-Trakt
- Hirnnervenstatus; pathologische Reflexe, Beißreaktion
- Facio-orale Funktionen/Bewegungen, Lähmungen, Dyskinesien
- Extra-/intraorale Wahrnehmung/Sensibilität; ggf. orale Stereognose
- Mundrauminspektion (Zahnstatus, Prothesensitz, Mundhygiene, Gaumensegelfunktion, Speichelseen, Residuen, Narben, Zungenmorphologie, Girlandenabdrücke an Wangen, Zungenrändern, Lippen; Bissstellen in den Wangen/auf der Zunge/an den Lippen)
- Lippen- und Zungenkraft
- Kieferöffnung/-schluss; Okklusion, Biss, Beißkraft
- Mundboden-/Hals-/Nacken-/Schulterbeschaffenheit (auch palpatorisch)
- Kehlkopfbeweglichkeit, Hyoidbeweglichkeit (palpatorisch)
- Tonus und Motilität der einzelnen orofazialen Organe

■■ Diagnostikbereich: Orale Nahrungsaufnahme
- Schluckfrequenz, Speichelschlucken
- Ess-/Trinkbeobachtung (wie wird aktuell gegessen/getrunken/Nahrung angereicht?)
- Kieferöffnung/-schluss, Abbeißen, Bolusgröße
- Lippenschluss/Mundschluss, Boluskontrolle
- Kauverhalten (Beißbewegung, Mahlbewegung, rotatorische Bewegung, Mitbewegungen, Kompensationen)
- Atem-Schluck-Koordination
- laryngeale Reinigungsmaßnahmen reflektorisch und willkürlich (Räuspern, Husten, Rachenreinigung, Ausspucken), Schutzreflexe

Es empfiehlt sich, eine **Videoaufnahme** des Erstbefundes, des diagnostischen Verlaufs und/oder der ersten Therapieeinheiten zu erstellen. Auch eine Fotodokumentation der Sitz- und Stehhaltung (frontal und seitlich) sowie eine Ablichtung der maximalen Kieferöffnungsweite (◘ Abb. 5.21), ebenfalls jeweils von vorn und von lateral. Hier ist anzuraten z. B. mit einem Lineal im Frontzahnbereich als Maßvorgabe, oder einer Messschablone aus dem Therabite-Set (◘ Abb. 5.21) die Kieferöffnungsweite zu dokumentieren. Wenn diese nicht zur Verfügung steht, kann auch eine orientierende Messung mittels Fingern durchgeführt werden (◘ Abb. 5.22). Somit hat der Therapeut die Möglichkeit, die Funktionen genauer zu analysieren und die Informationen besser zu verschriftlichen. Zudem kann die Aufnahme zu Vergleichszwecken (auch für den Patienten) im Therapieverlauf genutzt werden.

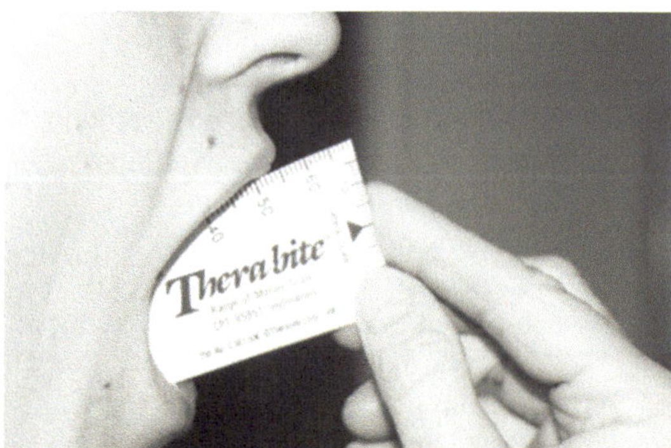

◘ **Abb. 5.21**   Messung der Kieferöffnung mittels Messtool des Therabite-Gerätes

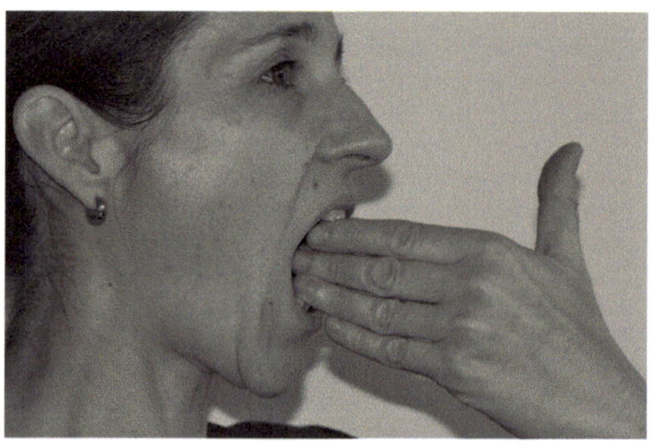

◘ **Abb. 5.22**   Orientierende Messung mittels Finger

Je nach Begleiterkrankungen/-störungen sind ggf. weitere logopädische Diagnostiken nötig. Hierzu zählen z. B. Dysphagie-, Dysarthrie-, Apraxie-, Aphasie- oder Sprachentwicklungsdiagnostik. Diese Diagnostiken liefern Aufschluss darüber, wie z. B. das Sprachverständnis des Patienten ist. Je nach Ergebnis müssen Therapieziele, Therapieaufbau und therapeutische Hilfen während der Therapie überdacht und berücksichtigt werden.

In einigen Fällen sind, wenn noch nicht geschehen, evtl. **apparative Zusatzuntersuchungen** nötig bzw. sinnvoll. Hier stehen den unterschiedlichen Fachrichtungen verschiedene Methoden zur Verfügung. Es sollte interdisziplinär abgewogen werden, ob ein Verfahren und wenn ja, welches Verfahren für den Patienten infrage kommen. Dazu ist eine genaue Fragestellung seitens des Therapeuten an den Diagnostiker zu formulieren, damit der Untersucher dieser gezielt nachgehen kann.

All die gewonnenen Daten und Informationen werden in Bezug auf die anschließende **Therapieplanung** berücksichtigt.

Dabei muss der Therapeut beachten, welche Motivation, Ressourcen und Wünsche der Patient mit sich bringt. Aber auch die Wünsche und Interessen der Angehörigen oder des Pflegepersonals gilt es, mit einzubeziehen. Zu berücksichtigen ist, welches Behandlungssetting gegeben ist (s. o.). Der Therapeut muss einen Überblick darüber haben, welche weitere medizinische, therapeutische oder pflegerische Versorgung stattfindet, oder geplant ist. Die Therapieziele, untergliedert in Nahziele und Fernziele, sind so aufzustellen, dass sie der Wichtigkeit nach gegliedert werden und realistisch erreichbar sind. Hierbei, wenn noch nicht berücksichtigt, ist die Auftragsklärung zu beachten (s. o.). Insbesondere gilt es, individuell für den Patienten geeignete Therapiebausteine bzw. -verfahren auszuwählen.

Nach der Planung der Therapie und während des gesamten Therapieverlaufs findet eine **Beratung** des Patienten und ggf. seiner Bezugspersonen statt. Hierbei steht zu Beginn die **Aufklärung** des Patienten in Bezug auf die Diagnostikergebnisse und sein Störungsbild an. Wichtig ist auch eine **Er**-klärung des Störungsbildes. Einigen Patienten hilft es, wenn zuerst die Physiologie beschrieben wird und anhand dessen dann die Unterschiede zur bestehenden Pathologie. Das heißt, es sollten auch Ursachen, Zusammenhänge, aktueller Stand und weitere Verlaufsmöglichkeiten vorgestellt werden. Dabei sollten ebenso Gefahren und Risiken genannt werden, wie auch mögliche Behandlungswege und Ziele. Im gleichen Zuge kann die Beratung hinsichtlich Änderungen von Verhaltensweisen stattfinden. Diese kann der Patient mit dem vorher angeeigneten Wissen dann meist leichter ändern. Auch nötige Kostformanpassungen werden dann in der Regel besser akzeptiert.

Zudem wird der Patient über den geplanten Therapieablauf und die Therapieziele informiert.

Teilweise sind auch die Beratung, Aufklärung und **Anleitung** der Bezugspersonen sinnvoll. Dies ist z. B. der Fall, wenn diese dem Patienten Nahrung anreichen oder mit ihm Übungen durchführen sollen.

5.3.3 Logopädisches Handling bei Kau- und/oder Kieferfunktionsstörungen

Trailer

Es gibt eine Vielzahl von Therapieansätzen und Methoden, die in der Rehabilitation von Kieferfunktionsstörungen herangezogen werden können. Die folgenden kennen wir zumeist aus der Dysphagie- und myofunktionellen Therapie. Ganzkörperliche Konzepte wie Castillo Morales, PNF, Padovan, Basale Stimulation, Bobath oder manuelle Techniken aus der Physiotherapie/Osteopathie werden unterschieden von Konzepten die besonders auf die Oralmotorik eingehen wie z. B. NF!T®, F.O.T.T.®, Elektrostimulation, Funktionelle Dysphagietherapie oder das Jaw Rehabilitation Program.
Zudem muss stets reflektiert werden, ob die Ziele damit erreicht werden können, die Methodik geändert oder die Inhalte angepasst werden müssen.

> **Es gibt nicht das passende Konzept für den Patienten. Wie in vielen Bereichen der Logopädie empfiehlt es sich, aus den verschiedenen Konzepten und Hilfsmitteln die passenden Bausteine/Methoden individuell für jeden Patienten zusammenzustellen.**

Einige bekannte Konzepte/Methoden sind in folgender Auflistung (□ Tab. 5.9) nach

◼ Tab. 5.9 Therapiekonzepte in der Logopädie

Konzept/Methode	Ganzheitlich	Störungs-spezifisch	Ziel-/Patientengruppe	Beschreibung
Bobath	x		Ursprünglich für zerebralparetische Kinder; mittlerweile auch erwachsene Hemiplegiker oder von anderen neurologischen Erkrankungen Betroffene	Interdisziplinäres 24 h-Konzept/krankengymnastisches Pflegekonzept auf neurophysiologischer Grundlage; Spastikabbau, Muskeltonusanpassung, Anbahnung orofazialer Motorik und größtmöglicher Selbstständigkeit durch Arbeit mit Auflage- und Unterstützungsfläche, Haltung, Aufrichtung, Arbeit im Rhythmisch-Tonischem-Dialog
Fazio-orale-Trakt-Therapie (F.O.T.T.)	x		Neurogene Störungen bei erworbenen Hirnschäden; insbes. für bewusstseinsgestörte/kognitiv schwer beeinträchtigte Personen	Interdisziplinäres 24 h-Konzept mit hands on/hand off Phasen. Tonusanpassung, Haltungsverbesserung, Koordination von Funktionen, orofaziale Behandlung, Mundhygiene, TK-Management, Speichelmanagement/Nahrungsmittelmanagement
Orofaziale Regulationstherapie (ORT) Neuromotorische Entwicklungstherapie (NET)			Von Castillo Morales; Kinder/Erwachsene mit kommunikativen, sensomstorischen und orofazialen Störungen; LKGS, Down Syndrom, sensomotorische Störungen Gesicht, Mundraum, Rachen; Cerebralparesen	Neurophysiologisch orientiertes Konzept mit Haltungsverbesserung/Aufrichtung, Kopf-/Kieferkontrolle, Stimulation orofazialer motorischer Zonen mittels manueller Vibration; Einsatz kieferorthopädischer Hilfsmittel
Funktionelles Mundprogramm (FMP)		x	Kinder mit Sigmatismus und gleichzeitigen Mundfunktionsstörungen (z. B. Schlucken)	Ausgewählte und teils modifizierte Übungen aus dem Padovanprogramm; aktive Arbeit mit Hilfsmitteln, um eine hohe Übungsintensität zu erhalten; es werden komplexe Bewegungsabläufe durchgeführt, da die orofazialen Funktionen (insbes. Schlucken) auch komplexe Bewegungsabläufe sind
Funktionelle Dysphagietherapie (FDT)		x	Patienten mit Dysphagie bei neurologischen Erkrankungen sowie onkologischen Kopf-Hals-Erkrankungen	Evidenz-basierte problem-/funktionsorientierte Übungen: sensomotorisches Training der Schluckmuskulaturen; aktive orofaziale Übungen ohne/mit Hilfsmitteln; restituierende, kompensatorische und adaptive Verfahren; Schluckmanöver
Neurofunktions!therapie (NF!T®)	x	x	Alle Altersstufen, von kooperativen Patienten bis hin zu Wachkomapatienten	Arbeit ohne verbale Anleitungen, sondern über Nachahmung. Es wird mit Hilfsmitteln gearbeitet, die Sensorik und Motorik gefördert. Bahnungsübungen werden von Funktionsübungen unterschieden

(Fortsetzung)

◻ Tab. 5.9 (Fortsetzung)

Konzept/Methode	Ganzheitlich	Störungs-spezifisch	Ziel-/Patientengruppe	Beschreibung
Jaw Rehabilitation Program		x	Für Patienten ab dem 3. Lebensmonat mit Beiß-/Kaustörungen durch Verzögerung der mundmotorischen Entwicklung, chirurgische Eingriffe, Traumata, Apoplex und andere craniofaziale Ursachen	Ursachenorientiert; sensorischer Input und aktive Übungen mit Chewy Tubes TM als Hilfsmittel; vorgegebenes kleinschrittiges aktives Übungsprogramm
Novafonanwendung		x	Alle, außer bei bestehenden Kontrandikationen der Novafonanwendung (wie z. B. Herzschrittmacher, Schwangerschaft, Epilepsie,…)	Schallwellenvibration über das Schallwellengerät mit extra-/intraoralen Aufsätzen zur Tonusregulierung, Stimulierung, teilweise gekoppelt mit aktiven Übungen
MFT nach Kittel		x	Aktiv mitarbeitende Patienten (ab Schulalter) mit myofunktioneller Störung	Aktives Übungsprogramm mit Training der Einzelfunktionen von Wangen-/Lippen-/Zungen-/Ansaug-/ Schluckübungen
LSVT		x	Entwickelt für Parkinsonpatienten; aber auch andere Patientengruppen, wie z. B. Personen mit MS, Downsyndrom, infantiler Cerepralparese, Ataxie, Apoplex können laut der Autoren davon profitieren	4-Wochen-Intensivprogramm zur Erweiterung der Tonhaltedauer, Dynamik, Artikulation und Kieferweite mit Phonations-/Sprechübungen in festgelegten Übungsstufen; Kalibrierung der "neuen" Leistungen
Padovan	x		Für Patienten mit Störungen innerhalb der Sprache, des Sprechens, der Stimme, des Schluckens, der Wahrnehmung oder mit neurologischen Erkrankungen	Der Schwerpunkt liegt auf der neurofunktionellen Reorganisation. Das Konzept orientiert sich an den normalen Entwicklungsschritten
Propiozeptive neuromuskuläre Faszilitation (PNF)		x	Patienten mit orthopädische, neurologischen oder traumatologischen Störungen	Funktionelle Methode aus der Physiotherapie; Anregung von Reizbildung und -weiterleitung/-verarbeitung; über vorherige Reizsetzung (Zug/Druck/Widerstand/Dehnung/Thermale Reize) werden gezielte Muskelanspannung und -entspannung trainiert und diagonale/dreidimensionale Bewegungsmuster eingeübt
Manuelle Techniken		x	Alle	Manuelle Techniken (bspw. Osteopathie, manuelle Therapie,…) zur Tonusregulation und Motilitätsförderung
Oro Neu®				Neuroentwicklungsphysiologisch
Elektrostimulationen		x	Schlaganfallpatienten	Elektrische Reizungen der am Schlucken beteiligten Organe wie z.B. Gaumenbögen, Pharynx, Halsmuskeln

Patientenklientel und methodischem Ansatz als Überblick eingeordnet. So können gezielt für ein Störungsbild passende Interventionen gesucht und in der entsprechenden Fachliteratur nachgelesen werden.

Aus den vorangegangenen Kapiteln wird deutlich, dass wir bei der Behandlung von Kau- und Kieferfunktionsstörungen gesamtkörperlich ansetzen müssen. Neben etwaiger Becken- und Wirbelsäulenfehlhaltungen, die im Blick der Fachkollegen der Orthopädie und Physiotherapie/Osteopathie liegen sollten, sollten in der logopädischen Therapie bereits der Schultergürtel-Nackenbereich, die kleine Muskulatur am Hinterhaupt (→ Kopfhaltung, Nackenaufrichtung) sowie die vorderen und lateralen zervikalen Anteile (supra- und infrahyoidale Muskulatur, obere Atemhilfsmuskulatur, Kopfwendemuskel), der Mundboden, die Wangen- und Kaumuskulatur sowie die Ober- und Unterlippe und natürlich auch die Zunge im besonderen Fokus stehen.

Das Ziel versteht sich von selbst: die gestörte, teils schmerzende Kau- und Kieferfunktion bestenfalls wiederherzustellen, zu optimieren oder Ersatz- und Kompensationsstrategien zu entwickeln. Am Ende steht die für den Patienten optimale Kieferfunktion für die Schluckphase der oralen Nahrungsvorbereitung zu erhalten, die bestmögliche Funktion für spannungsfreie Artikulation zu erreichen und/oder eine gute resonanzreiche Klangausformung der Stimme im Mund-Rachen-Bereich zu erarbeiten.

> **Dabei ist wichtig, die funktionelle, motorische Entwicklungsebene des kleinen oder auch erwachsenen Patienten einzuschätzen und seine gesamtkörperlichen und orognathen Fertigkeiten als Grundlage für die Behandlung zu sehen. Ein frühgeborener Säugling mit Hypotonie im Schulter-Nacken-Bereich und einer zum Teil daraus resultierender Trinkschwäche wird eine andere Grundstufe der Kieferfunktion erlangt haben als ein mitten im Beruf stehender Lehrer mit hyperfunktioneller Dysphonie und Bruxismus.**

Bei der **Therapiedurchführung** ist ein stetiges Beobachten des Patients, Reflektieren des Therapieangebotes und Anpassen des Therapieplans notwendig. Dies gewährleistet, dass auf die individuellen Verläufe und Bedürfnisse der einzelnen zu behandelnden Menschen eingegangen wird, um somit möglichst zielführend arbeiten zu können. Nur so können optimale Ergebnisse erzielt werden. Auch hierbei sind Videoaufnahmen hilfreich. Diese können zum Reflektieren des eigenen Handelns, als Vergleichsmöglichkeit und zur Schulung der Fremd- und Eigenwahrnehmung des Patienten genutzt werden.

5.3.3.1 Logopädische Therapiebausteine in der Behandlung von Kau- und Kieferfunktionsstörungen

Wie bereits zu Beginn des Kapitels beschrieben, haben wir einige Therapiebausteine in der logopädischen Therapie, die fernab des orofazialen Systems ansetzen, wohl aber Auswirkungen auf diese Bereiche haben. Insofern ergibt sich ein raumübergreifendes Spektrum an therapeutischen Möglichkeiten und Ansatzpunkten – gesamtkörperlich und fazio-cervikal (■ Abb. 5.23).

- **A.: gesamtkörperliche Wahrnehmung/ „Spannungsnester" aufspüren & regulieren**

Kiefer, Kopf und Hals können wir nicht vom übrigen Körper trennen. Wir alle sind als Ganzes zu sehen. Faszien und Bindegewebe durchziehen als Netz den ganzen Körper und nicht nur eine bestimmte Körperregion. Dieses Geflecht dringt in jeden Muskel und umgibt jeden Knochen und so kommt es, dass alle Körperbereiche miteinander in Verbindung stehen und gar miteinander „kommunizieren". So können bereits z. B. Knieprobleme, eine Fehlkompensation im Becken-/Lendenwirbelbereich nach sich ziehen, was wiederum

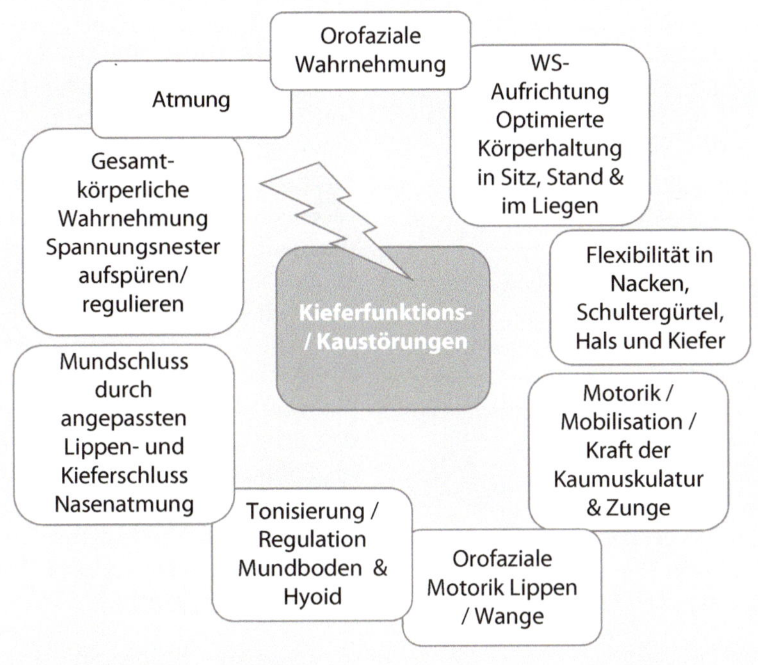

Abb. 5.23 Therapiebausteine in der logopädischen Behandlung von Kau- und Kieferfunktionsstörungen

Verspannungen im Schultergürtelbereich verursachen kann. Im Kieferbereich bemerkt der Betroffene dann vielleicht, wie er bei jedem Schritt bei jeder Belastung die Zähne zusammenbeißt und/oder die Zunge an den Gaumen presst. Oder ein anderes Beispiel: ein Patient mit einseitig schlaffer Hemiparese nach Apoplex wird versuchen, mit seiner gesunden Körperhälfte seine Haltung zu optimieren, sich zumindest kurzzeitig – wie es seine Kräfte ermöglichen – aufzurichten, damit sein Kopf in letzter Konsequenz folgt und seine Augen in einer Horizontalen stehen. Dies geht jedoch zulasten der aktiven Muskulatur der gesunden Seite, die zu viel arbeiten muss. Fehlspannungen entstehen und es kann sogar so weit gehen, dass der Betroffene den Mund nicht öffnet, da er den Aufbiss nutzt, um seine Kräfte für die aufrechte Haltung und Position zu nutzen.

Es ist an uns als Therapeuten die Patienten – soweit kognitiv möglich – zur Selbstwahrnehmung zu aktivieren, um solche Zusammenhänge aufzudecken und in weiterer Konsequenz natürlich so gut es geht zu beheben.

■ **B.: Atmung**

Atmung ist Bewegung, Atmung ist Leben. Auch wenn ein Mensch aufgrund seiner Erkrankungen kaum noch zur Willkürbewegung befähigt ist, spürt er über Atembewegungen, dass er lebt.

Manuell arbeitende Schluck- und Sprachtherapeuten kennen es vielleicht, dass man sogar Atembewegungen im Mundboden und im Hyoidbereich bei „lockeren und durchlässigen" Patienten palpieren kann. Der Atem kann „fließen". Wohingegen bei Menschen mit hoher muskulärer Spannung in Kiefer, Zunge oder Mundregion die Atmung ebenfalls meist auffällt. Atemregionen verkümmern, Atmung findet meist thorakal oder gar clavicular statt. Die zervikale Atemhilfsmuskulatur, die eigentlich nur dazu da ist, bei großem, zügigen Sauerstoffbedarf z. B. im Sport, kurzfristig auszuhelfen, wird zur Daueratemmuskulatur. Die Bereiche oberhalb der Schlüsselbeine verspannen, was sich im vorderen Hals entlang des Kehlkopfes und Hyoids und im hinteren Bereich entlang der Halswirbelsäule bis hin zum Okziput erstreckt und sich über die Muskelketten bis zur Kiefergelenkmuskulatur auswirken kann. Somit sollten wir als „Kiefertherapeuten" unbedingt auch eine Regulierung und Optimierung der Atmung im Blick behalten.

■ C.: orofaziale Wahrnehmung

Wahrnehmung ermöglicht Bewegung – Bewegung ermöglicht Wahrnehmung. Wer den sensomotorischen Regelkreis kennt, weiß darum. So sollte sich der „Kiefer-"Betroffene nicht nur gesamtkörperlich spüren, sondern besonders auch Mund-, Mundboden-, Kiefer- und vorderen Halsbereich mit Aufmerksamkeit auf muskuläre Anspannung bzw. Lockerheit hin untersuchen können.

> **Je besser die Aufmerksamkeit für diese Bereiche ist, desto besser gelingt es ihm auch, das in der Therapie Erlernte umzusetzen und in den Alltag zu integrieren.**

■ D.: Wirbelsäulenaufrichtung; optimierte Positionierung im Sitzen, Stehen und Liegen

Dieser Therapiebaustein geht Hand in Hand mit der gesamtkörperlichen Wahrnehmung (A) bzw. folgt dieser in letzter Konsequenz. Über eine Optimierung der Körperposition ermöglichen wir den am Kauen und Schlucken beteiligten Strukturen bestmöglichen Bewegungsspielraum und Zusammenarbeit. Es ist ein hehres Ziel, immer und überall die „optimalste Körperhaltung" einnehmen zu wollen oder zu sollen. Dies wird sowohl uns Therapeuten, wie auch unseren Patienten nicht möglich sein. Vielmehr sollte es in der Therapie von Menschen mit Kieferproblemen darum gehen, dass diese sich flexibel immer wieder an verschiedene Situationen mit ihrer Haltung/ Positionierung anpassen können. Positionswechsel, Umlagerungen je nach Situation (Mundpflege, Nahrungsaufnahme, Trinken, Unterhaltung, Schreibtischarbeit, etc.) sollten berücksichtigt werden. So kann es sein, dass der junge IT-Spezialist in freiberuflicher meist am Schreibtisch sitzender Tätigkeit maximal im Kieferbereich angespannt ist, ein Kiefergelenksknacken zeigt, nachts die Zähne aufeinanderpresst und die Zunge gegen den Gaumen drückt und tagsüber beim Schlucken fester

Speisen keinen Bissen herunter bekommt, da das Zungenbein in einem System angespannter Muskeln fixiert ist. Hier ist, um einen Therapieerfolg effektiv erreichen zu können und auch einen Transfer in den Alltag zu ermöglichen, unter anderem unbedingt erforderlich, an einen Wechsel der Arbeitsposition bzw. einen Aufbau verschiedener Arbeitsstätten und Sitzpositionen (Stehpult, Wackelhocker etc.) in seinem Büro zu denken.

Bei immobilen, schwerstbetroffenen Patienten sollten die Kiefertherapeuten den Aspekt der Aufrichtung und Positionierung/Lagerung für zeitlich umgrenzte Situationen wie z. B. das Schlucken während der Mahlzeiten oder im Rahmen der Mundpflege als wichtigen Teil ihrer logopädischen Arbeit ansehen und ihn durch eine Co-Therapie mit Physiotherapeuten, Osteopathen und anderen Fachgruppen der Körpertherapie ergänzen.

■ E.: Flexibilität in Nacken, Schultergürtel, Hals und Kiefer

Je flexibler die Körperstrukturen (Faszien, Gelenke, Knochen, Muskulatur) sich bewegen können, desto besser sind sie auf alltägliche Situationen ausgerichtet und eingestellt. Für die Kiefer- und Kaufunktion ist besonders die Nacken- und Schulterregion von Bedeutung (siehe auch Funktionelle Anatomie). So sollten auch in die logopädische Therapie der Kau- und Kieferfunktionsstörungen stets Übungen zur Flexibilisierung des gesamten Schulter-Nacken-Halsbereiches einbezogen werden. Bei vorhandenen Narben nach Operationen sind diese unbedingt auch therapeutisch anzugehen, da diese immer eine Rigidität des umgebenden Systems nach sich ziehen und die Funktion negativ beeinflussen. Auch hier ist eine Co-Therapie mit der Fachgruppe der Physiotherapeuten/Osteopathen extrem wertvoll.

■ F.: Motorik/Mobilisation/Kraft der Kaumuskulatur und Zunge

Beweglichkeit der direkt mit dem Kauen in Verbindung stehenden Strukturen (Zunge, Kiefergelenk, Wange, etc.) sowie Kaukraft, Stempeldruck der Zunge und deren Ausdauer und Koordination sind weitere Bausteine der logopädischen Behandlung von Kau- und Kieferfunktionsstörungen bzw. Störungen der oralen Vorbereitungs- und Transportphase des Schluckvorganges. Besonderes Augenmerk sollte auf Mundöffnung- und -schluss (damit verbunden Lippenöffnung und -schluss sowie Kieferöffnung und -schluss) aber auch auf eine laterale Beweglichkeit des Unterkiefers und der Zunge gelegt werden. Das vollendete Kauen ist rotatorisch und nicht nur auf und ab. Die Zunge hat von der Mitte kommend einen stabilisierenden Part beim Kauen. Die Zungenseitenränder halten das Kaugut zwischen den Kauflächen der Hauptkauseite. Zum Sammeln von Nahrungsresten muss sie sich noch weiter lateral zwischen die Kauflächen und in die Wangentaschen bewegen. Somit benötigt die Zunge eine maximale laterale Beweglichkeit und Flexibilität.

Auch für das Einnehmen ihrer Ruheposition am Alveolarkamm hinter den oberen Schneidezähnen benötigt die Zunge ein gewisses Maß an Anspannung/Tonisierung in Form eines Anlegens der Vorderzunge. Die Hinterzunge kann sich derweil etwas entspannen und absinken. Auch das will gelernt sein und bei einigen Formen der Kieferfunktionsstörungen ist eine unzureichende Zungenruhelage für Fehlspannungen im Kiefergelenk verantwortlich.

Da wir bei Kieferfunktionsstörungen nicht nur auf Störungen treffen, die auf ein muskuläres Ungleichgewicht zurückzuführen sind, sondern auch narbig bedingt sein können oder auch aufgrund unzureichender Koordination z. B. bei kognitiven Pathomechansimen beruhen, ist eine Analyse der zugrunde liegenden Systematik extrem wichtig. Diesem Therapiebaustein sollte ein Hauptaugenmerk in der logopädischen Behandlung zuteilwerden.

▪ G.: Orofaziale Motorik Lippen/Wange

Kauen mit offenen Lippen, ja das geht, aber schlecht und nicht effektiv. So können wir den besten Kauvorgang nur mit geschlossenen und gut tonisierten Lippen durchführen, wobei wir die Wangen, die vornehmlich durch die Mm. buccinatores geformt werden, nicht außer Acht lassen dürfen. Der Buccinator ist dafür verantwortlich, dass das Kaugut nicht in die Wangentaschen abgleitet. Er verengt den seitlichen Mundvorhof, während die Lippen den frontalen Mundvorhof komprimieren. Bei

Patienten mit einseitigen Fazialisparesen ist gut zu sehen, dass sie aufgrund eines Spannungsverlustes der Wange nicht mehr effektiv auf der paretischen Seite kauen können, obwohl die Kiefer- und Kaumuskulatur intakt arbeiten (Versorgung durch einen anderen Hirnnerven; N. trigeminus V). Als Gegenspieler der Zunge kommt demnach der Wangenmuskulatur beim Kauen eine sehr große Bedeutung zu und muss unbedingt in die logopädische Behandlung, bei allen Kaustörungen, egal welcher Genese, einbezogen werden.

Im Rahmen der oralen Transportphase obliegt dem Buccinator eine weitere wichtige Funktion, denn durch eine fasziale Verbindung, über die Raphe pterygomandibularis, ist der Wangenmuskel mit dem oberen Schlundschnürer verbunden und hält die Spannung während der oralen Bolusaustreibung (bei manchen Menschen fehlt diese Raphe und der Buccinator geht nahezu ohne Übergang in den oberen Schlundschnürer über). Offene Lippen beim Schlucken oder auch ein geöffneter Kiefer führen dazu, dass beim Schlucken aus dem Mundraum zu wenig Anspannung aufgebaut werden kann und die Zunge ein Großteil des Austreibungsdrucks übernehmen muss. Wenn sie das kann, ist es gut, doch meist ist sie entweder zu schwach und der Schluck demnach nicht effektiv genug, oder die Zunge „verrutscht" beim Schluck und drückt z. B. gegen die Frontzähne.

▪ H.: Tonisierung/Regulation Mundboden & Hyoid

Die Funktion der Zunge wurde bereits im Therapiebereich F dargestellt. Unweigerlich steht die Zunge aber mit dem Mundboden und dem Hyoid in Verbindung bzw. bildet mit diesen eine funktionelle Einheit. Bei Patienten mit Kieferfunktionsstörungen zeigt sich nicht selten auch eine muskuläre Dysregulation des Mundbodens und der Muskulatur, die das Zungenbein (supra- und infrahyoidale Muskulatur) an Ort und Stelle hält. Dies wirkt sich im weiteren Schluck – also in der pharyngealen Schluckphase – unweigerlich auf den Bolustransport aus und kann zu einem Globusgefühl, einem Einschluckproblem, einer „Anschluck"-Störung o. ä. führen. Das Hyoid als zentrale Struktur beim Schlucken reagiert extrem schnell und sensibel auf muskuläre Anspannungen sowohl vom Nacken-/Halsbereich heraufziehend, als auch vom Kiefer- und Mundbereich absteigend. Es sollte in die logopädische Behandlung ebenso eingegliedert werden, wie auch gezielt durch osteopathische Behandlungstechniken flexibilisiert werden.

- **I.: Mundschluss durch angepassten Lippen- und Kieferschluss, Nasenatmung**

In diesem Therapiebaustein geht es im eigentlichen Sinne um die Anbahnung bzw. Schulung einer Nasenatmung. Jegliche Arbeit an einem Mundschluss (vgl. G) ist nur unzureichend möglich, wenn eine Nasenatmung nicht dauerhaft aufrechterhalten werden kann. Hier ist eine HNO-ärztliche Konsultation unbedingt wichtig, um organische Ursachen – wie z. B. eine Nasenatmungsbehinderung – abzuklären. Ist es ein funktionelles Problem, fällt die Behandlung in die Zuständigkeit des Logopäden.

5.3.3.2 Therapiegrundlagen für jede Therapieeinheit unabhängig vom Patienten

Für alle orofazialen Leistungen ist eine möglichst optimierte und aufgerichtete Körperhaltung zentral. Natürlich muss immer auf die Möglichkeiten des Patienten geachtet werden. Persönliche Einschränkungen sind zu akzeptieren bzw. zu berücksichtigen und im Verlaufe der Behandlung auch anzugehen (▶ Abschn. 5.1.3).

Eine **lehrbuchmäßige, physiologische Sitzhaltung** ist optimal, wenn die Füße gleichmäßigen Bodenkontakt haben und circa hüftbreit auseinander stehen. Knie und Becken sollten im rechten Winkel stehen. (Achtung Becken in Mittelposition ggf. leicht rückverlagert hinter den „Sitzbeinhöckern" → kein Hohlkreuz, kein Rundrücken). Das Brustbein sollte leicht aufgerichtet sein und die Schultern locker hängen. Die Hände können auf den Oberschenkeln oder – je nach Übung – auf einem Tisch/ggf. auch Rollstuhltisch abgelegt werden. Der Kopf ist bestmöglich aufgerichtet; ein „langer Nacken und kurzer vorderer Hals" sind anzustreben.

Für eine **physiologische Stehhaltung** stehen die Füße hüftbreit auf dem Boden, die Knie sind locker gestreckt, aber bestenfalls gelöst und nicht durchgestreckt. Auch hier sollte der

Patient keinesfalls in ein Hohlkreuz durch ein Vorschieben des Beckens geraten. Arme hängen locker an den Schultern, der Kopf geht in eine Position wie bei der Sitzhaltung beschrieben.

> **Sowohl bei der Sitz- wie auch bei der Stehhaltung und auch ggf. im Liegen sollte der Patient immer dazu aufgefordert werden, seine Zahnreihen (Ober- und Unterkiefer) voneinander zu lösen, das heißt, dass die oberen und unteren Zahnreihen in Ruhe keinen Kontakt miteinander haben sollten, sie schweben übereinander (Ruheschwebe). Falls der Patient Mühe hat, sich in den oben beschriebenen „physiologischen Positionen" zu halten, wird er automatisch in eine Anspannung im orognathen System übergehen und die Kiefer aufeinanderpressen. Manchen Patienten hilft es, die Zahnreihen lockerer zu halten, wenn man ihnen als Hilfestellung anbietet, parallel die Zunge locker zu lassen. Nicht selten wird „nur" mit den Zähnen gepresst: auch die Zunge wird an den Gaumen gedrückt, gegen die Front-/Seitenzähne gepresst oder es wird sogar ein Unterdruck/Sog im Mundraum gehalten.**

Diese Grundhaltungen sind während der meisten unten beschriebenen Übungen möglichst einzuhalten. Wichtig ist aber, dass nicht die gesamte Therapieeinheit in diesen Positionen verharrt wird. Zwischenzeitliche Bewegungen – nicht nur der Wirbelsäule – sind wichtig, um Durchblutung und somit Nährstoff-/Sauerstofftransport und Zellabfallabtransport zu gewährleisten.

Patienten mit Paresen, mangelnder **Rumpfoder Kopfkontrolle**, Haltungsschäden oder/und unausgeglichenen Tonusverhältnissen etc. können eine physiologische, lehrbuchmäßige Haltung kaum, teilweise oder nur zeitweise einnehmen. Hier gilt es, die Positionierung z. B. mit Lagerungsmaterialien immer wieder anzupassen, zu verändern und damit auch zu optimieren. Hierbei sind die Grundlagen der „normalen Bewegung" und des „Haltungs- und Bewegungstonus" nach dem Bobath-Konzept hilfreich, die erklären, dass der Körper sich immer gegen die Schwerkraft der Erde behaupten muss. Egal, ob bei Haltung oder Bewegung: der Muskeltonus der unterschiedlichen Körperbereiche muss sich stets ausrichten, anpassen und verändern. Um den Einfluss der

Schwerkraft auf den Körper und damit auf die Haltung und die Lagerung zu verstehen, müssen zwei zentrale Begriffe gekannt und unterschieden werden:

Auflagefläche und Unterstützungsfläche.

Hintergrundinformation

Als **Auflagefläche A** bezeichnen wir die Bereiche des Körpers, die entweder Kontakt zur gegenständlichen Umwelt (z. B. Fußboden, Stuhllehne, Sitzfläche des Stuhls,…) haben oder wo sich Körperteile eine Auflage zum eigenen Körper oder auch dem eines Partners suchen (z. B. Arme im Schoß abgelegt, Schulter wird an den Sitznachbarn angelegt…) (◙ Abb. 5.24 links).
Die **Unterstützungsfläche U** ist demnach nicht gleich die Auflage, sondern vielmehr die Gesamtfläche, die es dem Körper ermöglicht, sich gegen die Schwerkraft zu behaupten (◙ Abb. 5.24 rechts).
Ein Körper kann demnach **mehrere** Auflageflächen haben, aber daraus generiert sich **eine** Unterstützungsfläche.

Dammshäuser spricht nicht von Auflageflächen, beschreibt aber „punktuelle Unterstützungsflächen", die dazu führen, dass die Druckverhältnisse ungleich verteilt sind und dann dazu führen, dass diese Körperbereiche stärker komprimiert werden. Diese Stellen neigen dann zu Druckstellen oder Dekubiti und sind unbedingt zu beachten (Dammshäuser 2005).

Durch eine Veränderung der Auflageflächen wird eine Anpassung der Unterstützungsfläche erreicht, die wiederum den gesamtkörperlichen Muskeltonus beeinflusst.

Dammshäuser beschreibt drei Stufen (2005):

» Je kleiner die Unterstützungsfläche ist, desto höher muss der Haltungstonus werden.

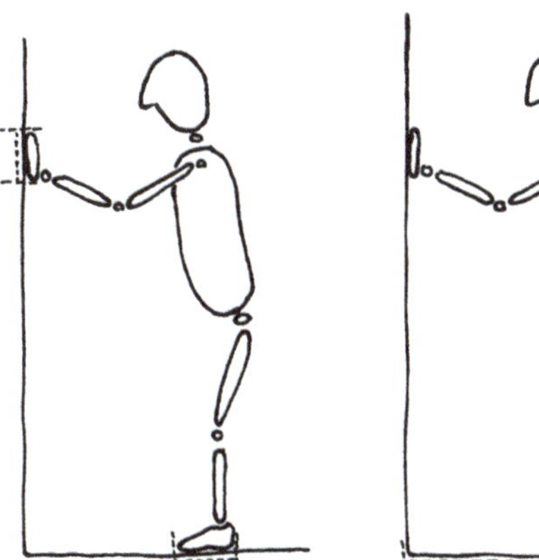

◙ **Abb. 5.24** Links: Auflagefläche der Hände und der Füße; rechts: gesamte Unterstützungsfläche zur Behauptung gegen die Schwerkraft

» Je größer die Unterstützungsfläche ist, desto mehr kann der Haltungstonus nachlassen.

» Je mehr Körperanteile an eine Unterstützungsfläche abgegeben werden können, desto mehr kann der Muskeltonus nachlassen.

Einen maximalen Körpertonus erreicht eine Primaballerina im einbeinigen Spitzentanz. Und die Position, die es uns ermöglicht, maximal an Körpertonus zu lassen, ist die Lage auf einer weichen Matratze, die alle „Hohlräume" des Körpers ausfüllt.

Je nach Grundtonus des Patienten, muss die Auflagefläche für therapeutische Maßnahmen überdacht werden, um damit die jeweilige Unterstützungsfläche anpassen zu können. Dies ermöglicht es dem Therapeuten, Einfluss auf den gesamten Muskeltonus des Patienten zu nehmen und hat unweigerlich Auswirkungen auf die Bereiche, die für Menschen mit Kiefer- und Kauproblemen besonders wichtig sind: den Schulter-Nacken-Bereich, den Kopf und das gesamte orognathe System.

Neben der Beachtung der Lagerung und der Haltung des Patienten, ist für viele der folgenden Übungen wichtig, die allgemeinen **Grundzüge der Stimulation** zu kennen, um das jeweils gewünschte Ziel verfolgen zu können. Dafür ist nicht immer die einzelne Übung ausschlaggebend, sondern die Qualität, wie die Reize vom Therapeuten angeboten werden: So kann dieselbe Übung, durch verschiedene Reizdarbietung tonussenkend (= detonisierend) oder tonussteigernd (= tonisierend) wirken!

Eine **Tonussteigerung (Tonisierung)** wird durch schnelle, unrhythmische, wechselnde und eher punktuelle Stimuli erzielt. Wie z. B. einem Tapping. Die Stimulationsrichtung ist eher zur Körpermitte hin zu wählen und die Dauer der Stimulation eher kurz zu halten.

Eine **Tonussenkung (Detonisierung)** wird durch langsame, gleichmäßige, wiederkehrende Stimuli, die auf die Zielregion einwirken, erzielt. Eine großflächige Applikation ist wirksam. Wärme kann unterstützend hinzugenommen werden. Die Stimulationsrichtung ist vornehmlich von der Körpermitte weg nach „außen". Und beachte: Was für uns Therapeuten langsam ist, ist für den Betroffenen noch viel zu schnell! Will man tonussenkend arbeiten, muss man sehr ruhig, langsam und beobachtend arbeiten, dem Patienten oder auch der Muskulatur muss Zeit gelassen werden, auf den Stimulus adäquat zu reagieren.

> **Die o. g. Grundlagen der Unterstützungsfläche und der Stimulationen sind in jeder Übung zu beachten. Die Auswahl von Therapiebausteinen kann noch so gut durchdacht sein – ohne Berücksichtigung der individuell passenden Unterstützungsfläche/Lagerung/Positionierung und Stimulusdarbietung/-qualität für den Patienten, kann das gewünschte Resultat nicht erzielt werden! Im Gegenteil sogar: Es kann eine unerwünschte Tonusanpassung oder Reaktion entstehen!**

In den folgenden Übungsvorschlägen muss der Therapeut die nötigen Abwandlungen bezüglich Lagerung/Positionierung der Patienten und des Stimulusangebots treffen!

Ein weiterer Grundsatz in der Dysphagie/Kau-/Kiefertherapie ist, dass bei Patienten mit einer Beißreaktion äußerste Vorsicht bei intraoralen Interventionen geboten ist. Die Arbeit mit Beißkeilen etc., um die Kiefer geöffnet zu halten, verstärkt häufig die Pathologie des hyperaktiven Zubeißens. Vielmehr sollte bei dieser Patientengruppe zunächst viel an der Körperwahrnehmung gearbeitet und nach und nach der Gesichts- und Wangenbereich mit einbezogen werden, bis der orale Bereich desensibilisiert ist und vom Betroffenen besser in das eigene Körperbild integriert wird. Ein gleichförmiges, ritualisiertes Vorgehen aller an der Mundpflege und der Therapie beteiligten Personen ist empfehlenswert. Geführte Bewegungen der Patientenhand/des Fingers zum Mund erreicht manchmal Erstaunliches. Unachtsames Einbringen von Materialien wie Mundspateln, Watteträgern oder gar Therapeutenfingern kann eine große Verletzungsgefahr für den Patienten oder den Therapeuten darstellen.

Aus der Dysphagietherapie sind **Griffe zur Kieferkontrolle** bekannt (◘ Abb. 5.25). Diese sind auch innerhalb der Therapie von Kieferfunktions- und Kaustörungen – unabhängig davon, ob eine Dysphagie besteht oder nicht – enorm wichtig. Einerseits können sie als Hilfestellungen genutzt werden, um bei fehlender Kopf- oder Kieferkontrolle die nötige Stabilität zu bieten. Andererseits können Kieferbewegungen durch den Therapeuten geführt werden oder aber auch Patientenreaktionen gespürt werden.

Hier sind drei verschiedene Möglichkeiten abgebildet:

Das linke Bild (◘ Abb. 5.25) zeigt einen Griff, der vom Therapeuten von vorn oder seitlich sitzend/stehend angewandt werden kann. Daumen und Zeigefinger werden entlang des Unterkiefers gelegt. So können Unterkieferbewegungen gefühlt oder auch geführt werden. Der Mittelfinger wird an den Mundboden und der Ring- und kleine Finger können an den Hals gelegt werden. So können die Mundbodenaktivität und Kehlkopfbeweglichkeit ertastet und durch Stimulation des Mundbodens eine Schluckbewegung eingeleitet werden.

Wenn der Patient zusätzlich Hilfe bei der Kopfkontrolle benötigt, kann die andere Hand des Therapeuten den Kopf seitlich, von leicht hinten oder von oben stabilisieren.

Das Bild (◘ Abb. 5.25) in der Mitte zeigt einen Griff, wobei der Therapeut hinter dem/

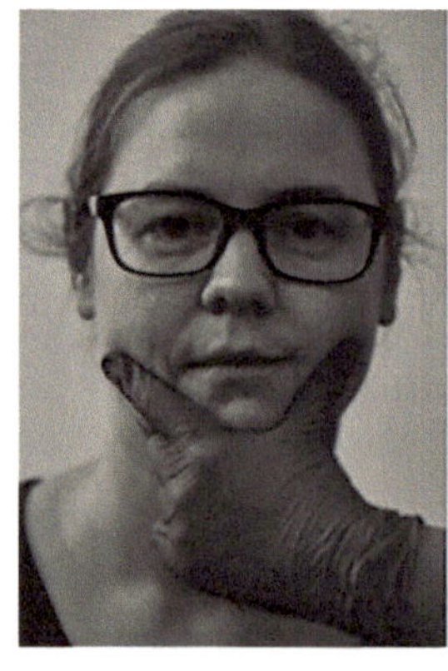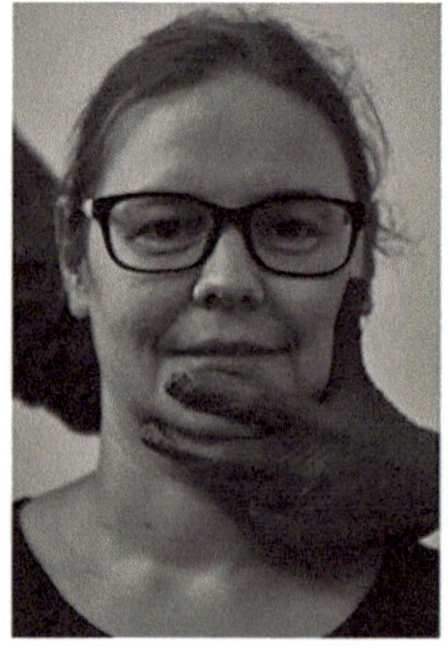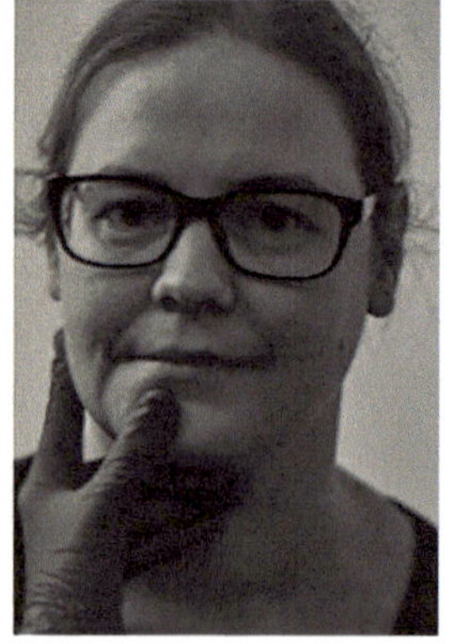

◘ **Abb. 5.25**   Griffe zur Kieferkontrolle

seitlich des Patienten steht, um dessen Kopf greift und nun mit Daumen (Richtung Patientenohr) und Zeigefinger (Richtung Kinn) eine Unterkieferseite bis zur Kinnspitze stützt. Der Mittelfinger kann an den Mundboden angelegt werden und Ring- und kleiner Finger können bei Bedarf wieder am Hals positioniert werden (s. o.). Hier können gut der Therapeutenarm oder/und der Therapeutenkörper zur Unterstützung der Kopf-/Rumpfhaltung helfen, wenn der Patient über zu wenig Eigenkontrolle verfügt.

Auf dem rechten Bild (◘ Abb. 5.25) ist ein Griff abgebildet, wobei der Therapeut vor dem Patienten sitzt, seinen Daumen an der Kinnspitze platziert, während der Zeigefinger entlang der Mandibula Richtung Ohr gelegt wird. Der Mittelfinger kann wiederum an den Mundboden gelegt werden und Ringfinger sowie kleiner Finger an den Hals (s. o.). Auch hier kann die zweite Hand zur Unterstützung bei fehlender Kopfkontrolle genutzt werden.

5.3.3.3 Übungsvorschläge

- **A.: Gesamtkörperliche Wahrnehmung/ „Spannungsnester" aufspüren & regulieren**
- ■ ■ **A.1 „Körperreise"**

Patientengruppe: Alle, die kognitiv dazu in der Lage sind.

Ziel der Übung: Der Patient soll einen Moment innehalten und sowohl seine momentanen Körperbewegungen, ggf. Schmerzregionen und angespannten Bereiche erfahren und anschließend ggf. benennen können.

Durchführung: Der Patient nimmt eine angenehme Position ein und schließt – wenn er sich drauf einlassen kann – die Augen. Hilfreich ist eine liegende Position. Der Therapeut schickt ihn auf eine Reise in den Körper und nutzt vielleicht die Einatmung dazu, bereits an der Nasenspitze die Atemluft wahrzunehmen und dann weiter die Atmung bis in den Brustkorb zu verfolgen. Die „Körperreise" kann durch den ganzen Körper, angefangen von der Nasenspitze bis zu den Füßen, durchgeführt werden, wobei der Therapeut von außen den Patienten subtil auf Besonderheiten in der Lage bzw. Positionierung von einzelnen Körperbereichen hinweisen kann:

z. B. „Achten Sie mal darauf, ob Sie das Empfinden haben, dass ihr Kopf mittig liegt." Oder „Spüren Sie mal, ob sich die Zahnreihen berühren."

Reflexion: Anschließend können sich Patient und Therapeut über Inhalte (Schmerzbereiche, Spannungsnester, laterale Bewegungsasymmetrien z. B. bei der Atmung etc.), die der Patient gespürt und/oder der Therapeut beobachtet hat, austauschen. Der Patient kann, so geführt, nochmal bewusst auf diese Regionen aufmerksam gemacht werden.

Hilfen: Bei ungeübten Patienten, die sich nicht gern auf solche Wahrnehmungsübungen einlassen, kann man Sandsäckchen zu Hilfe nehmen, die auf verschiedene Körperbereiche gelegt werden und einen deutlich spürbaren Impuls ausüben.

Modifikationen: In der Behandlung von Kindern ist hier der gesamte Therapiebereich des „Körperschemas" gefragt. Hier können die aufgelegten Sandsäckchen durch die Hand des Therapeuten, durch ein den Körper entlangfahrendes Spielzeugauto oder durch punktuell aufgesetzte Vibrationen eines Vibrationsgerätes (Novafon, Miniflex, elektrische Zahnbürste…) ersetzt werden.

Die Firma Novafon bietet für diesen Therapiebereich „Das Mucki-Macher-Spiel" an, welches durch kindgerechte Spielkarten eine spielerische Wahrnehmungsreise durch den Körper und die Förderung des Körperschemas ermöglicht.

■ ■ **Therapiebeispiel mit „Mucki-Macher-Spiel"**

Dieses Spiel beinhaltet Karten mit einer kindgerechten schematischen Abbildung des Körpers. Auf jeder Karte ist ein anderer Körperteil, Gesichtsteil, Finger oder Zeh markiert. Es gibt viele verschiedene Spielmöglichkeiten. Hier ein Beispiel:

Ein 9-jähriger Junge mit Downsyndrom und die Therapeutin sitzen auf dem Teppichboden. Die Therapeutin hat vorher die ihrerseits gewünschten Karten aus dem Spiel herausgesucht und als Stapel verdeckt zwischen die beiden gelegt. Dem Kind zeigt sie nun das Novafon (mit Telleraufsatz), schaltet es ein und lässt den Jungen die Vibration einmal an der Hand spüren. Nun erklärt sie ihm das Spiel. Sie ziehen abwechselnd eine Karte vom Stapel und betrachten sich diese. Die Therapeutin fragt den Jungen: „Wo ist der rote Kreis?" Der Junge zeigt ihn auf der Karte und antwortet: „Am Fuß!" Die Therapeutin bestätigt dies und führt nun das Novafon an die Stelle ihres Fußes, schaltet es ein und spürt die Vibration. Gleiches macht sie nun am Patientenfuß. Nach 2 Spielrunden führt der Patient selbst die Stimulation mit dem Novafon an den geforderten Stellen durch und teilweise auch am Körper der Therapeutin. Die Therapeutin begleitet den Spielverlauf sprachlich und korrigiert den Patienten gegebenenfalls.

Der Junge hat sichtlich Spaß und Interesse, die Vibrationen an den verschiedenen Körperstellen auszuprobieren und experimentiert dabei auch an Stellen, die nicht abgebildet sind.

▪▪ A.2 Progressive Muskelrelaxation „Körper" nach Jacobson

Patientengruppe: Alle, die kognitiv dazu in der Lage sind; auch bereits Kinder im späten Vorschulalter.

Ziel der Übung: Der Patient soll lernen, dass er bestimmte Körperbereiche bewusst anspannen und entspannen kann.

Durchführung: Der Patient nimmt eine angenehme Position ein und schließt – wenn er sich drauf einlassen kann – die Augen. Hilfreich ist eine liegende Position. Der Therapeut leitet den Patienten durch verschiedene Körperregionen. Dabei werden immer „Bewegungsaufträge" erteilt z. B.: „Ziehen Sie Ihre Zehen hoch und halten Sie die Anspannung für 5 s (später bis zu 10 s). Dann lösen Sie die Anspannung wieder und lassen Sie Ihre Füße in die Ausgangsposition gleiten. Nehmen Sie sich Zeit (10–30 s) und spüren Sie die Entspannung."
- Ziehen Sie den Bauchnabel Richtung Wirbelsäule!
- Ziehen Sie die Schulter hoch zu den Ohren!
- Ballen Sie die Hände zu Fäusten!
- Drücken Sie Ihren Hinterkopf in die Liege!
- …

Am Ende lässt man dem Patienten noch einmal Zeit, die nun erreichte Entspannung aller durchlaufenen Körperbereiche, bevor er dazu aufgefordert wird, langsam die Gedanken wieder in den Therapieraum zu lenken, die Augen zu öffnen, sich zu recken und zu strecken.

Modifikation: in sitzender Position

▪▪ A.3 Abklappen und Aufrollen

Patientengruppe: Hier ist eine stehende/sitzende Position und Mitarbeit der Patienten erforderlich.

Ziel der Übung: Der Patient soll ein Gefühl dafür bekommen, wie er seine verschiedenen Muskelgruppen/Körperteile bewusst anspannen/locker lassen kann.

Durchführung: In stehender/sitzender Position soll der Patient, wenn möglich, seine Arme nach oben/zur Seite strecken. Therapeut macht vor oder leitet verbal an: es werden von verschiedenen Körperteilen/oder auch von Kopf bis Hüfte nach und nach alle Gelenke „abgeklappt" (Unterkiefer nicht vergessen). Zum Schluss hängen Oberkörper, Arme/Hände und der Kopf Richtung Boden. In dieser Position etwas verharren, bevor dann langsam von unten nach oben alle Gelenke und einzelnen Wirbel wiederaufgerichtet werden.

Hilfen: Der Therapeut kann als Vorstellungshilfe die Fäden einer Marionette nennen, die er dann nach und nach mit verbaler Ansage zerschneidet, während der Patient gezielt die Spannung aus dem Körperteil nimmt und somit das Gelenk abklappen lässt.

Hat der Patient Schwierigkeiten locker zu lassen, kann der Therapeut helfen, indem er beispielsweise die Hand des ausgestreckten Armes des Patienten hält und ihm dann z. B. folgende Aufträge gibt: „Der Arm ist ganz schwer…. Lassen Sie ihn los…". Wenn der Therapeut merkt, dass der Patient dies umsetzen kann, lässt er plötzlich die Hand los, sodass die Hand/der Arm ohne Anspannung nach unten fällt. (ggf. mit der anderen Therapeutenhand am Ellenbogen stützen). Dieses Gefühl soll nun in die o. g. Durchführung übertragen werden.

> **❗ Auf orthopädische, muskuläre Einschränkungen oder frisches Narbengewebe achten. Hier kann der plötzliche Zug beim Abklappen durch das Locker-Lassen evtl. zu Schmerzen führen.**

▪▪ A.4 „Spannungsnester" aufspüren

Tennisball, Faszienrolle, kleiner Faszienball

Patientengruppe: Jugendliche und Erwachsene, die selbst einen Ball mit den Händen führen können.

Ziel der Übung: Es sollen verspannte/schmerzhafte Bereiche ausfindig gemacht werden. Dabei wird sich auf eine bestimmte Körperregion beschränkt. Die Auswahl kann vom Therapeuten oder Patienten ausgehen – je nach Ziel, welches der Therapeut verfolgt.

Durchführung: Sitzend, stehend oder liegend wird ein Tennisball o. ä. mit deutlichem, aber nicht zu starkem Druck über den ausgewählten Körperbereich geführt. Nehmen wir an, es wurde die Fußsohle gewählt: Der Ball liegt auf dem Boden, der Patient hat dünne Socken an oder ist barfuß.

Sitzend oder stehend bewegt er den Fuß langsam mit Druck über den Tennisball, sodass er nach und nach jede Stelle der Fußsohle berührt. Er wird feststellen, dass dies an einigen Stellen sehr angenehm ist oder gar kitzelt. An anderen Stellen wiederum ist es unangenehm bis schmerzhaft. An diesen „unschönen" Stellen soll nun klein kreisend weiter Druck auf genau die Stellen ausgeübt werden oder gar der Fuß punktuell genau dort mit Druck/Gewicht belassen werden. Nach einiger Zeit nimmt der Schmerz ab und die Stellen werden geschmeidiger. Insbesondere, wenn man diese Übung an mehreren aufeinander folgenden Tagen wiederholt, wird der bearbeitete Körperbereich danach deutlich andere Gewebequalität aufweisen.

Reflexion: Die abnehmenden Unannehmlichkeiten werden vom Patienten gut zu spüren sein. Es kann auch der eine bearbeitete Fuß/Körperteil mit dem nicht bearbeiteten verglichen werden.

Modifikation: Für großflächigere Körperteile eignet sich eine schmale dünne Faszienrolle.

❗ **Verletzungen, frische Narben, orthopädische Befunde schmerzen auch. Hier gilt Schonung und keine Manipulation bzw. nur nach ärztlicher Rücksprache.**

- **B.: Atmung**
- **B.1 Atemwahrnehmung – claviculär – thorakal – costo-abdominal mit Vibrationsgerät**

Patientengruppe: Es ist hilfreich, wenn Patienten in der Lage sind, kognitiv der Übungsdurchführung zu folgen. Allerdings kann diese Übung bzw. diese Übungsabfolge auch durchgeführt werden, ohne vom Patienten eine Reflexion oder willentliche Aktion einzufordern. In diesem Falle „bearbeitet" der Therapeut die Regionen passiv und lässt den Patienten „nur" spüren.

Ziel der Übung: Der Patient soll in sich hineinspüren, seine Atemräume und seine Atemphasen kennenlernen. Ggf. kann er sogar eine Atemvertiefung und Regulation erreichen.

Durchführung: Der Patient sitzt aufrecht auf einem Hocker, gern mit auf einem Tisch abgelegten Unterarmen. Oder er wird am Tisch in einem Massagetischaufsatz (◾ Abb. 5.26) gelagert.

Der Therapeut sitzt hinter dem Patienten; der Rücken des Patienten sollte gut erreichbar sein. Zur Kontaktaufnahme legt der Therapeut seine Hände für einige Atemzüge auf die Schultern des Patienten. Damit kann er ggf. bereits Atembewegungen spüren und auch bereits Spannungsnester in der Schulter-Nacken-Region aufspüren. Dann nimmt er ein Vibrationsgerät (z. B. von Novafon) und bearbeitet in abwärtskreisenden Bewegungen den M. trapezius im Bereich der Schultern/des Nackens und abwärts entlang der Brustwirbelsäule die langen Rückenstreckermuskulatur (M. erector spinae) bis zum Hosenbund. Daraufhin kann das Gerät in ausladenden seitwärtsverlaufenden Streichbewegungen entlang der Flanken und zurück nahe der Wirbelsäule geführt werden. Diese Streichbewegungen werden mehrfach durchgeführt, bis das Gerät wieder im Nacken einer Körperseite angekommen ist. Es folgt die andere Körperhälfte.

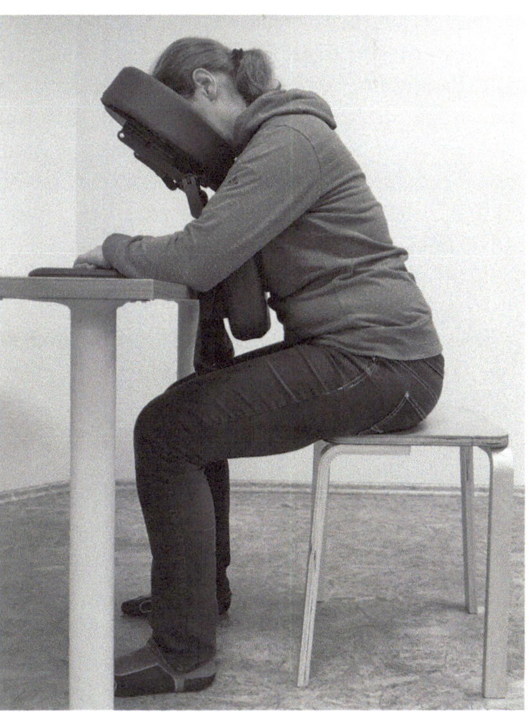

◾ **Abb. 5.26** Sitzende Positionierung auf dem Hocker mit Massagetischaufsatz

Zum Abschluss klopft der Therapeut mit seinen hohlen Händen den gesamten Rücken des Patienten und streicht ihn von distal nach proximal aus.

Für Patienten, die kognitiv nicht in der Lage sind, komplexen Anweisungen Folge zu leisten, endet diese Übung hier. Bei Patienten, die ihre Atmung kontrollieren können, kann der Therapeut wieder seine Hände auf die Patientenschultern legen und ihn auffordern, „in die Hände hinein zu atmen". Nach einigen Atemzügen werden die Hände etwas abwärts geführt und die Aufforderung wiederholt. Dieses Vorgehen erfolgt so lange, bis die gewünschten Atemräume (bestenfalls Flankenbereich/costo-abdominal) erreicht sind.

Reflexion: Der Patient sollte die Atemvertiefung gut spüren können und ggf. auch in der Lage sein, seine Atemphasen voneinander unterscheiden zu können.

❗ **Kontraindikationen zur Anwendung des Novafongerätes beachten.**

Modifikation: Statt der Novafon-Behandlung kann der gesamte Nacken/Rücken mit einem Tennisball „abgerollt" werden.

■■ **B.2 Atemführung mit Widerstand**
Hände, Handtuch, Pezziball, Buch, Theraband

Patientengruppe: Diese Übung lässt sich für alle Patientengruppen abwandeln. Sie kann in liegender, sitzender oder stehender Position an kooperativen sowie nicht-kooperativen Patienten durchgeführt werden. Bei Letzteren ist die aktive Reflexion wie bei der vorherigen Übung allerdings nicht möglich.

Ziel der Übung: Der Patient soll lernen, wie er seine verschiedenen Atemräume/-bewegungen wahrzunehmen und zu nutzen bzw. die Atmung in ökonomische Bahnen zu lenken.

Durchführung: Es wird wieder eine für den Patienten passende, möglichst physiologische Haltung angestrebt. Je nach Patienten werden die Therapeutenhände genutzt oder (auch zur Abwandlung) o. g. Material. Der Therapeut hält sich hinter dem Patienten auf und legt seine Hände auf die Schultern, wartet einige Zeit ab, spürt die Bewegungen und die Spannungsverhältnisse. Dann gleitet er mit den Händen auf die Schulterblätter und wartet dort so lange, bis die Atembewegungen „hinterher gekommen" sind. Als nächste Station werden die Hände

seitlich auf den Brustkorb geführt. Wenn der Patient die Atmung dort „einpendeln" kann, wandern die Hände am Rücken unter die unteren Rippenbögen. Die nächste Stelle ist seitlich unter den Rippenbögen, bevor die Hände dann am Bauch unter den Rippenbögen (Zwerchfellebene) zu liegen kommen.

Reflexion: Der Patient soll alle während und nach der Übungen erfolgten Veränderungen wie z. B. die Nutzung der verschiedenen Atemräume und beteiligten Muskelgruppen/Atembewegungen spüren und die erzielte Verlagerung der Atembewegungen beibehalten. Bei nicht kooperativen Patienten lassen sich Resultate, wie z. B. Atemvertiefung, Atemausweitung, Änderung des Atemrhythmus beobachten.

Hilfen: Es können verbale Anweisungen gegeben oder die Verweilzeiten sowie der Druck der aufliegenden Hände angepasst werden. Der Patient kann auch zu einer tiefen Ein- oder Ausatmung motiviert oder angeleitet werden, die Atmung zu verlagern, indem ihm z. B. gesagt wird: „Atmen Sie bis in meine Hände".

Modifikationen: Es kann ein Handtuch oder Theraband zum Umwickeln der Stellen genutzt werden, um Auflagefläche oder Widerstand zu vergrößern.

In Rückenlage kann gut ein ausreichend schweres Buch auf den Bauch gelegt werden. Meistens verlagert sich schon ohne Übungserklärung die Atembewegung dorthin. Dies kann der Patient dann auch gut zu Hause durchführen.

Ein Pezziball kann in zweierlei Hinsicht genutzt werden. Entweder liegt dieser auf dem Bauch des Patienten (dieser in Rückenlage) und kann so den Atemdruck verstärken. Oder der Patient kniet sich auf den Boden und legt den gesamten Oberkörper über den Ball. Zur Stabilisierung können die Hände vorn/seitlich aufgestützt werden. Nun soll der Patient in den Ball atmen und der Therapeut kann noch (wie oben beschrieben) mit seinen Händen die Atmung führen.

❗ **Den Abschluss der Übung bildet die Stelle am Oberkörper, wo die gewünschte Atmung sein soll! Wichtig ist es, nicht zu schnell die Positionen zu wechseln, da der Patient sonst nicht „hinterher" kommt. Außerdem ist darauf zu achten, dass dieser weiterhin in seinem Tempo atmet und somit**

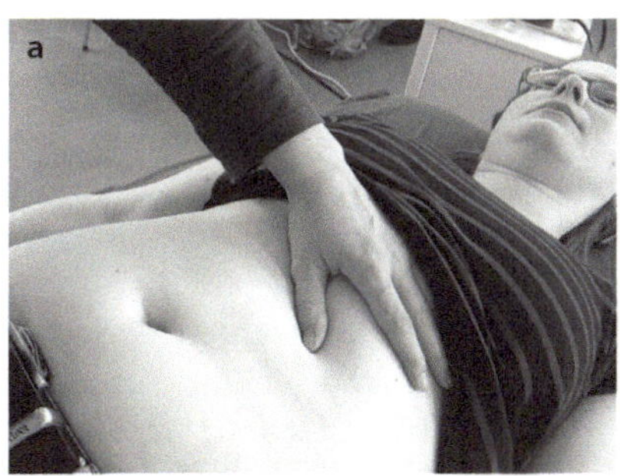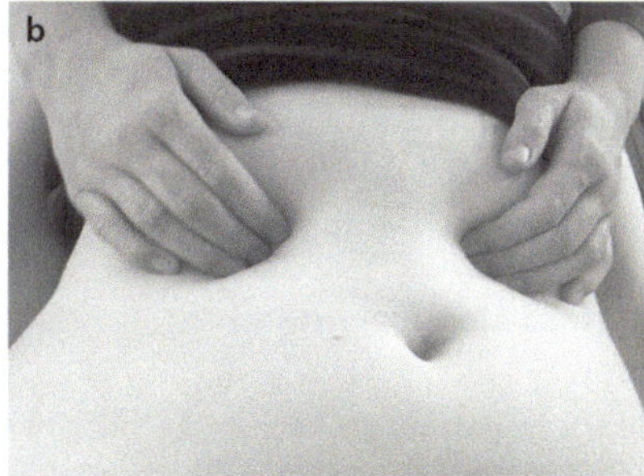

■ **Abb. 5.27**   **a, b** Möglichkeiten in liegender Position zur Aktivierung des Zwerchfells

nicht in für ihn unübliche Atemrhythmen oder gar ins Hyperventilieren fällt.

■■ B.3 Tonusregulierung/Aktivierung Zwerchfell

Patientengruppe: Diese Übung ist für alle Patientengruppen anwendbar. Sie kann in liegender oder sitzender Position durchgeführt werden. Kooperative Patienten können aktiv mitarbeiten, nicht-kooperative Patienten können auch passiv behandelt werden. Bei Letzteren ist die aktive Reflexion wie bei der vorherigen Übung dann nicht möglich.

Ziel der Übung: Das Zwerchfell soll manuell gelöst werden, um den Tonus zu regulieren und so die Atmung zu vertiefen.

Durchführung: Für die Tonisierung in liegender Position ist die Lagerung auf einer Liege notwendig. Der Patient liegt auf dem Rücken und soll locker und entspannt atmen. Der Therapeut legt seine Hände rechts und links unterhalb der Rippenbögen an, sodass die Daumen auf dem Zwerchfell liegen. Er erspürt die Bewegung im Zwerchfell bei der Ein- und Ausatmung des Patienten. Der Therapeut fühlt selbst und befragt auch den Patienten, welche Seite sich fester/unbeweglicher anfühlt. Dann komprimiert er für ca. 60 bis 90 s diese Seite des Zwerchfells, indem er die gegenüberliegende Hand so anlegt, dass die Finger auf den Rippen liegen und der Daumen nach kranial schiebt (■ Abb. 5.27). Mit der nächsten Ausatmung wird die Spannung dann wieder gelöst. Danach soll der Patient nachspüren, ob sich die Atmung freier anfühlt.

Reflexion: Der Patient soll versuchen, die Beweglichkeit des Zwerchfells genauer zu spüren. Oftmals ist dies anfangs noch schwierig. Daher sollte die Übung wiederholt durchgeführt werden. Auch der Therapeut kann durch die Wiederholung den Verlauf prüfen und mögliche Verspannungen feststellen.

Hilfen: Der Therapeut kann zunächst auch die Atembewegung verstärken, indem er die Hände wie oben beschrieben nur auflegt und so die Atmung besser spürbar wird.

Modifikationen: Kopfwärts sitzend können auch die Finger so angelegt werden, dass die Rippenbögen leicht nach kranial verschoben werden und so das Zwerchfell gedehnt wird.

Es ist ebenso möglich, im Sitzen zu arbeiten, was bei einem im Rollstuhl sitzenden Patienten angewandt werden kann. Hierbei wird die „festere" Zwerchfellseite lateral aufgedehnt (■ Abb. 5.28).

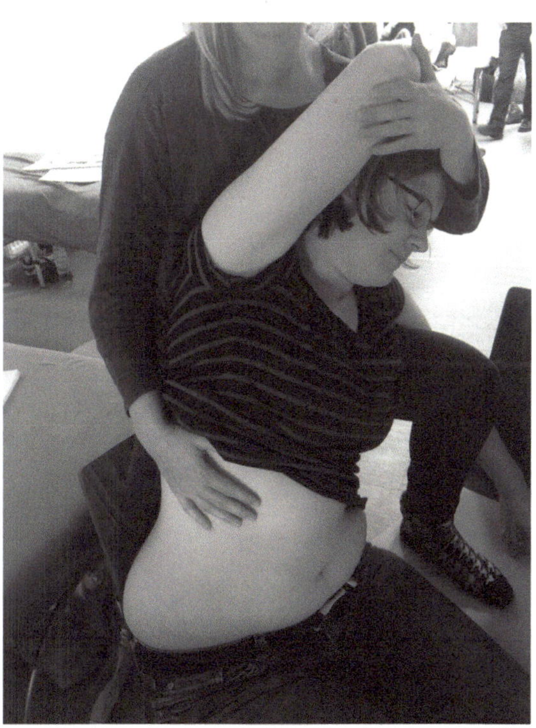

■ **Abb. 5.28**   Möglichkeit in sitzender Position

❶ **Der Druck darf nicht zu stark sein, die Finger (bitte mit kurzen Fingernägeln!) sollten sich nicht verkrampfen. Der Therapeut hat bei sich selbst auf eine durchlässige lockere Haltung zu achten.**

▪▪ B.4 Corpus und Manubrium sterni mobilisieren

Patientengruppe: Patienten mit claviculärer Atmung, Festigkeit im Schulterbereich

Ziel der Übung: Der Patient soll lernen, die oberen, thorakalen Atemräume bei der Einatmung nicht aktiv mitzunehmen, sondern diesen Bereich zu lösen und primär die Zwerchfell-Flanken-Atmung zu nutzen. Dadurch kann die claviculäre Atemhilfsmuskulatur entspannen. Dies hat Auswirkungen auf die infrahyoidalen Muskulatur.

Durchführung: Der Patient liegt in Rückenlage. Der Therapeut sitzt hinter ihm am Kopfende; der Therapeut legt eine Hand zunächst flächig auf das Brustbein des Patienten und nimmt seine Atembewegungen auf. Mit vorsichtigen Bewegungen geht der Therapeut dann mit der Atmung mit und gibt bei der Ausatmung einen moderaten etwas nach caudal-dorsal gerichteten Druck. Sobald eine Einatmungstendenz spürbar wird, gibt er vom Druck her etwas nach.

Modifikationen: Die Übung kann durch manuelle Vibrationen auf dem Brustbein modifiziert werden.

▪▪ B.5 Nasenatmung wahrnehmen & anbahnen

Patientengruppe: Für alle Patienten mit anatomisch/funktionell möglicher Nasenatmung. Auch Patienten mit abgedecktem Tracheostoma oder verschlossener Trachealkanüle können über diese Übung die Nasenatmung aktivieren.

Ziel der Übung: Der Patient soll lernen, die Nasenatmung wahrzunehmen und zu nutzen.

Durchführung: In kleinen Döschen werden Duftmaterialien zum Riechen angeboten. Der Patient soll erriechen, um welchen Duft es sich handelt. Kann der Patient den Duft nicht benennen, kann er ihn auch umschreiben (blumig, schmackhaft,…).

Reflexion: Fällt es ihm schwer, über die Nase einzuatmen? Besteht sogar ein Gefühl von Luftnot? Wurde eher tief oder flach geatmet? Gab es mehrere kurze/lange Atemzüge kurz hintereinander?

Hilfen: Der Therapeut kann bei einem gerade zu riechenden Duft eine Auswahlhilfe bieten. Z. B. kann er fragen: „Meinen Sie, es riecht eher nach Kaffee, Lavendel oder Seife?"

Modifikationen: Es kann (idealerweise im Stand/gehend) eine Duftreise durch den Raum gemacht werden, wobei der Therapeut eine Geschichte erzählt und jeweils Riechaufträge erteilt: „Stellen Sie sich vor, Sie gehen über eine Blumenwiese und riechen die herrlich duftenden Blumen!" Der Patient wird tief und lang durch die Nase einatmen. Dann kann die Geschichte weitergehen: „Sie gehen weiter und kommen an einem Tümpel vorbei, der modrig stinkt!" Der Patient wird nun evtl. naserümpfend mehrere kleine flache Einatemzüge vornehmen. So kann man seiner Fantasie freien Lauf lassen und Geruchsvorstellungen wie „Essig schnüffeln", „Kaffeeduft nachriechen", „strengen Käse riechen" usw. einbinden.

❶ **Bei den Duftstoffen auf allergische Reaktionen oder Atemwegsreizungen achten (insbesondere bei ätherischen Ölen,…). Am besten eignen sich Reallebensmittel wie Orangenschalen, Kaffeepulver, Lavendelblüten, Seifenstücke,… Bitte beachten, dass der Geruchssinn (ähnlich wie das Hör- oder Sehvermögen) mit zunehmendem Alter nachlässt.**

▪▪ B.6 Koordinierte Nasenatmung mit Nasentröte und Nasenflöte

Patientengruppe: Für alle Patienten mit mangelnder Nasenatmung, offener Mundhaltung/Mundatmung, die sich auf das Hilfsmittel einlassen.

Ziel der Übung: Der Patient soll lernen die Nasenatmung zu nutzen/koordiniert anzuwenden.

Durchführung: Der Patient hält eine Nasentröte dicht an ein Nasenloch. Nun soll er probieren, durch die Nase auszuatmen und dabei einen Ton mit der Tröte zu produzieren. Dann wird das Nasenloch gewechselt.

Reflexion: Der Patient bekommt ein direktes auditives Feedback über die Hilfsmittel.

Hilfen: Das freie Nasenloch zuhalten/lassen. Lippen/Mund schließen/lassen. Therapeut hält Nasenflöte bei z. B. Patienten mit Handicap.

Modifikationen: Der Anblasedruck kann abgewandelt werden. Die ausamtemlänge kann erweitert werden. Rhythmische Abfolgen können vom Therapeuten vor- und vom Patienten nachgespielt werden.

Mit der Nasenflöte können über Modulation der Zungen-/Lippenstellung Melodien gespielt werden. Die Nasenflöte wird mittig vor die Nasenlöcher gehalten und durch beide hinein gepustet. Allerdings ist dabei dann kein Lippen-/Mundschluss möglich.

❶ Die Übung nur bei freier Nasenatmung anwenden, da sonst kein Erfolg erzielt werden kann. Von Vorteil ist, dass der Therapeut es vorher vormacht, damit der Patient den Ton kennenlernt und sich so nicht erschrickt. Insbesondere bei kognitiv eingeschränkten Personen oder Kindern kann eine Negativerfahrung sonst zur Ablehnung führen.

■ **C.: Orofaziale Wahrnehmung**
■■ **C.1 Progressive Muskelrelaxation „Gesicht" nach Jacobson**

Patientengruppe: Alle Patienten, die kognitiv dazu in der Lage sind, auch bereits Kinder im späteren Vorschulalter.

Ziel der Übung: Der Patient soll lernen, dass er bestimmte Körperbereiche bewusst anspannen und entspannen kann.

Durchführung: Der Patient nimmt eine angenehme Position ein und schließt – wenn er sich drauf einlassen kann – die Augen. Hilfreich ist eine liegende Position, um gleich schon die Unterstützungsfläche zu erhöhen und damit den Gesamtkörpertonus zu senken. Der Therapeut leitet den Patienten durch verschiedene Gesichtsregionen, dabei werden immer „Bewegungsaufträge" erteilt. Zum Beispiel: „Ziehen Sie Ihre Augenbrauen hoch und halten Sie die Anspannung für 5 s (später bis zu 10 s). Dann lösen Sie die Anspannung wieder und lassen Sie Ihre Augenbrauen in die Ausgangsposition zurückgleiten. Nehmen Sie sich Zeit (10–30 s) und spüren Sie die Entspannung."

— Kneifen Sie Ihre Augen fest zusammen!
— Rümpfen Sie Ihre Nase!
— Spitzen Sie Ihren Mund!
— Pressen Sie Ihre Lippen aufeinander!
— Drücken Sie Ihre Zunge an den Gaumen!

— Beißen Sie Ihre Zähne aufeinander! (Achtung, nur, wenn es im Kiefer keine Schmerzen gibt!)

Reflexion: War es dem Patienten möglich, nach dem Anspannen auch wirklich zu entspannen und die Region wieder locker zu lassen? Dies ist sehr wichtig: hier muss der Patient während der Übung gut beobachtet werden und ggf. geleitet werden.

Hilfen: Bei Patienten, die nicht so gut die Spannung lösen können, kann die bewusste Ausatmung als Unterstützung genutzt werden. Zum Beispiel leitet der Therapeut dann folgendes an:

≫ „Beim nächsten Ausatmen lösen Sie den Druck der Zunge gegen den Gaumen und lösen damit die Anspannung im Mund- und Kieferbereich!"

Modifikationen: Diese Übung kann auch mit sitzenden Patienten durchgeführt werden. Dabei sollte aber auf eine möglichst entspannte Grundhaltung geachtet werden. Der Patient sollte (gemäß der tonusregulierenden Wirkung von Unterstützungsflächen) möglichst eine große Auflagefläche für seine Körperteile (Arme, Beine, Kopf) haben, um die Unterstützungsfläche zu vergrößern.

❱ Bei Patienten mit stark erhöhtem Grundtonus oder gar Spastiken ist die Übung nicht durchzuführen, da die Patienten ggf. nicht aus der Anspannung herausgeholt werden können.

■■ **C.2 Stein-/Münztransport**

Patientengruppe: Aktiv mitarbeitende Patienten mit Gesichts-, Kiefer- oder Kopfschmerz; bei Bewegungsstörungen.

Ziel der Übung: Die Übung soll die mimische Muskulatur aktivieren, die Durchblutung steigern, zur Entspannung führen und somit Schmerz reduzieren.

Durchführung: Der Patient befindet sich in Rückenlage. Der Therapeut legt eine Münze oben auf die Stirn des Patienten. Dieser wird angewiesen, die Münze über das Auge und die Wange bis zum Kinn zu transportieren, indem er sein Gesicht bewegt. Auch von rechts nach links kann die Münze bewegt werden.

Modifikation: Es kann auch anstelle einer Münze ein Muggelstein oder eine Feder transportiert werden, je nach Wahrnehmungsfähigkeiten des Patienten. Durch vorheriges Erwärmen oder Einfrieren des Steins/der Münze kann die Temperatur als Hilfestellung (entspannende/anregende Wirkung oder bessere Wahrnehmung) genutzt werden. Diese Übung trainiert neben der Wahrnehmung auch die Motorik.

> **Vorsicht bei Patienten mit stark erhöhtem Grundtonus oder Spastiken.**

▪▪ C.3 Tonisierung mit dem Novafon-Schallwellengerät und Intraoralaufsatz „Kugelstab" (extra- und intraoral)

Patientengruppe: Alle Altersstufen und Patientengruppen, bei denen keine Kontraindikation zur Novafonanwendung bestehen. Intraoral kontraindiziert auch bei Patienten mit Beißreaktion.

Ziel der Übung: Der Patient soll lernen, den orofazialen Bereich (besser) zu spüren und Tonusverhältnisse vor/nach der Übung zu vergleichen. Der Muskeltonus soll gesteigert werden.

Durchführung: Der Patient sitzt oder liegt und es wird mit dem Kugelstab-Aufsatz des Novafons gearbeitet. Die Vibration sollte erst an z. B. dem Handrücken des Patienten demonstriert werden. Danach stimuliert der Therapeut den gewünschten Bereich (extra- oder intraoral) mit dem Kugelstab. Um den Tonus zu steigern, werden wechselnde Bewegungen (verschiedene Richtungen, kreisend, tupfend,…) und Rhythmen genutzt.

Reflexion: Meist ist eine Reaktion im Gesicht/Mundraum zu sehen. Auch die Speichelproduktion und damit die Schluckfrequenz steigt. Der Patient kann den Vorher-Nachher-Unterschied beschreiben.

Hilfen: Zur besseren Kopf-/Kieferkontrolle/Mundöffnung kann ein Kiefer-Kontroll-Griff genutzt werden.

Modifikationen: Statt des Novafons kann auch das Z-Vibe-Gerät mit entsprechendem dazugehörigem intraoralem Aufsatz genutzt werden. Ebenso kann ein (geeister) Watteträger mit kleinem Kopf zu Hilfe genommen werden.

Es sollten passend zur stimulierten Muskelgruppe im direkten Anschluss jeweils aktiv mundmotorische Übungen durchgeführt werden.

Beispiel: Wenn das Ziel die Tonussteigerung des M. orbicularis oris ist, können anschließend die Lippen gespitzt werden. Wenn die Zunge tonussteigernd stimuliert wird, kann der Patient direkt im Anschluss aufgefordert werden, zu schnalzen. Wenn z. B. eine Gaumenbogenstimulation angestrebt wird, soll der Patient direkt danach schlucken.

> **Die Stimulationsgrundlagen sind zu beachten, um den gewünschten Effekt zu erzielen. Dem Patienten ausreichend Zeit zum Schlucken geben, wenn mehr Speichel produziert wird. Die Kontraindikationen zur Anwendung des Novafongerätes müssen beachtet werden.**

▪▪ C.4 Orale Stereognose

Patientengruppe: Alle kooperativen Patienten ohne Beißreaktion.

Ziel der Übung: Der Patient soll lernen, Stellen oder Formen im Mundraum zu identifizieren. Dies fördert eine Nahrungsboluserkennung und die Boluskontrolle.

Durchführung: Aus der myofunktionellen Therapie gibt es klassischerweise zur Überprüfung der oralen Stereognose Stäbchen oder Fäden mit verschiedenen Formen am Ende. Der Therapeut wählt verdeckt eine Form aus einem dem Patienten bekannten Pool aus und legt diese auf die Zunge des Patienten. Dieser soll nun die Zunge an den Gaumen drücken und so erfühlen, um welche Form es sich handelt.

Reflexion: Der Patient kann die Form benennen, zeigen oder zur Kontrolle im Spiegel nachschauen.

Hilfen: Der Patient darf die Form im Mund bewegen und ggf. die Lippen zum Fühlen zur Hilfe nehmen.

Modifikationen: Es können je nach Geschmack aus Karotten, Äpfeln, harten Birnen oder auch Kohlrabi verschiedene Formen geschnitzt oder gestanzt werden. Im Handel gibt es Ausstecher (ähnlich wie für Kekse, aber deutlich kleiner).

Alternativ können auch mit einem schmalköpfigen Watteträger (trocken/nass oder geeist) vorher besprochene oder auf einem Zettel gemalte Formen wie z. B. „O, X, S" auf die Zunge gemalt werden, welche der Patient erfühlen soll.

Auch Buchstabennudeln oder Tortenstreudekor eignen sich zur Nutzung.

❶ Die Auswahl ist nach Können des Patienten zu treffen. Bei Dysphagie mit Gefahr des Bolusabgleitens sind die Stäbchen oder Fäden mit den Formen zu verwenden, die dann vom Therapeuten durch festhalten gegen Verschlucken gesichert werden. Achtung auch in Bezug auf Nahrungsmittelunverträglichkeiten.

■■ C.5 Stimulation der Quadranten

Patientengruppe: Jedwede Patientengruppe. Da der Finger außerhalb der Zahnreihen bleibt, eignet sich die Stimulation auch für Patienten mit erhöhtem Tonus im Kieferbereich und einem hyperaktiven Beißen, sofern sie nicht plötzlich die Wange anspannen und somit den Finger zwischen die Zahnreihen schieben und zubeißen (bestehende Gefahr z. B. bei nicht kooperativen Patienten oder mangelnder Wahrnehmung wie bei CP).

Ziel der Übung: Der Patient soll sensibel für seinen intraoralen Raum (insbesondere Kiefer, Zahnfleisch, Wangentaschen, Wangen) werden und seine Grenzen/Symmetrie spüren. Diese Stimulierung kann bei intraoral hypotonen Personen aktivierend und bei hypertonen Patienten detonisierend angewandt werden, wenn man die Grundlagen der Stimulierung beachtet.

Durchführung: Der Patient sitzt aufrecht oder liegt. Beim sitzenden Patienten sitzt der Therapeut gegenüber. Zur besseren Kopf-/Kieferkontrolle/Mundöffnung wird mit einer Hand ein Kiefer-Kontroll-Griff (hier im Beispiel die linke Hand) genutzt, während der kleine Finger der anderen (hier rechten) Hand (mit Einmalhandschuh) dann die Stimulation im Mundraum durchführt. Es wird an einem beliebigen Quadranten gestartet und jeder Quadrant nach und nach einzeln bearbeitet. Als Beispiel wird hier im linken oberen Quadranten des Patienten begonnen. Der Therapeut gibt zunächst von außen im Bereich des M. orbicularis oris einen eindeutigen Berührungsreiz, damit der Patient sich darauf einstellen kann, in welcher Region gestartet wird. Die Fingerbeere des befeuchteten kleinen Fingers setzt er mittig auf das Zahnfleisch des Oberkiefers und fährt entlang des Zahnfleischsaumes nach hinten zum letzten Backenzahn.

Danach führt er den Finger wieder langsam zurück zur Mitte (nicht darüber hinaus!). Diesen Vorgang noch zweimal wiederholen. Bei der letzten Wiederholung hinten im Kieferwinkel die Fingerbeere Richtung Wange drehen und ggf. eine Stimulation der Wangeninnenseite anfügen (Dehnung, Vibration, etc.) Nach dieser Stimulation wird der Finger aus dem Mund genommen, der Kiefer-Kontroll-Griff kann je nach Patienten belassen werden und so ein Lippen-/Kiefer-Schluss geführt werden. Nun wird dem Patienten ausreichend Zeit für ein Abschlucken des entstandenen Speichels gegeben. Anschließend wird ebenso beim rechten oberen Quadranten, dann beim rechten unteren und zuletzt beim linken unteren Quadranten verfahren.

Reflexion: Der Patient zeigt meist spontan (orofaziale) Aktivität. Dies können bei Wachkoma-Patienten beispielsweise eine tiefere Atmung, Augenbewegungen oder Schluckreaktion sein. Fittere Personen können eine weitere Kieferöffnung zeigen oder sie Verspüren eine Art „Leichtigkeit/Lockerheit". Eine vermehrte Zungenaktivität kann ebenso zu beobachten sein, wie vermehrte Speichelproduktion und höhere Schluckfrequenz. Dies, und noch viel mehr, kann der Therapeut feststellen, oder der Patient anschließend mitteilen.

Modifikationen: Diese Stimulation kann, statt mit nassem Finger, auch mit unterschiedlichen weiteren Stimuli gekoppelt werden: mit einem mit Eisspray eingeeistem Finger (mit/ ohne Geschmack) oder in eiskaltes/sehr warmes Wasser oder Getränk/Tee mit Geschmack getaucht. Es kann einlagig eine feuchte Mullkompresse über den Finger gestülpt werden, sodass eine raue Oberfläche entsteht, welche wiederum einen deutlichen Input bietet. Im Handel gibt es auch Silikon-Fingerlinge mit Noppen oder Bürstchen (Babyzahnpflegeprodukt), die ebenfalls verwendet werden können.

❯ Wichtig
Die Stimulationsgrundlagen beachten. Je mehr ein Patient (insbesondere neurologisch) betroffen ist, desto mehr Zeit benötigt er, die angebotenen Reize zu verarbeiten und eine Reaktion zu zeigen.

Also sollte die Stimulation möglichst langsam durchgeführt werden. Insbesondere für das Speichelmanagement muss genug zeitlicher Raum geboten werden während der Übung.

❗ **Nicht bei Schleimhautverletzungen, Aphten oder entzündeten Zahnhälsen und Zahnfleisch durchführen.**

■ **D.: Wirbelsäulenaufrichtung; optimierte Körperhaltung im Sitzen, Stehen und Liegen**

■■ **D.1 Anker im Sand**

Patientengruppe: Alle Patienten, die den Sitz oder Stand einnehmen können.

Ziel der Übung: Der Patient soll lernen, dass der Bodenkontakt (hier Füße) für die restliche Körperaufrichtung wichtig ist.

Durchführung: Der Patient stellt sich ohne Schuhe, besser barfuß, aufrecht hin und fühlt den Kontakt zum Boden. Dann legt er sich bequem auf eine Liege. Die Knie sind möglichst mit einer Rolle o. ä. unterpolstert. Der Kopf kann auf einem Kissen aufliegen. Dann bearbeitet der Therapeut eine Fußsohle mit dem Novafongerät und dem Telleraufsatz. Dabei wählt er die Stufe und Intensität so aus, dass es dem Patienten angenehm ist. Er beginnt entweder am großen oder kleinen Zeh und arbeitet sich dann zum jeweils anderen vor, bevor es über die Fußsohle bis zur Ferse geht. Man kann auch an der Ferse beginnen und sich dann bis zu den Zehen vorarbeiten. Es ist wichtig, jede Stelle der Fußsohle langsam kreisend mit dem Telleraufsatz zu behandeln. Die freie Hand des Therapeuten kann die Bewegungsrichtungen am Fuß mitführen. Anschließend soll der Patient im Liegen den rechten und linken Fuß vergleichen. Danach wird in den Stand übergegangen und auch hier vorher-nachher und links-rechts verglichen. Dann erfolgt die Novafonbehandlung an der anderen Fußsohle. Nach der Behandlung fühlt sich der Fuß-Boden-Kontakt idealerweise so stark an, wie ein Anker im Sand.

Reflexion: Der Patient soll die Unterschiede vor, während und nach der Bearbeitung der Fußsohlen spüren und den anschließend deutlich besseren Bodenkontakt wahrnehmen und als Grundlage für die restliche Körperaufrichtung/-haltung im Kopf oder besser im Gefühl behalten.

Hilfen: Es kann in der vorherigen Therapiestunde bereits angekündigt werden, dass in der nächsten Therapieeinheit barfuß und an den Füßen gearbeitet wird.

Modifikationen: Die Fußsohlen können auch mit einem Tennisball, einem Igelball oder den Händen bearbeitet werden.

Es kann auch ein Parcours mit verschiedenen Material-Schachteln bzw. Stimuli im Raum aufgebaut werden. Z. B. Schuhkartons mit Sand, Murmeln, Erbsen, Tennisball, Igelball,… Vorher soll der Patient seinen Fußkontakt beider Füße zum Boden spüren. Nun soll der Patient den Parcours mit einem Fuß durchlaufen und anschließend wieder den Kontakt beider Füße zum Boden spüren und vergleichen. Danach folgt der andere Fuß. Zum Schluss sollte sich der Bodenkontakt stärker anfühlen.

▶ **Bei Fußpilz o. ä. müssen die genutzten Materialien gereinigt und desinfiziert werden. Die Kontraindikationen zur Anwendung des Novafongerätes müssen beachtet werden.**

■■ **D.2 Beckenschaukel nach Brügge und Mohs (1998)**

Patientengruppe: Alle kooperativen Patienten, die den Sitz (möglichst auf einem Hocker) einnehmen können.

Ziel der Übung: Der Patient soll seine Beckenposition erspüren und für eine möglichst physiologische Sitzhaltung positionieren können. Die Beckenstellung spielt eine zentrale Rolle für die restliche Körper-/Kopfaufrichtung/-haltung.

Durchführung: Patient und Therapeut sitzen sich auf Hockern gegenüber. Füße (möglichst ohne Schuhe) haben Bodenkontakt. Knie und Füße stehen hüftbreit auseinander. Die Knie sollen nahezu im rechten Winkel gebeugt sein. Nun soll der Patient seine Auflagefläche zum Stuhl spüren. Nach einer Weile leitet der Therapeut den Patienten an, sein Becken langsam nach hinten kippen zu lassen: „Machen Sie mal einen runden Rücken!". Auch währenddessen und in der neuen Position abwartend soll der Patient nachspüren. Nach einiger Zeit soll er sich nun wieder in die vorige Position aufrichten, um anschließend langsam das Becken nach vorn kippen zu lassen und in ein Hohlkreuz zu gehen. Auch hierbei ist das Gespür des Patienten gefragt. Anschließend geht es wieder in die Aufrichtung. Diese Abfolge kann ein paar Male wiederholt werden. Dabei sollen die Sitzhöcker gespürt und als spätere Sitzfläche identifiziert werden. Zum Schluss soll der Patient sein Becken so positionieren, dass er weder einen Rundrücken, noch ein Hohlkreuz zeigt.

Reflexion: Der Patient erzählt, was ihm am Kontakt zur Sitzfläche, seiner Beckenposition, seiner Rückenhaltung aufgefallen ist und wie die verschiedenen Einstellungen die Kopfposition oder sogar Kiefer-/Zahnreihen-/Zungenlage beeinflussen.

Hilfen: Hilfreich können solche Zielfragen des Therapeuten sein: Wie ist der Kontakt zur Sitzfläche? Wie fühlt sich die Haltung in den Endpositionen an? Was macht die Beckenstellung mit dem Rest des Oberkörpers/Kopfes? Haben Sie Ihre Sitzhöcker spüren können?

Modifikationen: Weiterführend kann aus dieser Position heraus eine bessere Oberkörper-/Kopfhaltung erarbeitet werden. Es kann auch zusätzlich leicht seitlich geschaukelt/gekippt werden, um die Sitzhöcker einzeln zu spüren. Wenn die Beckenbewegungen für die Patienten schwer umzusetzen sind, kann die Übung auf einem Sitzball durchgeführt werden. Durch langsames Vor- und Zurückrollen ergibt sich dann leichter die Neigung des Beckens. Hier kann der Therapeut auch Hilfestellungen geben, indem er sich hinter die Person stellt, seine Hände auf die Patientenschultern legt und den Oberkörper mit führt. Auch eine rotatorische Bewegung des Beckens ist hier leichter möglich.

▪▪ D.3 Handtuchrolle im Liegen/Sitzen
Patientengruppe: Alle Patienten.

Ziel der Übung: Der Patient soll lernen, eine aufrechte und möglichst physiologische Haltung einzunehmen. Hier wird besonderes Augenmerk auf die Beeinflussung von Brustkorbweite und Schulterpositionierung gelegt.

Durchführung: Der Patient legt sich auf den Rücken (z. B. Boden mit Matte) und spürt soweit es geht seine Körperlage und die Spannungsverhältnisse. Bei Bedarf können die Knie leicht unterpolstert werden.

Ein großes Badehandtuch wird der Länge nach straff eingerollt und auf den Boden/die Liege gelegt. Der Patient legt sich jetzt so darüber, dass er vom Kreuzbein an mit der Wirbelsäule genau auf der Handtuchrolle zu liegen kommt. Nun soll er so einige Zeit liegen und seinen Körper immer mehr der Schwerkraft nachgeben lassen. Er kann eine forcierte Atmung zu Hilfe nehmen. Anschließend rollt er von der Handtuchrolle ab und liegt plan auf der Matte/der Liege. Nun soll er die Auflagefläche des Rückens spüren und mit der Ausgangsposition vergleichen.

Reflexion: Der Patient soll die Erlebnisse spüren und beschreiben. Oft beschreiben die Patienten eine „leichtere" oder „weitere" Atmung. Der Therapeut kann durch zielgerichtete Fragen dabei helfen. Die entstandene Brustkorbweite und Schulterrückverlagerung soll der Patient nun im Sitz/Stand herstellen.

Hilfen: Der Therapeut kann beim Feststellen von Anspannungen gezielt Anweisung geben, diese Körperpartie locker zu lassen. Je nach anatomischen Verhältnissen kann eine schmalere oder dickere Handtuchrolle genutzt werden. Auch eine Poolnudel oder Pilatesrolle (◘ Abb. 5.29) eignen sich.

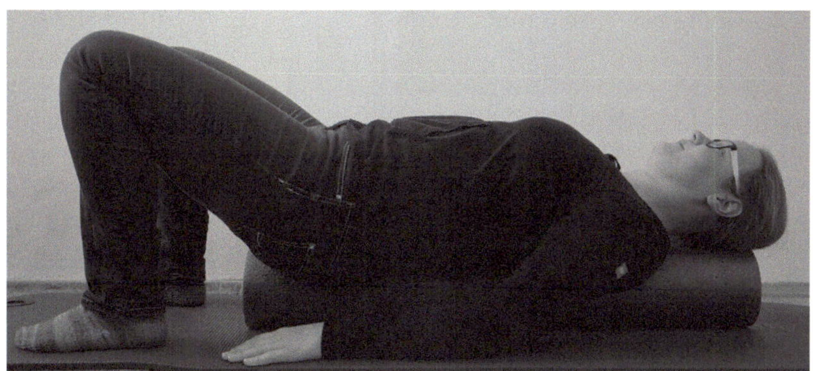

◘ **Abb. 5.29**   Brustkorbweite mit Pilatesrolle im Liegen

Modifikationen: Die Arme können seitlich oder über Kopf ausgestreckt werden. Der Kopf kann im Übungsverlauf je zur rechten und linken Seite gedreht oder geneigt werden und dadurch die Nacken-/Schulterpartie gedehnt werden. Es können auch tiefe Atemzüge (in den Bauch) in verschiedenen Positionen angeleitet werden, um die Dehnungen und Brustkorbweite je zu forcieren. Man kann auch ausprobieren, ein kleines Stückchen nach rechts und links zu rollen.

Die Übung ist bei bettlägerigen Patienten auch im Bett durchführbar.

Beim Langsitz im Bett kann die Handtuchrolle zwischen hochgeklapptem Kopfende und Rücken positioniert werden. In sitzender Position auf einem Hocker/Pezziball kann die Rolle zwischen Rücken und eine Wand gelegt werden.

Wird eine Handtuchrolle unter das Gesäß gelegt, kann damit die Beckenkippung und Aufrichtung beeinflusst werden.

> ❶ Bei orthopädischen Problemen der Wirbelsäule/des Brustkorbs/der Schultern aufpassen; bei Dekubiti am Steiß nicht durchführen.

▪▪ D.4 Wirbelsäule strecken mit Softball oder Luftballon

Patientengruppe: Alle, die den Vierfüßlerstand oder alternativ eine möglichst aufrechte Sitz-/Stehposition einnehmen können.

Ziel der Übung: Alle Wirbelsäulenabschnitte aufrichten und strecken; Kraft und Stabilität im Nacken-/Schultergürtel.

Durchführung: Idealerweise nimmt der Patient, mit dem Kopf zu einer Wand ausgerichtet, den Vierfüßlerstand ein (ggf. auf einer dünnen Gymnastikmatte). Nun soll der Patient unter Anleitung des Therapeuten seine Position vorbereitend ausrichten. Das heißt, einerseits nah genug an der Wand stehen und andererseits auf die Knie- und Handposition achten (schulter-/hüftbreit aufgestellt). Becken und Oberkörper hängen nicht durch, sondern sollen eine gerade Linie ergeben (Vorstellungshilfe: Tischplatte). Der Therapeut steckt nun einen Softball zwischen Kopf und Wand, welchen der Patient nur mit Verlängerung aus der Wirbelsäule heraus halten, oder sogar etwas zusammendrücken soll. Ansonsten finden keine Bewegungen statt (◘ Abb. 5.30).

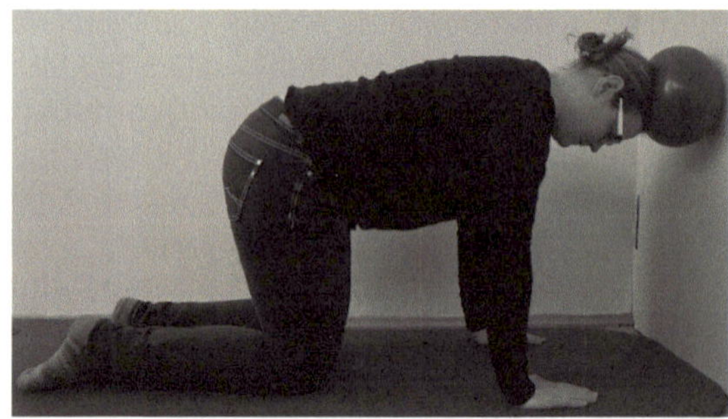

◘ **Abb. 5.30** Wirbelsäule strecken mit Luftballon im Vier-Füßler-Stand

Reflexion: Der Patient bekommt über den zunehmenden Widerstand des Balls ein direktes Feedback. Das Gefühl der nun entstandenen gestreckten Wirbelsäule soll der Patient in Erinnerung behalten und die physiologische Haltung übernehmen.

Hilfen: Der Therapeut kann mit seiner Hand am Patientenrücken die Stellen taktil bewusst machen, die der Patient noch strecken soll.

Modifikationen: Es können kleine Bewegungen des Kopfes in verschiedene Richtungen ausgeführt werden, ohne den Ball zu verlieren. Dauer und Anzahl der Wiederholungen können variiert werden. Dieselbe Übung kann im Sitzen/Stehen durchgeführt werden, wenn der Therapeut den Ball auf den Kopf des Patienten legt und mit seiner flachen Hand von oben sichert und Widerstand bietet. Dabei darf der Therapeut dann keine Bewegung durchführen.

> ❶ Achtung bei Patienten mit Hypertonie.

▪▪ D.5 Balance auf Pezziball

Patientengruppe: Alle Patienten, die gefahrlos allein auf einem Pezziball sitzen können und eine möglichst physiologische Sitzhaltung kennen/einnehmen können.

Ziel der Übung: Stabilisierung der physiologischen Sitz-/Stehhaltung. Der Patient soll lernen, durch/trotz einer beweglichen Auflagefläche eine aufrechte Haltung zu bewahren oder wieder in diese zu finden.

Durchführung: Der Patient sitzt auf einem passenden Pezziball (sodass die Knie im rechten Winkel stehen können). Der Therapeut kann als Vorbild mitmachen. Es wird eine möglichst physiologische Sitzhaltung eingenommen und auch auf die Kopfpositionierung geachtet. Anschließend wird ein kleines Stück seitlich nach rechts, links oder auch diagonal gerollt. Dabei sollen der Nacken und Kopf aufrecht bleiben. Es kann auch das Gewicht verschieden verlagert werden: mal mehr auf die rechte oder linke Gesäßhälfte. Es kann zusätzlich ausprobiert werden, ob es der Patient schafft, ein Bein anzuheben, ohne die Aufrichtung zu verlieren. Auch kreisende Bewegungen mit dem Becken sind möglich.

Reflexion: Der Patient soll spüren, wie sich die einzelnen Veränderungen auf seine Nackenmuskeln auswirken und wie der Nacken dies ausgleicht.

Hilfen: Dem Patienten Feedback geben, wie sein Nacken/Kopf steht, oder vor dem Spiegel arbeiten.

Modifikationen: Die gleiche Übung kann im Stand durchgeführt werden. Hier wird als Ausgangsposition eine möglichst physiologische Stehhaltung eingenommen und dann der Körper steifgehalten. Dabei muss darauf geachtet werden, dass dadurch nicht die gewünschte Haltung verloren geht. Dann wird das Gewicht langsam auf den Vorderfuß übertragen und so eine Schräglage eingenommen. Anschließend geht es nach hinten oder zur Seite. Es kann sozusagen „gependelt" oder gekreist werden. Kleine Bewegungsauslenkungen sind leichter als große.

❗ **Bei Patienten mit Gleichgewichtsstörungen, Paresen oder Schwindelsymptomatik auf ausreichend Schutz vor Sturz achten.**

■ **E.: Flexibilität in Nacken, Schultergürtel, Hals und Kiefer**

■■ **E.1 Metamergymnastik**

Modifikation mit Widerstand – nachhaltige Entspannung

Patientengruppe: Alle Patienten, die in aufrechter Positionierung (sitzend/stehend) aktiv mitarbeiten können.

Ziel der Übung: Die Nacken-/Kopfbeweglichkeit und damit auch der Tonus und die Flexibilität sollen gebessert werden.

Durchführung: In aufrechter Sitz- oder Stehposition soll der Patient ganz langsam verschiedene Bewegungsrichtungen mit seinem Kopf ausführen: einerseits Kopfdrehung abwechselnd nach rechts und links, andererseits abwechselnd Kopfneigung nach rechts und

links. Dann Kopfneigung vor und zurück und zudem Kopf vor- und zurückschieben („Geierhals" und „Doppelkinn"-Position).

Reflexion: Der Patient bemerkt Bewegungseinschränkungen/Asymmetrien. Er soll direkt Rückmeldungen geben, wenn es zu Schmerzen kommt (s. u.).

Hilfen: Bei bettlägerigen Patienten kann die Kopfdrehung durchgeführt und die anderen Bewegungsrichtungen vom Therapeuten geführt werden, während dieser gleichzeitig den Kopf hält.

Modifikationen: Zur Stärkung der Muskulatur kann der Therapeut oder der Patient selbst mit seinen Händen einen Widerstand bieten.

❗ **Die Übungen müssen sehr langsam durchgeführt werden und dürfen nicht schmerzhaft sein. Bei bettlägerigen Patienten muss der Therapeut den Patientenkopf halten, da er von diesem ansonsten entgegen der Schwerkraft gehalten werden muss, was wiederum den Tonus stark erhöht.**

■■ **E.2 Dreh-/Widerstand mit Holzspatel**

Patientengruppe: Alle Patienten ohne Beißreaktion, die aktiv mitarbeiten können.

Ziel der Übung: Der Patient soll lernen, den Kopf, Nacken und Kiefer trotz Widerstand stabil zu halten.

Durchführung: Sitzend oder stehend hält der Patient einen Holzspatel zwischen die Zahnreihen. Achtung, dass er nicht zu hyperton zubeißt! Nun löst der Therapeut, oder der Patient selbst, mit den Händen am Spatel angemessenen (!) Druck oder Zug in verschiedene Richtungen aus. Es kann seitlich gezogen werden oder auch rotatorisch nach vorn oder hinten. Genauso kann mit je einer Hand rechts und links am Spatel, dieser nach vorn gezogen, oder nach hinten gedrückt werden. Mit gleicher Handposition kann auch eine Hand das eine Spatelende nach oben drücken, während die andere Hand das andere Spatelende nach unten drückt (◘ Abb. 5.31).

Reflexion: Sobald sich der Kopf dreht oder andere Ausweichbewegungen stattfinden, merkt dies der Patient. Er soll Fühlen, bis zu welchem Kraftaufwand die Übungsdurchführung möglich ist.

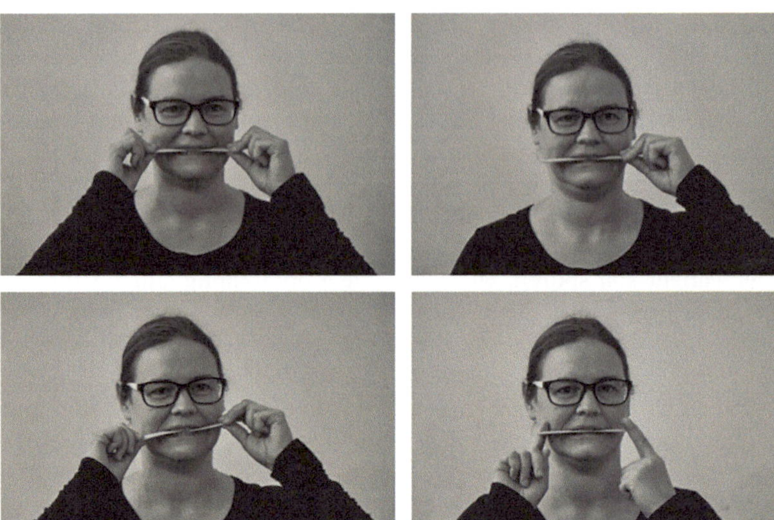

Abb. 5.31   Kiefer-/Kopf-/Nackenwiderstand mit Spateldrücken üben (links oben: Spatel wird nach vorn gezogen oder hinten gedrückt; rechts oben: der Spatel wird seitlich gezogen; links unten: ein Spatelende wird hoch, das andere nach unten gedrückt; rechts unten: ein Spatelende wird nach vorn und das andere nach hinten gedrückt)

Hilfen: Der Patient kann zusätzlich mit den Augen einen Punkt fixieren, sodass er unerwünschte auftretende Bewegungen besser bemerken kann.

Modifikationen: Mehrere Sätze mit angepasster Wiederholungsanzahl, oder haltende Arbeit mit zeitlicher Vorgabe.

❗ Achtung bei brüchigen oder defekten Zähnen und Prothesenträgern!

■■ **E.3 Holzhacken mit Tennisball**

Patientengruppe: Alle, die im Sitz oder Stand aktiv mitarbeiten können.

Ziel der Übung: Der Patient soll lernen, eine möglichst aufrechte Haltung mit langem Nacken und stabilem Kiefer einzunehmen, und diese trotz Bewegung anderer Körperteile beizubehalten.

Durchführung: Im Sitz oder Stand wird bei aufrechter Körperhaltung ein Tennisball zwischen Kinn und Brustbein eingeklemmt, sodass ein „langer Nacken" entsteht. Die vorher eingeübte möglichst physiologische Haltung soll beibehalten werden. Auch die Bauchmuskeln werden nun eine Rolle spielen, damit während der nun folgenden Aufträge der Rumpf (und restliche Körper) stabil bleibt. In der so vorbereiteten Position werden die Unterarme rechtwinklig nach vorn geführt. Es werden nun Auf- und Abbewegungen mit den Unterarmen gemacht, als wenn man sich vorstellt, man hackt einen Baumstumpf mit den Unterarmen durch (■ Abb. 5.32).

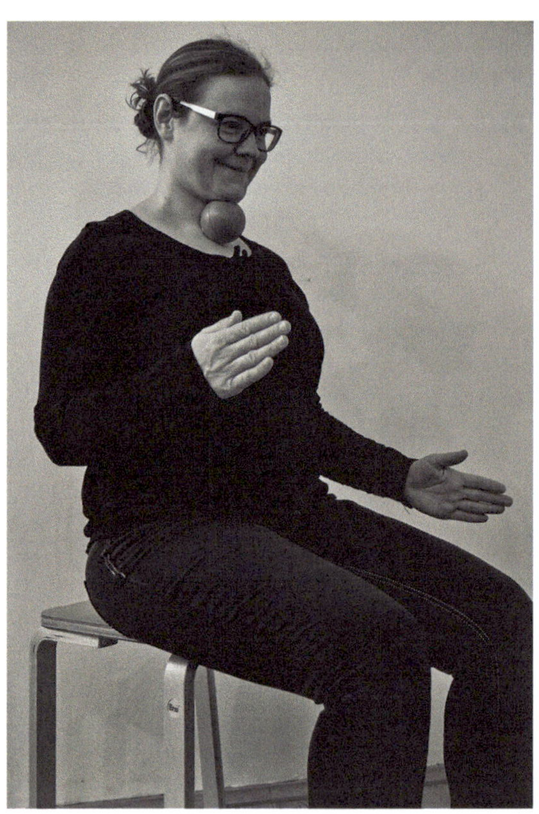

Abb. 5.32   Holzhacken mit Tennisball in sitzender Position

Reflexion: Der Patient spürt, ob er den Ball halten kann.

Hilfen: Je nach Können/gesundheitlichen Einschränkungen des Patienten die Ballgröße, das Ballmaterial (z. B. Softball), das Tempo und die Intensität der Bewegung anpassen. Wenn die Körpermitte nicht stabil bleibt, kann vor dem Spiegel geübt werden. Der Therapeut kann auch mit seinen Händen taktile Hilfe auf Bauch oder Rücken bieten, um dem Patienten die unerwünschten Mitbewegungen zu verdeutlichen.

Modifikationen: Im Stand oder im Sitz, ohne/mit Armbewegungen. Langsames Gehen durch den Raum, statt Armbewegungen/oder mit Armbewegung als Steigerung.

Bei stabilem Rumpf und Oberkörperposition kann auch der Ball mit dem Unterkiefer leicht nach links und rechts bewegt werden, ohne dass er runterfällt.

❗ **Bei hypertonen Patienten im Hals-/ Kieferbereich kann dies den hohen Tonus noch steigern oder zu Verkrampfungen führen. Auch nach OP der Bereiche kann das Halten des Balls zu Schmerzen führen.**

▪▪ E.4 M. sternocleidomastoideus, M. trapezius und Muskeln der Scalenusgruppe detonisieren

Patientengruppe: Alle

Ziel der Übung: Es sollen Verspannungen im Hals-Schulter-Bereich gelöst werden, um eine bessere Haltung, Beweglichkeit und somit Kontrolle (insbesondere Kopf und Kiefer) erzielen zu können.

Durchführung: Der Patient liegt auf der Liege/im Bett. Falls das nicht geht, kann er auch bequem angelehnt auf einem Stuhl oder im Rollstuhl Platz nehmen. Der Therapeut arbeitet von hinten. In Rückenlage bearbeitet der Therapeut den M. sternocleidomastoideus beider Seiten vom Clavikulaköpfchen angefangen mit leichten massierenden Bewegungen. Den mittleren Muskelbauch kann man direkt zwischen Daumen und Zeigefinger nehmen. Am Mastoid angekommen, verbleibt der Therapeut mit kreisenden Bewegungen.

Gleichermaßen wird mit dem M. trapezius und den Muskeln der Scalenus-Gruppe verfahren.

Reflexion: Der Patient kann anschließend den Kopf seitlich bewegen und schauen, ob sich der Bewegungsradius verbessert hat.

Modifikationen: Im Anschluss an die manuelle Detonisierung kann eine Tapeanlage sinnvoll sein.

Auch die Arbeit mit dem Novafongerät kann für diese Bereiche hilfreich sein. Allerdings Achtung bei Kontraindikationen für die Schallwellenvibration.

❗ **Patienten mit frischen Neck-Dissektion-Narben nur nach abgeschlossener Wundheilung behandeln.**

▪ F.: Motorik/Mobilisation/Kraft der Kaumuskulatur & Zunge

In diesem Unterkapitel sind Übungen zur Verbesserung der Motorik und Mobilisation der Zunge und der Kaumuskulatur exemplarisch aufgeführt, aber die Autorinnen möchten darauf hinweisen, dass bei vielen Patienten auch zunächst eine Detonisierung der Kaumuskulatur erfolgen sollte. Um Kiefer- und Kaustörungen nachhaltig zu therapieren, sind hierfür Hands-on-Techniken unabdingbar. Zur Detonisierung der „Kieferschließer" sind manuelle bzw. osteopathische Übungen hilfreich, die im entsprechenden Kapitel dieses Buches kurz beschrieben wurden. Grundlage dieser Techniken ist das Palpieren bzw. geschulte Nutzen der taktilen Fertigkeiten der Therapeutenhände. Diese Fähigkeiten sollte der Therapeut sich in entsprechenden Fortbildungen aneignen.

▪▪ F.1 Kieferöffnung Softball

Patientengruppe: Diese Übung ist für Patienten geeignet, die nach der Lockerung der Kieferschließer, die Antagonisten (Kieferöffner) kräftigen müssen.

Ziel der Übung: Der Patient soll die Kieferöffnung kraftvoller durchführen können.

Durchführung: Der Patient klemmt mit seinen Händen einen Softball unter das Kinn. Dann öffnet er den Unterkiefer schnell und schließt ihn langsam gegen den Widerstand des Balls (◻ Abb. 5.33).

Modifikationen: Anstatt des Softballs, kann auch ein weicher Pilates-/Gymnastikball genommen werden oder ein Theraband in verschiedenen Stärken.

❗ **Achtung**
Der Patient muss dazu angeleitet werden, dass die Schultern locker hängen bleiben und nicht hochgezogen werden. Einzig und

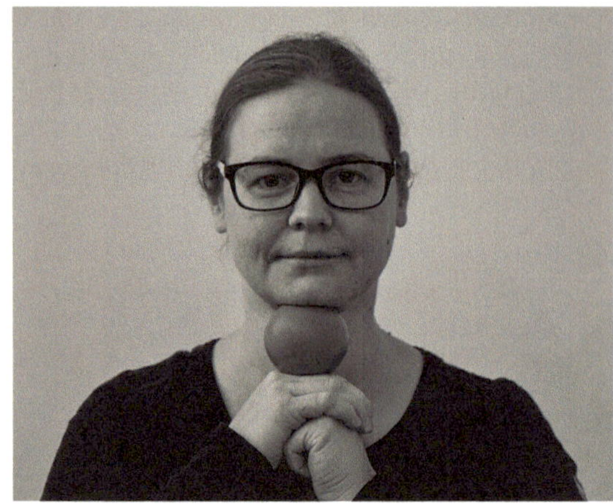

Abb. 5.33 Kieferöffnung mit Softball

allein kommt die Bewegung gegen den Ball aus dem Kiefer.
Auch ist wichtig, dass der Patient beim Öffnen des Mundes nicht den Kopf rekliniert und somit den Druck vorn gegen den Ball minimiert.

F.2 TheraBite® bei Kieferklemme

Patientengruppe: Patienten mit Trismus und ausreichender aktiver Mitarbeit.

Ziel der Übung: Die Kieferklemme soll sanft, aber deutlich aufgedehnt werden.

Durchführung: Patient sitzt am Tisch und platziert sein TheraBite® -Gerät zwischen die Zahnreihen. Nun soll er den Griff des Gerätes leicht zusammendrücken, was ein Auseinanderdrängen der Zahnreihen bewirkt. Der Patient soll diese „geöffnete" Position nun für ein paar Sekunden beibehalten und dann wieder lösen. Der Vorgang wird wiederholt. Des Weiteren soll der Patient unter Einsatz des Gerätes den Kiefer einige Mal zügig auf und zu machen.

Zum Schluss soll der Kiefer entspannen, der M. masseter ab dem Jochbein wird ausgestrichen und ggf. andere Übungen angeschlossen.

Modifikationen: Anstatt des TheraBites kann der Patient auch versuchen, den Kiefer mit den Fingern „aufzuhebeln". Dafür setzt er seine Daumen möglichst weit auf die Kauflächen der Prämolaren des Oberkiefers und die Zeigefinger an die Schneidezähne des Unterkiefers. Nun bewegt er die Finger gegeneinander und dehnt dadurch den Kiefer auf (▶ Abschn. 5.1.2).

F.3 Mobilisation der Kiefergelenke

Ball halten/Ball drücken/Ball schieben

Patientengruppe: Patienten mit Bewegungsstörungen, Muskelschmerzen oder Knackgeräuschen im Kiefergelenk, die aktiv mitarbeiten können.

Ziel der Übung: Geeignet ist diese Übung, um die Kiefergelenke zu mobilisieren. Hierbei werden die Kaumuskeln zusammen mit den vorderen Halsmuskeln in die Bewegungssteuerung der Kiefergelenke eingebunden, sodass die Übungen die koordinativen Bewegungs- und Gleitfähigkeiten des Kiefergelenks stärken können.

Durchführung: Der Therapeut platziert einen Ball unter dem Kinn des Patienten. Der Ball sollte ohne Anstrengung zwischen Kinn und Brustbein gehalten werden. Entsprechend sind Tennis- oder Soft-Tennisbälle gut geeignet. Nun soll der Ball gehalten werden. Als Steigerung kann nun durch Bewegen des Unterkiefers der Ball in verschiedene Richtungen gedrückt, gerollt, geschoben werden (▶ Abb. 5.34).

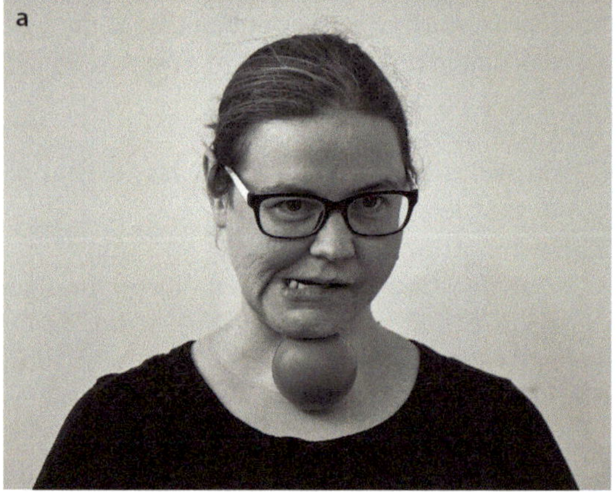

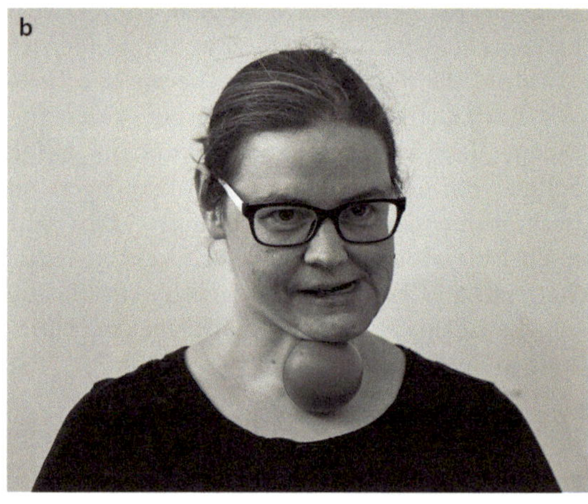

Abb. 5.34 **a**, **b** Kiefergelenkmobilisation durch seitliches Ballrollen nach rechts und links

Reflexion: Der Patient bemerkt eine Seitendifferenz oder ungleichmäßige Bewegungen.

Hilfen: Um die Kopfstellung leichter kontrollieren zu können, kann mit den Augen ein Punkt fixiert werden.

Modifikationen: Seitliche Bewegungen, rotatorische Bewegungen

❶ **Der Kopf soll bei der Mobilisation keine Bewegungen machen.**

▪▪ F.4 Daumen-/Korken-Sprechen

Patientengruppe: Alle Patienten, die phonieren/sprechen können und keine Beißreaktion zeigen.

Ziel der Übung: Einerseits soll die aktive Kieferöffnung vergrößert und andererseits kann eine Resonanzraumerweiterung geschaffen werden.

Durchführung: Der Patient öffnet seinen Mund und hält seinen Daumen ein bis drei Fingerknöchel oder einen Korken an die oberen Frontzahnschneiden. Nun können Wörter, Sätze, Verse gesprochen oder Lieder gesungen werden. Dabei soll eine möglichst genaue Artikulation mit allen beteiligten Strukturen (Kiefer, Lippen, Zunge) angestrebt werden. Durch die Erschwernis kommt es zu einer „Überartikulation" mit gesteigerter Anstrengung/Bewegung. Anschließend werden die selben Wörter, Sätze,… ohne Finger/Korken gesprochen und die Lockerheit und Kieferweite gespürt.

Modifikation: Durch das Verwenden einer Karotte anstelle eines Korkens oder der Finger kann durch zuschneiden dieser an die Kieferweite des Patienten angepasst werden.

❶ **Korken/Finger/Daumen/Karotte nicht zwischen die Frontzahnreihen klemmen lassen: Also keinen Aufbiss durchführen lassen! → Dies führt wieder zu einer Tonussteigerung der Kiefermuskulatur.**

▪▪ F.5 Zahnwurzelstimulation mit dem Spatel

Patientengruppe: Für alle kooperativen Patienten geeignet, die den Kiefer so weit öffnen können, dass mit einem (schmalen) Spatel gearbeitet werden kann; **nicht** für Patienten mit Beißreaktion geeignet!

Ziel der Übung: Die Zähne sollen bewusster wahrgenommen werden, Beiß-/Kauanregung soll geschaffen werden, der Stoffwechsel in den Alveolarkämmen wird angeregt und so die Zähne besser mit Nährstoffen versorgt.

Durchführung: Mit einem Spatel werden die Schneid- und Kauflächen der einzelnen Zähne fest in Richtung Zahnwurzel gedrückt und der Druck einige Sekunden aufrechterhalten.

Hilfen: Ein Kiefer-Kontroll-Griff kann bei mangelnder Kiefer-/Kopfkontrolle angeboten werden.

Modifikation: Bei Patienten mit geringerer Kieferöffnung kann ein schmalerer Spatel (wie ein Eisstiel) genutzt werden. Der Reiz kann alternativ auch mit einem Chewy Tube ™ angeboten werden.

❶ **Der Druck muss deutlich, darf aber nicht schmerzhaft sein. Defekte, krankhafte, lockere, brüchige Zähne sowie defekte, schlechtsitzende Prothesen sollen nicht behandelt werden. Achtung auch bei Patienten mit Epilepsie, die durch einen plötzlich auftretenden Krampfanfall zubeißen → Verletzungsgefahr Patient (durch Spatel) und Therapeut. Pausen zum Speichel schlucken einlegen.**

▪▪ F.6 Ab-/Beißbahnung mit dem Kauschlauch

Patientengruppe: Alle Patienten, die die Zahnreihen öffnen können und keine Beißreaktion zeigen.

Ziel der Übung: Das Abbeißen im Frontzahnbereich soll bewusst gemacht und trainiert werden.

Durchführung: Ein ca. 8-10 cm langer Kauschlauch wird an den Enden festgehalten und quer leicht gebogen zwischen die Frontzahnreihen gehalten (◘ Abb. 5.35a). Nun wird der Patient aufgefordert, sanft zuzubeißen und die Zahnreihen wieder zu öffnen. Dabei dürfen die Lippen nicht eingestülpt werden. Der Kauschlauch wird nun ein Stückchen verlagert und die Beißbewegung wiederholt.

Reflexion: Durch den Schlauch wird ein Widerstand geboten, den der Patient spürt. Er kann somit auch spüren, an welcher Stelle der Schlauch liegt.

Hilfen: Es kann vor dem Spiegel gearbeitet werden.

Modifikation: Es kann einerseits die Beißkraft/der Beißdruck variiert werden oder die Anzahl der Beißbewegungen. Der geknickte Schlauch kann (nun doppelt liegend) zwischen die Frontzähne gelegt werden (◘ Abb. 5.35b).

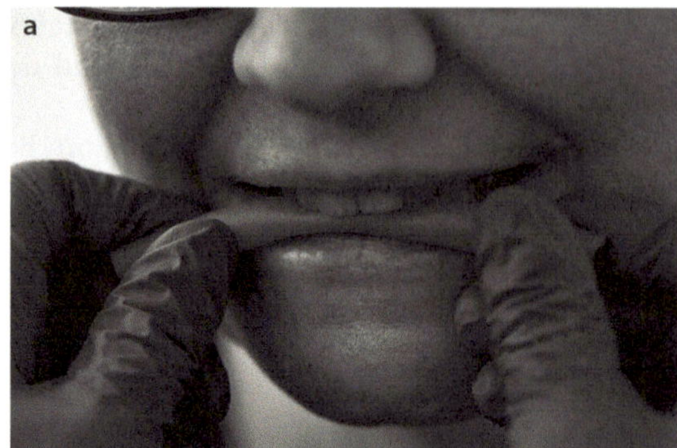

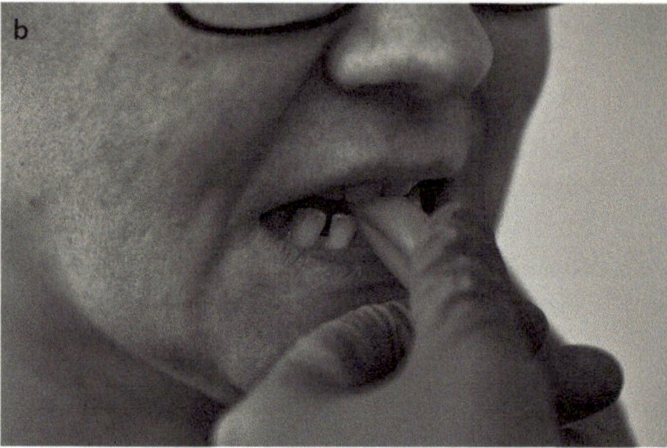

�‣ Abb. 5.35 **a, b** Ab-/Beißbewegung mit liegendem (**a**) und geknicktem (**b**) Kauschlauch

Der Kauschlauch kann auch seitlich zwischen die Molaren gehalten werden, sodass auf diese Weise das Kauen trainiert werden kann.

Zur Motivationssteigerung kann der hohle Kauschlauch mit Apfelmus o. ä. gefüllt werden, den der Patient dann „rausquetschen" soll (nicht bei erhöhter Aspirationsgefahr!).

❗ Brüchige, lockere, krankhafte, defekte Zähne oder Prothesen sollten nicht bearbeitet werden. Bei ungenügendem Prothesensitz heben diese teilweise ab (schaukeln).

■■ F.7 Kieferschluss und Kaukraft mit Chewy Tubes™

Patientengruppe: Patienten mit hypotoner Kaumuskulatur, eingeschränktem Kieferschluss, mangelnder Wahrnehmung. Nicht für Patienten mit Beißreaktion geeignet.

Ziel der Übung: Der Kieferschluss soll angebahnt oder verbessert sowie die Kaukraft und Ausdauer beim Kauen gesteigert werden. Mithilfe dieser Übung kann die Zerkleinerung der Nahrung in der oralen Vorbereitungsphase optimiert und somit der Koststufenaufbau vorbereitet werden. Bei aspirationsgefährdeten Patienten eignet sich diese Übung gut, da sie das Kauen ohne Nahrungsmittelbolus üben können.

Durchführung: Der Patient wird angeleitet, den Chewy Tube™ auf den Kauflächen der Molaren des Unterkiefers abzulegen (◣ Abb. 5.36), ohne dass die Lippen eingestülpt sind. Dabei wird der Chewy Tube™ vom Patienten am Griff festgehalten. Bei defizitärer Handmotorik hält der Therapeut den Chewy Tube™. Jetzt weist der Therapeut den Patienten an, den Kiefer zu schließen und kurz zu halten. Anschließend soll der Patient den Kiefer wieder öffnen. Es werden beide Seiten abwechselnd geübt. Die Übung kann, je nach Können und Kraft des Patienten, wiederholt werden. Im „Jaw Rehabilitation Program" (Schiavoni 2000, 2010) wird diese Übung je rechts und links in festgelegten Wiederholungsabfolgen durchgeführt.

Reflexion: Durch den zunehmenden Widerstand des Tubes hat der Patient direktes Feedback.

Hilfen: Mittels eines Kiefer-Kontroll-Griffs kann der Therapeut Stabilität bieten, die Bewegungsrichtung vorgeben, oder passiv die Kaubewegung durchführen. Bei mangelnder intraoraler Wahrnehmung kann vorher eine Stimulation der Quadranten einschließlich Wangen durchgeführt werden (hilfreich, falls sich Patienten auf die Wange beißen).

Modifikation: Hat der Patient noch große Schwierigkeiten den Kieferschluss herzustellen, wird der Chewy Tube™ als Stimulus zunächst auf die Kauflächen der unteren Molaren gedrückt, um sensorischen Input zu geben.

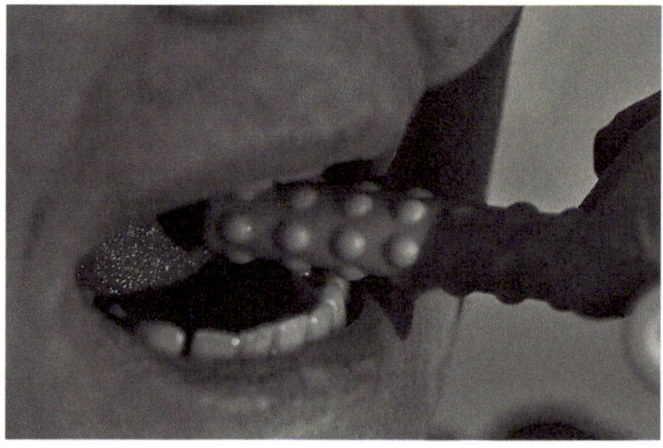

◣ Abb. 5.36 Vorbereitende Positionierung des Chewy Tubes™ oder zur Stimulussetzung

Dabei wird die Dauer schrittweise von einer Sekunde bis zu 15 s gesteigert. Im zweiten Schritt wird der Kiefer passiv geschlossen. Diese Durchführung eignet sich auch für nicht-kooperative Patientengruppen, wie z. B. Patienten mit Wachkoma, apallischem Syndrom oder vigilanzgestörte Patienten, sofern sie keine pathologische Beißreaktion zeigen. Ein eingefrorener/geeister oder in schmackhafte Flüssigkeit getauchter Tube bietet mehr sensorischen Input. Um auf koordiniertes Boluskauen/-handling vorzubereiten, kann beispielsweise etwas Mus in den Tube gefüllt werden (gelingt mit den kleinen „Quetschies" aus den Supermärkten ganz gut). Dieses läuft beim Aufbeißen auf den Tube in den Mundraum, sodass der Patient dann anschließend diesen Handeln/Schlucken muss.

> ❗ **Achtung bei defekten oder brüchigen Zähnen und Prothesen. Achtung bei Nutzung von eingefrorenen/geeisten Tubes bei schmerz-/kälteempfindlichen Zähnen. Bei mangelnder orofazialer Wahrnehmung/ Muskelfunktion, kann sich der Patient leicht auf Lippen/Wangen beißen. Achtung auch bei Nutzung von Bolus bei aspirationsgefährdeten Patienten. Nahrungsmittelunverträglichkeiten beachten. Durch das Kauen (ohne/mit Nahrungsmittelbolus) kommt es zu vermehrter Speichelproduktion. So muss auf angepasste Pausen/Zeit zum Abschlucken geachtet werden.**

Der Therapeut wählt je nach möglicher Kieferöffnung, Alter, Kraft und Ziel der Patienten den Chewy Tubes™ aus. Das „Jaw Rehabilitation Program" sieht folgende Auswahlkriterien des Tubes vor:

- rot; hohler Tube = Erwachsene
- gelb; schmalerer, hohler Tube = Kinder/ kleine Kieferöffnung/wenig Kraft
- grün; genoppter, hohler Tube = mehr sensorischer Input
- blau; dickerer, stärkerer, hohler Tube = besonders viel Widerstand
- orange „Chewy P & Q" = leichteres Greifen bei selbstständigem Üben
- rot „P & Q", genoppt = leichteres Greifen und mehr sensorischer Input
- grüner (genoppt) oder roter (glatter) Super Chew (nicht hohl) = für Babys
- Mini Chewy gelb (glatt) oder rot (genoppt), (nicht hohl) = für Babys

Erfahrungsgemäß kann zur Anbahnung der lateralen/rotatorischen/Mahlbewegung ein genoppter Tube genutzt werden, da durch die Noppen (und ggf. leichtes Führen des Unterkiefers mit einem Kiefer-Kontroll-Griff) die Zahnhöcker leicht zu einer Seite abrutschen und damit sensorischer Input zur lateralen Bewegung entsteht. Die „Qs" und Mini Chews eignen sich vor allem bei selbstübenden Patienten, die Schwierigkeiten mit dem Handling oder der Wahrnehmung haben. Diese können durch den kurzen Tube gut positioniert werden und werden nicht unbeabsichtigt zu weit in den Mund gesteckt. Bei den Geräten mit geschlossenem Griff ist das Festhalten leichter.

■■ F.8 Kautraining mit gesichertem Nahrungsmittelbolus/Kausäckchen

Patientengruppe: Für alle Patienten, die aktiv mitarbeiten und ihren Speichel/Flüssigkeiten schlucken können. Nicht für Patienten mit unkontrollierter Beißreaktion geeignet.

Ziel der Übung: Das Kauen wird mit Kaugut und somit mit Geschmack und mit verschiedenen Konsistenzen trainiert. Es dient ebenso der Speichelproduktionsanregung.

Durchführung: Es wird je nach Ressourcen des Patienten das Kaugut ausgewählt. Dies kann von z. B. Gummibärchen, Lakritz über Speck, Salami, Apfelstück, Weintraube, Paprikastück oder getrocknetem Ananasstück bis hin zu Nüssen reichen. Dieses wird in eine nicht sterile Kompresse gewickelt/geknotet (◘ Abb. 5.37 links) oder beispielsweise in einem Fruchtsauger (Drogerie) gesichert (◘ Abb. 5.37 rechts).

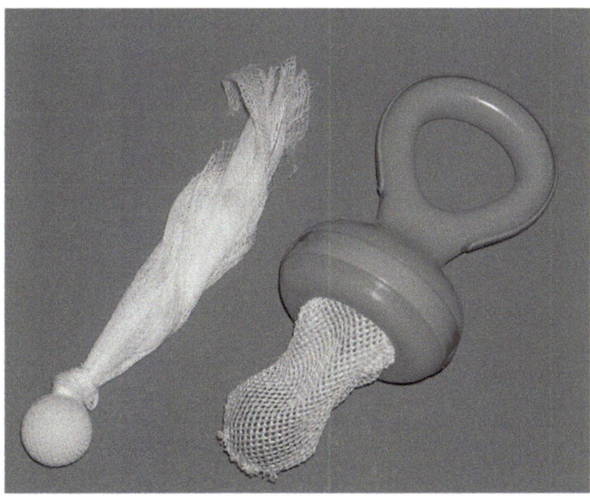

◘ **Abb. 5.37** Links Kausäckchen aus Kompresse mit Kaugut, rechts Fruchtsauger mit Kaugut

Nun kann der Patient oder Therapeut das Kaugut zwischen die Zahnreihen der Kauflächen legen und festhalten. Dann kaut der Patient darauf und muss seine Kaubewegungen und Kraftdosierung an den Bolus anpassen. Zudem muss er den dabei produzierten Speichel und auch den evtl. austretenden Saft bei Obst oder Gemüse schlucken. Solange die Kompresse nicht aufweicht, kann eine Sicherung des Kauguts stattfinden und die Gefahr der Bolusaspiration ist minimiert.

Reflexion: Der Patient erhält über das weicher werdende Kaugut (weniger Widerstand) sensorische Informationen, ob sein Kauen erfolgreich ist.

Hilfen: Das Säckchen wird zum Abschlucken der Flüssigkeiten/des Speichels aus dem Mund genommen.

Modifikation: Das Säckchen wird zu Beginn auf die Zunge oder in eine Wangentasche gesteckt. So muss der Patient es erst selbstständig zwischen die Zahnreihen führen. Dies entspricht der physiologischen Nahrungsaufnahme.

> ❗ **Lebensmittelunverträglichkeiten/ Allergien beachten und bei brüchigen oder schmerzhaften Zähnen auch die Konsistenzauswahl bedenken.**

▪▪ F.9 Verschieben des Kiefers mit Widerstand gegen Theraband/Seilzug

Patientengruppe: Diese Übung ist geeignet für Patienten mit Störungen der Kaumuskulatur und ausstrahlenden Beschwerden in Richtung der Halswirbelsäule.

Ziel der Übung: Sie dient der Linderung von Muskelverspannungen, Geräuschen in den Gelenken und Einschränkungen in der Kieferbewegung. Die Integration der Muskulatur in die Bewegungsabläufe der Halswirbelsäule wird gefördert, die Durchblutung angeregt, die Unterkieferbewegungen sowohl stabilisiert als auch die Koordination der Bewegungen des Unterkiefers verbessert.

Durchführung: Das Theraband, Seil oder auch ein Bademantel-Gürtel wird um den Kopf gewickelt, die untere Seite verläuft am Unterkiefer, die obere über Ohr und Stirn (◻ Abb. 5.38)

Der Patient wird nun aufgefordert, Widerstand gegen die seitliche Verschiebung des Unterkiefers zu geben. Danach wird das Seil auf

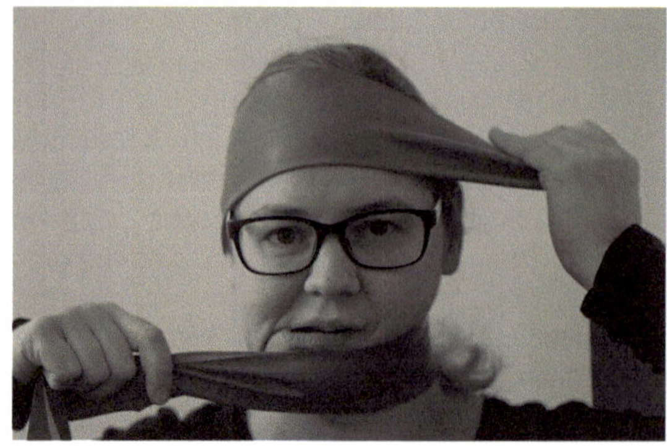

◻ **Abb. 5.38**   Seitliches Verschieben des Unterkiefers durch Zug eines Therabandes

die andere Seite gewechselt und auch dort die Übung gegen Widerstand durchgeführt.

Reflexion: Der Patient bemerkt, ob und wie er dem Zug nachgeben/gegenhalten kann und ob es Asymmetrien gibt.

Hilfen: Der Therapeut hält das Seil/Theraband.

Modifikation: Durch unterschiedliche Schwerpunktsetzung kann entweder der Unterkiefer gegen den Seilzug gehalten, der Zug sogar überwunden werden oder dem Zug kontrolliert (!) nachgegeben werden (siehe Exkurs: Formen der Muskelarbeit).

> ❗ **Während der Übung ist unbedingt auf eine korrekte Kopf- und Schulterhaltung zu achten: Der Patient sollte die Schultern locker hängen lassen und die Bewegung gegen das Seil nur mit dem Unterkiefer führen. Beim Verschieben des Kiefers darf weder der Kopf mitbewegt noch die Halsmuskulatur angespannt werden. Schmerzen sollen nicht auftreten.**

Formen der Muskelarbeit
Eine Form ist die konzentrische Muskelarbeit, was bedeutet einen Widerstand zu überwinden. Dabei wird die Muskelverkürzung trainiert. Die zweite Form ist die dem Widerstand nachgebende, sogenannte exzentrische Muskelarbeit. Der Muskel wird hierbei angeregt sich zu verlängern.
Zudem gibt es noch die isometrische Muskelarbeit, bei welcher ein Druck/Zug gehalten wird und sich die Länge der Muskeln nicht oder nur kaum verändert.
Alle drei Formen der Muskelarbeit sind im Alltag für alle Muskelgruppen erforderlich.

▪▪ F.10 Moosgummibällchen/Filzkugel drücken

Patientengruppe: Für kooperative Patienten, ohne Beißreaktion.

Ziel der Übung: Der Patient soll seine Zungenkraft in Richtung Gaumendach verbessern und damit mehr Kraft für die Bolusaustreibung in der oralen Transportphase aufbauen.

Durchführung: Der Therapeut stellt dem Patienten ein kleines Moosgummibällchen (ca. 20 mm Durchmesser) zur Verfügung, das in einen Fingerling oder in einen Finger eines Einmalhandschuhs eingebracht ist. Entweder platziert der Patient dann dieses Bällchen auf der Zunge oder der Therapeut legt dies auf die Zungenmitte des Patienten. Das Bällchen wird mit den Fingern durch Festhalten am Fingerling (Patient selbst, oder Therapeut) gesichert.

Die Arbeitsaufgabe ist nun: Drücken Sie den Moosgummiball mit der Zunge an den Gaumen; halten Sie die Anspannung (je nach Können des Patienten die Zeit variieren) und lösen Sie den Druck wieder. Entspannen Sie einige Atemzüge und wiederholen Sie die Übung (je nach Können des Patienten variieren).

Reflexion: Durch den zunehmenden Widerstand des Bällchens beim Hochdrücken der Zunge erhält der Patient sensorische Antwort. Man kann auch die Zungenaktivität am Mundboden mit den Fingern fühlen/lassen.

Modifikation: Statt eines statischen Drucks, der eine gewisse Zeit gehalten werden muss, ist diese Übung auch als dynamische Übung möglich. Dabei immer nur kurz den Ball drücken und wieder lockerlassen, und Sätze mit Wiederholungsserien anbieten.

Durch Verwendung eines anderen Materials kann der Kraftaufwand modifiziert werden. Probieren Sie anstatt eines Moosgummibällchens eine Filzkugel oder einen Kompressenknoten.

❗ **Den Ball durch Festhalten gegen Abgleiten in den Rachen sichern.**

▪▪ F.11 Kugel jonglieren

Patientengruppe: Kooperative Patienten ohne Beißreaktion.

Ziel der Übung: Die Zungenmotilität (insbesondere lateral) sowie die Boluswahrnehmung und -kontrolle werden gefördert.

Durchführung: Eine kleine Holz-/Gummikugel wird (gesichert an einem Faden oder in einem Fingerling!) auf die Zunge gelegt. Nun soll der Patient die Kugel zu verschiedenen Stellen im Mund befördern. Zum Beispiel kann die Aufforderung sein: „Bringen Sie die Kugel in die rechte Wangentasche. Und nun befördern Sie sie wieder auf die Zungenmitte zurück!"

Reflexion: Der Patient oder Therapeut kann einen Finger auf die Wange legen und somit die Kugel von außen spüren oder bei Arbeit vor dem Spiegel sehen.

Hilfen: siehe Reflexion

Modifikation: Die Firma Heimomed bietet einen „LOGO Roll Elevationstrainer" an. Eine Schokolinse oder ein Gummibärchen sind für Kinder ein toller Anreiz. Der Löffelaufsatz des Novafongerätes kann alternativ, mit Nuss-Nougat-Creme oder Honig gefüllt, in die Wangentasche gelegt werden. Nun soll die Zunge mithilfe lateraler Bewegungen das Material aufnehmen.

❗ **Keine Glas-/Metallkugeln nutzen, da diese die Zähne beschädigen können. Kunststoffkugeln können beim unbeabsichtigten Aufbeißen zersplittern. Bei Dysphagie oder Nahrungsmittelunverträglichkeiten die Bolusauswahl beachten. Cave: Kugel durch festhalten gegen Abgleiten in den Rachen sichern.**

▪▪ F.12 Stempeldruck der Zunge

Patientengruppe: Für Patienten, deren Zungenbasis für die pharyngeale Bolusaustreibung nicht ausreicht; gewisse Kognition wird für diese Übung vorausgesetzt. Keine Beißreaktionen!

Ziel der Übung: Kräftigung der Zungenbasisretraktion und somit der Zungenschubkraft.

Durchführung: Der Patient sitzt optimal aufrecht gelagert; „langer Nacken-kurzer Hals". Der Therapeut fasst die herausgestreckte Zunge mit einer längs gefalteten, angefeuchteten Kompresse mit beiden Händen (auf der Zunge liegen die Daumen; unter der Zunge die angewinkelten Zeigefinger, ◨ Abb. 5.39). Die Zunge wird leicht angehoben, sodass das Zungenbändchen nicht an den unteren Schneidezähnen reiben kann. Der Patient soll nun gegen den Halt die Zunge in den Mund zurückziehen. Der Therapeut hält etwas fest,

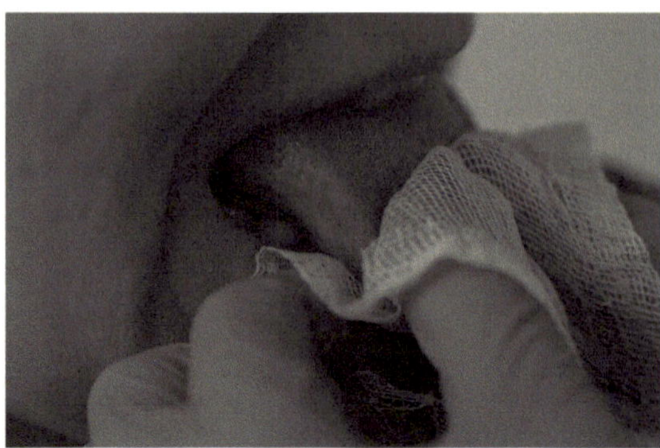

Abb. 5.39 Stempeldruck

gibt dann aber dem Zug nach und lässt die Zunge frei.

Modifikation: Zunge wie oben halten, dann den Patienten ein „k" oder Wörter mit „k", „ie" z. B. „Kakao" sprechen lassen; dies eignet sich besonders als Hilfestellung, wenn der Patient allein den Rückzug nicht umsetzen kann.

Kann die Zunge nicht so weit hervorgestreckt werden, kann der Therapeut versuchen, mit Daumen und Zeigefinger die Zunge von den Seiten her zu fassen. So kann zwar nicht ein starker Halt hergestellt werden, aber bei schwachen Zungen reicht dies oft schon.

> **Nicht zu sehr die Zunge „kneifen"; lieber breit fassen und den Halt aus dem Handgelenk führen als hätte man einen „Zügel" in den Händen. Auf das Frenulum achten und die Zunge lieber etwas anheben als einfach nurhe rausziehen!**

F.13 Masako-Übung nach Fujiu & Logemann

Patientengruppe: Patienten, die in der Lage sind, ihre Zungenspitze nach vorn über die Zahnreihen hinaus vorzuschieben und sie „sanft" mit den Zähnen festzuhalten. Ein hypertones „Beißen" sollte nicht vorhanden sein, was neben ausreichenden physiologischen Funktionen auch kognitive Fähigkeiten voraussetzt.

Ziel der Übung: Der Patient soll auch eigenständig seine Zunge im Rückzug (siehe auch Stempeldruck, Abb. 5.39) kräftigen können. Dies ist eine hervorragende Eigenübung.

Durchführung: Der Patient soll ein wenig seinen Speichel im Mund/auf der Zunge sammeln. Dann schiebt er seine Zungenspitze nach vorn und hält diese mit den Zähnen fest. Nun soll er mit festgehaltener Zunge den Speichel abschlucken.

Hilfen: Falls der Patient das Schlucken nicht initiieren/herbeiführen kann, so kann eine Hilfe sein, den Kopf leicht nach vorn zu neigen (→ Kinn Richtung Brustbein). Oft hilft dies schon, das Abschlucken zu ermöglichen.

> **In einigen Veröffentlichungen steht, dass die Masako-Übung auch mit einem Speisebolus/Getränk durchgeführt werden könne. Die Autoren dieses Kapitels sehen dies eher kritisch, da die Haltefunktion/Boluskontrolle der Zunge eingeschränkt wird, in dem sie vorn fixiert ist. Die Gefahr besteht, dass der Bolus (besonders bei Flüssigkeiten) vorzeitig im Sinne eines Leakings abgleitet und dann zur laryngealen Penetration oder gar Aspiration führen kann. Allenfalls sollte die Zunge nur ein wenig mit Feuchtigkeit benetzt werden, um die Übung auch mehrfach hintereinander durchführen zu können.**

Hintergrund: Diese Übung ist ein „Klassiker" bei den restituierenden Maßnahmen in der funktionellen Dysphagietherapie. Sie wird in den Leitlinien „Neurogene Dysphagie" von Prosiegel et al. (2013) ebenso empfohlen wie in den weiteren Veröffentlichungen von ihm und Prosiegel und Weber (2016), bei Bartolome und Schröter-Morasch (2010) und anderen. Die Wirksamkeit wurde für die Verbesserung der Pharynxkontraktion und somit für den Zungenbasis-Rachen-Abschluss beim Schluckakt durch Fujiu und Logemann (1996) nachgewiesen.

> **Die Masako-Übung ist kein Schluckmanöver, da sie nicht während einer Bolusgabe erfolgen sollte! Die Aspirationsgefahr ist bei zusätzlicher Bolusgabe, wie sie Hotzenköcherle als Modifikation empfiehlt (2013), als zu groß einzuschätzen!**

F.14 Speichelanregung „Umrühren des Meeres" (Zungenmotilität)

Patientengruppe: Alle Patienten, die aktiv mitarbeiten können.

Ziel der Übung: Die Zungenmotilität soll erweitert werden (sodass u. a. die Wangentaschen gereinigt werden können) und die

Speichelproduktion kann angeregt und das Speichelmanagement trainiert werden.

Durchführung: Der Patient soll mit seiner Zunge bei geschlossenem Mund in der äußeren Zahnrinne oben und unten ungefähr 20 bis 40-mal Kreisbewegungen ausführen, wobei die Zunge das äußere Zahnfleisch rechts oben und links unten berührt. Dann die Übung in umgekehrter Richtung ausführen. Die Speichelproduktion wird hierbei stark angeregt, was wiederum die Magen-Darm-Tätigkeit fördert. Mit dem angesammelten Speichel soll der Mund plätschernd gespült werden, sodann wird der Speichel in kleinen Portionen hintergeschluckt. Die beschriebene Übung ist die „Rote-Drachen-Übung" aus der chinesischen Atemtherapie und wird auch „Umrühren des Meeres" genannt.

Reflexion: Der Kraftaufwand und die Speichelproduktion sind für den Patienten spürbar.

Hilfen: Es kann vorher beispielsweise eine Stimulation der Quadranten durchgeführt werden, um die Wahrnehmung zu fördern.

Modifikationen: Den Speichel anschließend bewusst abschlucken. Zusätzlich den Speichel mittels Saugen aus dem Mundraum einsammeln.

Ein TicTac-Bonbon beispielsweise kann auch kreisend mit der Zunge im Mundvorhof geführt werden.

> ❗ Für Patienten, die eine starke Dysphagie mit mangelndem Speichelschlucken haben, ist die Übung ungeeignet, wenn dabei so viel Speichel produziert wird, dass der Patient ihn nicht abschlucken kann und es so zur Aspiration kommt.

▪▪ F.15 Zungentraining mit den Ora-Lights®

Patientengruppe: Alle Patienten, die keine Beißreaktion zeigen und aktiv die Zunge bewegen können.

Ziel der Übung: Training von Zungenbeweglichkeit und Zungenkraft.

Durchführung: Je nach Zielsetzung wird einer der vier Ora-Light-Instrumente gewählt. Hier wird nun zuerst auf eine Übung mit dem Ora-Light 2 eingegangen. Mit diesem kann die Zungenspitzenhebung eingeübt werden. Der Patient öffnet den Mund, die Zunge bleibt am Mundboden liegen. Der Therapeut positioniert das Hilfsmittel mit der konvexen Wölbung

am harten Gaumen, sodass die Öffnung in der Gaumenplatte an den Rugae zu liegen kommt. Nun wird der Patient aufgefordert, seine Zungenspitze zu heben und in das Loch zu führen. Dort kann sie einige Zeit gehalten werden, bevor sie wieder auf den Mundboden gelagert wird (◉ Abb. 5.40a). Dieselbe Übung kann auch mit dem Ora-Light 1 erfolgen. Dabei ist zur Stimulation des parallelen Lippenschlusses noch ein Lippenschild angebracht. Der Therapeut muss dann auf die Aussage des Patienten vertrauen, ob die Zungenspitze am Loch gehalten wird.

Eine Übung mit dem Ora-Light 4, mit dem je nach Positionierung, das Zungenmittelteil (◉ Abb. 5.40) oder Zungenhinterteil trainiert werden kann, stellt sich folgendermaßen dar. Die Vorbereitung ist gleich der, wie bei den o. g. Übungen. Nun positioniert der Therapeut die Stimulierungshilfe des Instruments mit etwas Druck an dem gewünschten Zungenteil und gibt dem Patienten die Aufforderung, diesen nach oben zu drücken.

Reflexion: Der Patient erfährt beim Ora-Light 1 direktes taktiles Feedback, sobald er das Loch mit der Zungenspitze spürt.

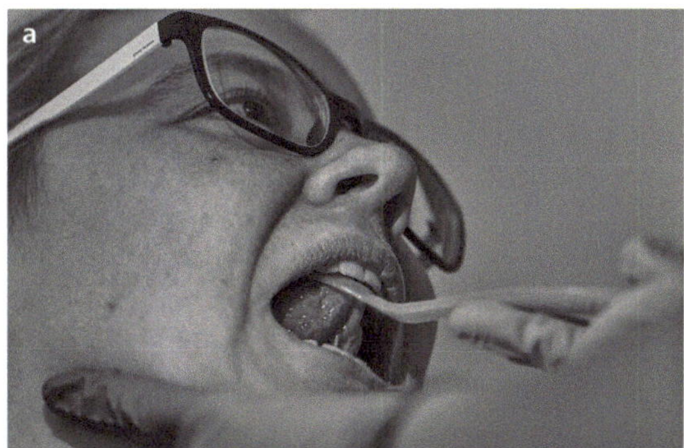

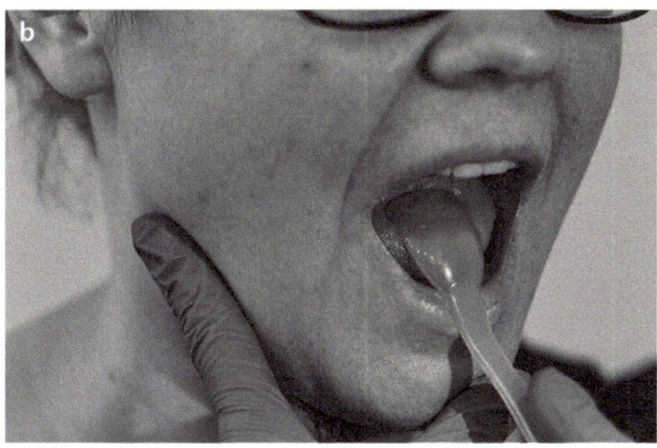

◉ **Abb. 5.40** **a, b** Zungenspitzenhebung mit Ora-Light 2 (**a**) und Stimulierung Zungenmittel-/-hinterteil (**b**)

Hilfen: Ein Kiefer-Kontroll-Griff kann hier ggf. nötige Kieferstabilität bieten, bei Kieferöffnung helfen oder auch gegen unerwünschte Kiefermitbewegungen wirken.

Modifikation: Die „Aktivatoren" am Instrument können für noch mehr sensorischen Input mit Eisspray (ohne/mit Geschmack) geeist werden. Die Übungen können statisch oder dynamisch durchgeführt werden. Man kann z. B. das Gaumenteil nicht an den Gaumen anlegen, sondern das Instrument gleich auf der Zunge platzieren.

> ❶ **Es sollen keine kompensatorischen Bewegungen (z. B. Unterkiefer) oder Anspannungen (z. B. Hals) erfolgen.**

Motzko und Weinert beschrieben das Ora-Light®-System mit seinen einzelnen Instrumenten bereits 2005 mit seinen Einsatzbereichen und Anwendungsmöglichkeiten. Auch Bartolome und Schröter-Morasch und Hotzenköcherle hatten dieses hilfreiche Tool bereits in ihren Veröffentlichungen erläutert (Bartolome und Schröter-Morasch 2010, 2013; Hotzenköcherle 2016).

■ G.: Orofaziale Motorik Wangen/Lippen
■■ G.1 Wangeninnenseite stimulieren

Patientengruppe: Für Patienten mit mangelnder Wahrnehmung und mangelndem Tonus der Wangenmuskulatur sowie bei Residuen/Speichelseen in den Wangentaschen ist diese Übung hilfreich. Ebenso kann sie bei Xerostomie angewandt werden.

Ziel der Übung: Die Wangen/-taschen sollen besser wahrgenommen, die Wangenmuskulatur tonisiert werden. Auch die Speichelproduktion kann mit dieser Übung angeregt werden.

Durchführung: Der Patient öffnet den Mund und der Therapeut legt einen Rogge-Spatel® (◘ Abb. 5.41) mit etwas Druck an die Innenseite der Wange an. Mit schnellen kreisenden

Bewegungen wandert er nun massierend an der gesamten Wangeninnenseite weiter. Danach wird die andere Wange bearbeitet.

Modifikation: Um die Intensität zu erhöhen, kann der Therapeut die andere Hand auf die Außenseite der Wange anlegen.

> ❶ **Zu wenig Druck erzeugt einen diffusen Reiz und führt dann nicht zum Ziel. Genügend Zeit zum Abschlucken des Speichels geben.**

■■ G.2 Wangen drücken

Patientengruppe: Alle Patienten ohne bewusste oder pathologische Beißreaktion, die aktiv mitarbeiten können.

Ziel der Übung: Der Patient soll seine Wangen an die Zahnreihen drücken können. Diese Übung ist hilfreich, wenn der Patient Probleme hat, die Nahrung beim Kauen wieder zwischen die Zahnreihen zu schieben.

Durchführung: Der Therapeut sitzt dem Patienten gegenüber. Er führt beispielsweise seinen rechten Zeigefinger an die Innenseite der rechten Wange des Patienten (also gekreuzt). Nun bittet er den Patienten, die Wange locker zu lassen und drückt diese nach außen. Das kann entweder mit geöffneten oder geschlossenen Zahnreihen geübt werden. Der Patient soll nun mit seiner Wange den nach außen drückenden Therapeutenfinger Richtung Mundinnenraum drücken. Dies lässt sich als eine zeitliche Halte- oder wiederholende Bewegungsübung mit unterschiedlichen Wiederholungen oder Kraftaufwänden trainieren. Dann wird die andere Wangenseite trainiert.

Reflexion: Der Patient kann den Sog im Mundraum spüren oder aber, wenn die Übung noch nicht gut gelingt, den fehlenden Sog bzw. undichte Stellen (wie beispielsweise Lippen).

Hilfen: Der Therapeut kann Vorstellungshilfen geben wie z. B.: „Versuchen Sie, ein festes

◘ **Abb. 5.41   Roggespatel®:** Der abgeschnittene Sauger eines Schnullers oder eines NUK®-Saugtrainers wird über einen Holzspatel gestülpt und kann bei Bedarf am Übergang mehrfach mit Zahnseide umwickelt und festgeknotet und so gegen Abrutschen gesichert werden

Küsschen zu erzeugen", oder dient als visuelles Vorbild.

Modifikationen: Es kann auch gleichzeitig beidseits geübt werden. Dann legt der Therapeut mit gekreuzten Unterarmen je einen Finger in jede Wange.

Eine weitere Alternative ist, einen Unterdruck im Mundraum herzustellen und so die Wangen anzusaugen. Voraussetzung dafür ist ein Lippenschluss. Oft zeigen Patienten bei der Variante auch eine Kombination aus Wangen drücken und ansaugen.

> ⚠ Nicht bei bestehenden Entzündungen oder frischen Bissstellen an den Wangen durchführen.

▪▪ G.3 Strohhalm Ansaugen

Patientengruppe: Patienten, die kognitiv in der Lage sind, die Aufgabenstellung zu verstehen und körperlich in der Lage, diese auszuführen. Dabei ist besonders zu beachten, dass der Patient über einen recht guten velopharyngealen Abschluss verfügt, damit er genug Sog herstellen kann.

Ziel der Übung: Der Patient soll seine Wangenmuskulatur kräftigen, zugleich die Zungenspannung erhöhen und das Gaumensegel stärken.

Durchführung: Der Patient hält einen Knickstrohhalm mit dem Ende des langen Anteils mit den Lippen fest. Mit einem Finger hält er das andere Ende zu. Dann erfolgt die Aufforderung, fest über den Strohhalm zu saugen.

Reflexion: Wichtig ist für diese Übung, dass der Patient überhaupt einen intraoralen Sog aufbauen kann.

Hilfen: Gern können Vorstellungshilfen gegeben werden, wie z. B.: „Stellen Sie sich vor, Sie trinken einen zähen Milchshake über den Strohhalm." Je nach Können des Patienten kann der Strohhalm gekürzt werden.

Modifikationen: Natürlich können auch Papierschnipsel, Moosgummiplättchen, Bohnen etc. angesaugt werden, aber durch den „abgestöpselten" Strohhalm kann enorm viel Sog aufgebaut werden. Gern kann im Anschluss an die Übung oder gar im Wechsel in den mit dem Finger abgeschlossenen Strohhalm hinein gepustet werden. Dabei erfolgen eine Dehnung und auch Entspannung der Wangen.

> ⚠ Es darf nichts angesaugt werden, was durch den Strohhalm passt, da es sonst zu Atemwegsverlegungen kommen kann.

▪▪ G.4 Lippenschluss und Lippenkraft mit den intraoralen Aufsätzen des Novafons

Patientengruppe: Diese Übungen sind geeignet für Patienten mit hypotoner Lippenmuskulatur und eingeschränktem Lippenschluss oder Drooling.

Ziel der Übung: Der Patient soll durch diese Übung einen Lippenschluss herstellen können. Ziel ist es, diesen auch beim Schluckvorgang zu halten, um den intraoralen Druck aufzubauen, der für das Abschlucken des Bolus notwendig ist.

Durchführung: Der Therapeut platziert den Spatelaufsatz des Novafons auf der Unterlippe des Patienten (■ Abb. 5.42, links oben). Dieser wird dann aufgefordert, die Lippen zu schließen (■ Abb. 5.42, rechts oben), den Schluss kurz zu halten und dann wieder zu öffnen. Die Übung wird mehrmals wiederholt.

Modifikation: Um die Lippenkraft zu steigern, kann der Therapeut den Patienten auffordern, den Spatel zwischen den Lippen festzuklemmen, während der Therapeut den Spatel versucht herauszuziehen.

> ⚠ Nicht mit den Zähnen und nicht mit eingestülpten Lippen den Spatel festklemmen!

Für Patienten mit z. B. Fazialisparese/Mundastschwäche bietet es sich an, den Spatel nur auf die betroffene Seite aufzulegen (■ Abb. 5.42, links und rechts unten).

Sollen vor allem die inneren Fasern des M. orbicularis oris trainiert werden, bietet es sich an, den Spatelaufsatz aufrecht unter der Oberlippe vor den Zähnen zu platzieren und den Patienten aufzufordern, die Oberlippe anzuspannen/heranzuziehen.

Alternativ kann auch der Lippbrator® eingesetzt werden, um den gesamten M. orbicularis zu aktivieren. Dieses Vibrationsgerät ist mit einer weichen „Mundvorhofplatte" verbunden. So können Vibrationen direkt von innen auf die geschlossen gehaltenen Lippen einwirken (■ Abb. 5.43a). Er kann auch äußerlich an die Lippen gehalten werden, wenn es nicht möglich ist, ihn im Mundvorhof zu platzieren (■ Abb. 5.43b).

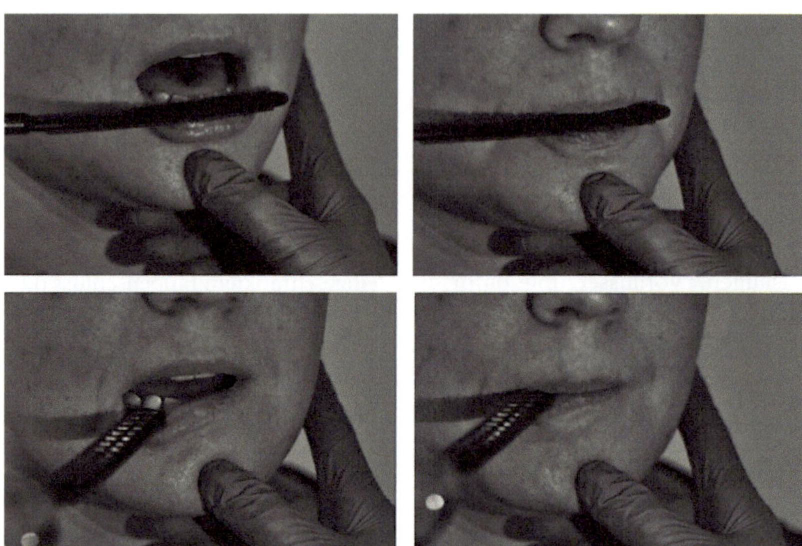

Abb. 5.42 Stimulation der Lippe beidseits und einseitig

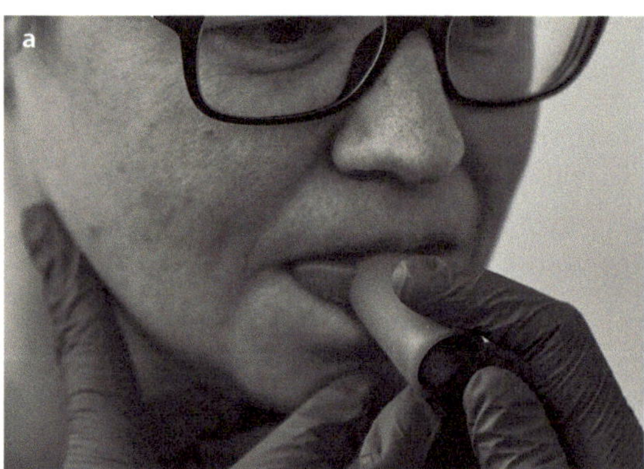

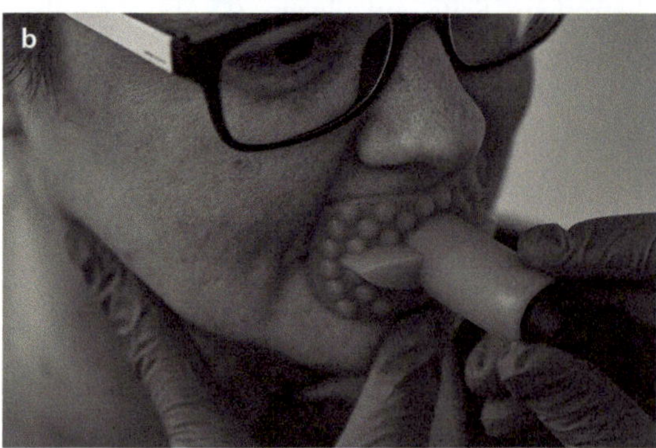

Abb. 5.43 a,b Stimulation der Lippen intraoral (a) und extroral (b) mit LippBrator®

> **Den Spatelaufsatz nicht an die Zähne halten. Die Schallwellenausbreitung über die Knochenleitung findet dann über den ganzen Kiefer und Kopf statt, was sehr unangenehm sein kann.**

- **H.: Tonisierung/Regulation Mundboden und Hyoid**
- **H.1 Tonisierung mit dem Novafon-Schallwellengerät und Intraoralaufsatz „Kugelstab" (intraoral) und Kugelaufsatz (extraoral)**

Patientengruppe: Alle Altersstufen und Patientengruppen, bei denen keine Kontraindikation zur Novafonanwendung bestehen. Intraoral kontraindiziert auch bei Patienten mit Beißreaktion.

Ziel der Übung: Der Patient soll seinen Mundboden und die Unterzunge besser wahrnehmen können. Speichel soll forciert werden und ein Hypertonus im Mundbodenbereich detonisiert werden.

Durchführung: Der Patient sitzt oder liegt. Der Mundboden wird extraoral mittels des Novafongerätes mit dem Kugelaufsatz mit langsamen kreisenden Bewegungen bearbeitet. Anschließend kann der Kugelstabaufsatz den Kugelaufsatz ersetzen und der Mundboden des Patienten wird von intraoral bearbeitet. Auch die Unterzunge kann hier Ziel der Stimulation sein, dabei sollte aber die Zunge locker im Mund gehalten werden und nicht nach oben eleviert werden.

Beispiel: Wenn das Ziel eine Tonussteigerung der Mundbodenmuskulatur ist, sollte die Vibration nur kurz und unrhythmisch angeboten und immer wieder unterbrochen werden, damit der Patient aktive Übungen wie z. B. Zunge ansaugen durchführen kann.

❗ **Die Stimulationsgrundlagen sind zu beachten, um den gewünschten Effekt zu erzielen. Ausreichend Zeit zum Schlucken geben, wenn mehr Speichel produziert wird. Kontraindikationen zur Anwendung des Novafongerätes beachten.**

■■ H.2 Pleuel-Übung

Patientengruppe: Alle Patienten, die die Anweisungen umsetzen können.

Ziel der Übung: Dem Patienten soll eine Mundraum-/Rachenweite und Zungen-/Gaumensegeldehnung bewusst gemacht werden. Der Mundboden soll gelockert werden.

Durchführung: Bei geöffnetem Mund wird die Zungenspitze an den Alveolarkamm der unteren Frontzähne gelegt und dort gehalten. Die restliche Zunge wird nun langsam nach vorn aus dem Mund gestülpt, dort gehalten und dann wieder langsam flach in den Mundraum zurückgeführt, ohne dass die Zungenspitze ihre Position verliert und der Kiefer sich schließt. Diese Bewegungen werden mehrmals wiederholt.

Reflexion: Die Rachen-/Kieferweite vor und nach der Übung können verglichen werden.

Hilfen: Ein Puffreis-Pop kann als taktile Hilfestellung lingual zwischen unterem Alveolarkamm und Zunge gehalten werden.

Modifikationen: Es kann auch seitlich/diagonal gepleuelt werden sowie stimmhaft und mit verschiedenen Tonhöhen oder Gleittönen. Ein anschließendes (stimmhaftes) Gähnen erweitert noch mal zusätzlich die Dehnung und Weite.

❗ **Während der Übung darauf achten, dass durch die erfahrungsgemäß anfängliche kognitive Anstrengung die Körperhaltung und Atmung nicht aus dem Lot gerät.**

■ I.: Mundschluss durch/mit angepasstem Lippen- und Kieferschluss, Nasenatmung
■■ I.1 Lax Vox® nach Marketta Sihvo

Phonation mit halb verschlossenem Vokaltrakt

Material: LaxVox-Schlauch, 0,5 l-Flasche mit ca. einer Handbreit Wasser gefüllt.

Patientengruppe: Alle kooperativen sitzenden Patienten, die das Pusten beherrschen und phonieren können. Besonders für Patienten mit Hypertonus der Kiefermuskulatur geeignet. Aber auch zur Ausatmung gegen Widerstand und somit Sekretmobilisation in der Lunge und Abtransport.

Ziel der Übung: Der Patient soll lernen, seine Wangen- und Kiefermuskulatur trotz orofazialer Aktivität locker zu lassen. Sie trägt zu einer Verlagerung des Stimmansatzes bei und verbessert die Kieferweite für die Artikulation. Zudem trainiert diese Übung die koordinierte Nasenatmung, den Atemrhythmus, die Atemvertiefung und fördert die nasale/bronchiale/pulmonale Sekretmobilisation. Auch der Mundboden wird bei der Übung gelockert.

Durchführung: Der Patient sitzt entspannt in aufrechter Position. Eine PET-Flasche wird auf Brusthöhe gehalten und der Lax-Vox-Schlauch darin so positioniert, dass er ca. 2 cm ins Wasser eintaucht. Das andere Schlauchende nimmt der Patient in den Mund und legt es auf die lockere Zungenspitze. Die Lippen umschließen den Schlauch locker, der Kiefer bleibt entspannt.

Nun wird langsam durch die Nase eingeatmet, dosiert durch den Mund ausgeatmet/gepustet und durch den Schlauch ins Wasser geblubbert. Man sollte nicht bis auf Restluft auspusten lassen, sondern nur soweit, dass danach wieder eine entspannte langsame nasale Einatmung möglich ist. Beherrscht der Patient dies, müssten die Wangen und ggf. der Mundboden deutlich sichtbar federn beim „blubbern".

Wenn das nicht der Fall ist, ist bei der Durchführung noch nicht alles korrekt, sodass auf Fehlersuche gegangen werden muss. Mögliche Fehlerquellen sind: zu hoher Lippentonus, falsche Schlauchpositionierung auf der Zunge, zu hoher Kiefermuskeltonus, zu starker/schwacher Anblasedruck, falsche Dosierung, falsche Schlauchpositionierung im Wasser, zu angespannte Körperhaltung, Flasche wird nicht auf Brusthöhe gehalten, Schultern sind hochgezogen, Kopfposition ist nicht korrekt etc.

Wenn der Fehler ausgemacht ist und der Patient die erste Stufe beherrscht, kann anschließend eine stimmhafte Ausatmung auf „u" in den Schlauch erfolgen oder später ein „Lied gesungen" werden.

Weitere Übungsideen dazu bzw. tiefgreifendere Erläuterungen zu LaxVox findet der Leser bei Kruse und Sihvo (Kruse 2015; Sihvo 2017).

Reflexion: Diese Übung verdeutlicht eindringlich die orofazialen und teils auch gesamtkörperlichen Spannungsverhältnisse, da bei z. B. Lippenpressen, Kieferschluss,

Zungendrücken o. ä. die federnde Bewegung der Wangen (die sich bis zum Kehlkopf und in die Lunge fortsetzt) nicht erzielt werden kann.

Insbesondere nach der Übung wird oft eine Leichtigkeit/Lockerheit der Kiefermuskulaturen und eine leichtgängigere weitere Kieferöffnung verspürt.

Hilfen: Der Therapeut hält Flasche und Schlauch, sodass sich der Patient nur auf die anderen Übungsanteile konzentrieren muss. Der Schlauch wird nicht so weit ins Wasser gehalten → weniger Anblasedruck nötig.

Modifikationen: Je nach Können des Patienten kann der Schlauch verschieden tief ins Wasser gehalten und die Höhe auch innerhalb einer Phonationsdauer variiert werden. So lassen sich die unterschiedlichen Spannungs-/Kraftverhältnisse gut vergleichen. Es können Tonleitern oder auch rhythmische Variationen sowie andere Vokale außer „u" ausprobiert werden. Dadurch wird dann die Zungenstellung beeinflusst.

Die Übung kann auch im Stehen durchgeführt werden.

Bei Patienten mit nasalem/bronchialem/pulmonalem Sekret kommt es im/nach dem Übungsverlauf durch die Sekretmobilisation zum Abhusten, sodass somit eine Pneumonieprophylaxe möglich ist. (Insbesondere konnte das durch die Autorinnen bei Patienten mit stillen Aspirationen und mangelnden Schutzreflexen sowie fehlender willkürlicher Hustenfunktion beobachtet werden.)

> ❗ **Bei aspirationsgefährdeten Patienten darauf achten, dass sie das Wasser nicht ansaugen. Und immer die Wangen flattern lassen, andernfalls ist der Tonus im orofazialen Bereich zu hoch. Dann eine Übungsstufe zurückgehen. Nicht in Hyperventilation geraten.**

▪▪ I.2 Kausummen in Anlehnung an Emil Fröschels

Patientengruppe: Alle, die dazu in der Lage sind.

Ziel der Übung: Es soll ein kombinierter lockerer Einsatz der Stimm- und Kauorgane erfolgen sowie eine Nasenatmung stattfinden. Zudem kann auch mit Kaugut gearbeitet werden, sodass Boluskontrolle, Boluskauen und Schlucken in Koordination trainiert werden.

Durchführung: Es wird mit locker geschlossenen Lippen und lockerer orofazialer Muskulatur möglichst rotatorisch gekaut. Dies kann anfangs zum Einstieg stumm erfolgen. Anschließend wird stimmhaft auf „mh" gekaut. Als Vorstellungshilfe kann dienen: „Denken Sie dabei an etwas Schmackhaftes, was Sie gerne essen". Als nächste Stufe kann auf „mjam, mnjom,…" gekaut und phoniert werden.

Hilfen: Gegebenenfalls an lockere Muskelaktivität und auch nasale Einatmung erinnern.

Modifikationen: Das Kaugut wird je nach Patientenressourcen angeboten und ausgewählt. Es können z. B. Apfelstücke, Kaugummi, Weingummi, getrocknete Ananas,… verwendet werden.

> ❗ **Bei aspirationsgefährdeten Patienten ohne Kaugut arbeiten! Nicht bis auf „Restluft" summen, da es dann zu hektischer, thorakaler Einatmung und somit zur Tonussteigerung im Hals- und Schulterbereich kommen kann.**

Die in diesem Kapitel vorgestellte Übungssammlung erhebt keinerlei Anspruch auf Vollständigkeit und soll vielmehr eine Ideensammlung darstellen sowie Anreiz für die eigenen kreativen Ideen geben. Die Übungen müssen immer an die Fähigkeiten und Möglichkeiten des Patienten angepasst werden und natürlich auch an die Fertigkeiten und Erfahrungen des Therapeuten. Gerade das manuelle Arbeiten ist nicht jeder Therapeuten Sache. Es sollte auch in speziellen Kursen unter Anleitung von erfahrenen Dozenten erlernt werden, denn mit den falschen Handgriffen und Techniken kann der Therapeut ggf. genau Gegenteiliges erreichen, von dem was er eigentlich erreichen wollte.

5.4 K-Taping für das Kiefergelenk und die Kaufunktion

Birgit Kumbrink

5.4.1 K-Taping-Methode

Den meisten Menschen sind die bunten Tapes auf den Körpern von Athleten oder Fußballspielern lange bekannt. Und ebenso haben schon viele Menschen die Wirkung der Tapes am eigenen Körper erfahren. Die cyan- und magenta-farbenen K-Tapes haben sich in den vergangen 20 Jahren zu einer nicht mehr wegzudenkenden Therapie etabliert.

Doch dies gilt längst nicht mehr nur für den Einsatz im Sport. Die K-Taping-Academy hat Anlagetechniken und Weiterbildungskurse für die Physiotherapie, Ergotherapie, Pädiatrie und Neurologie sowie für die Gynäkologie bis hin zur Logopädie entwickelt, die heute weltweit im Einsatz sind. So besuchen heute ebenso viele Hebammen und Logopäden K-Taping-Kurse wie Physiotherapeuten.

K-Taping wirkt hauptsächlich über die Hautrezeptoren und nimmt hierüber Einfluss auf Muskel, Faszien, Ligament und Nerven. Darüber hinaus lassen sich mit unterschiedlichen Anlagetechniken Gelenke stabilisieren und das Lymphsystem unterstützen. Die elastischen K-Tapes folgen dem Verlauf eines Muskels oder Nervs, werden frei an jeder Position des Körpers aufgeklebt und schränken dabei die Bewegung des Patienten nicht ein.

Wird die Haut im betroffenen Bereich vor dem Anlegen des Tapes gedehnt, bilden sich zusammen mit dem aufgeklebten Tape bei der Rückführung in den Ruhezustand wellenförmige Hautfalten aus (◘ Abb. 5.44).

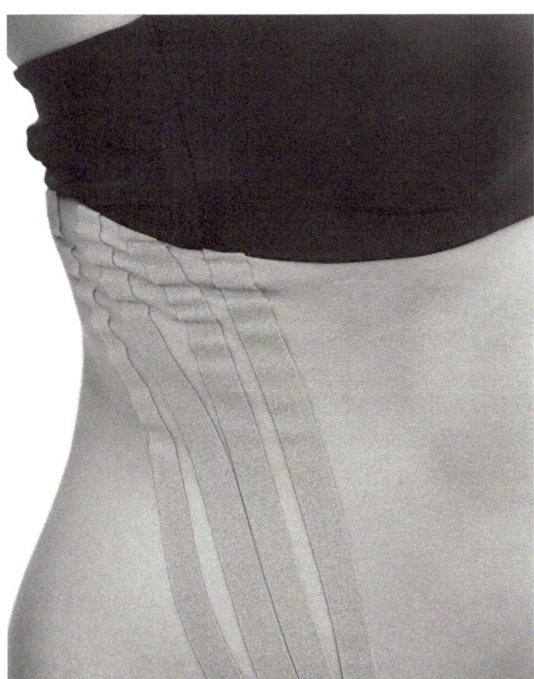

◘ **Abb. 5.44** Wellenbildung des Tapes

Durch dieses Anheben der Haut vergrößert sich der Raum zwischen Haut und subkutanen Gewebe. Die Lymphflüssigkeit aus den Zwischenräumen kann einfacher ins Lymphsystem abfließen, wodurch die Reizung der Schmerzrezeptoren vermindert und die Selbstheilungseffekte des Körpers unterstützt werden. Gleichzeitig wird durch die Körperbewegungen das Gewebe ständig angehoben und abgesenkt. Ähnlich einer Pumpbewegung werden Lymphabfluss und Blutzirkulation angeregt.

Auch die ständigen Körperbewegungen sorgen für ein immer wiederkehrendes Verschieben der Haut durch das K-Tape. Diese hervorgerufenen Hautbewegungen wirken auf die Mechanorezeptoren, was zu einer Schmerzdämpfung führt.

Ebenfalls werden die Propriozeptoren in der Haut stimuliert. Dadurch wird mehr Information über Position und Belastung der Extremität und des Körpers weitergeleitet. Diese Wirkmechanismen ermöglichen eine Verbesserung der Muskelfunktion und Unterstützung der Bänder und Sehnen.

Für das Anlegen des Tapes sollte die Haut trocken und fettfrei sein, optimal ist die Vorbehandlung mit Pre-K-Gel. Ebenso sollte eine starke Behaarung vorab entfernt werden. Dies ist besonders wichtig bei einem Gesichtstape bei Bartbehaarung. Diese muss rasiert werden.

5.4.2 Anlagetechniken

In der Behandlung von Kiefer- und Kaufunktion kommen in der K-Taping-Therapie drei Anlagetechniken zur Anwendung:
- Muskelanlagen, Ligamentanlagen, Faszienkorrekturanlagen.

Ebenfalls kommt das Crosstape zur Anwendung.

Muskelanlagen werden angewendet bei erhöhter oder verminderter Ruhespannung (Hypertonus/Hypotonus). Die Tapeanlage bewirkt eine Normalisierung des Ruhetonus, Schmerzminderung und Verbesserung der Belastbarkeit.

Durch Funktionsstörungen in der Muskulatur kommt es oft zu einem Ungleichgewicht zwischen Agonist und Antagonist. Muskelanlagen werden angewendet, um diese Ungleichgewichte auszugleichen. Somit kann der Muskel seine Funktion wieder aufnehmen und die

Belastbarkeit und auch die Bewegungsabläufe können wieder angepasst werden.

Die Muskeltechnik wird im Muskelverlauf geklebt, somit kann sie unmittelbar Einfluss auf die Rezeptoren in diesem Bereich nehmen. Sie wird in Vordehnung des Muskels angelegt, dadurch nutzt sie zusätzlich auch noch den mechanischen Effekt aus, der zwischen Haut und Tape entsteht, wenn sich der Muskel und die Haut entspannt.

Um einen Muskel zu dämpfen (detonisieren), wird das Tape vom Ansatz (Punctum mobile) zum Ursprung (Punctum fixum) geklebt. Und um einen Muskel anzuregen (tonisieren) wird vom Ursprung (Punctum fixum) zum Ansatz (Punctum mobile) geklebt.

■ Tonisierende Anlage

Da es sich bei der K-Taping-Methode um eine funktionelle Technik handelt, ist es sinnvoll, Ursprung und Ansatz nicht rein anatomisch zu betrachten, sondern aus dem funktionellen Aspekt.

Um sich den Unterschied klar zu machen, sehen wir auf die Funktion des Muskels. Wenn ein Muskel anspannt, nähert sich das Punctum mobile zum Punctum fixum. Es arbeitet aber nicht nur der Muskel, sondern alle umgebenden Strukturen (z. B. Faszien) inklusive der Haut. Das bedeutet, der Zug aller Strukturen ist in Richtung Punctum fixum.

Um eine anregende (tonisierende) Anlage zu kleben, wird die Basis des Tapes auf das Punctum fixum geklebt, sie wird dann mit der Hand mit Hautvorschub fixiert und der Muskel vorgedehnt. In diesem Moment entsteht ein Zug auf der Basis und der darunter liegenden Haut. Das Tape wird nun im Verlauf des Muskels ohne Zug aufgeklebt und angerieben. Durch die fixierte Basis/Haut entsteht nun, wenn der Muskel wieder entspannt wird, ein Zug in Richtung Basis (Punctum fixum). Diese bewirkt eine Unterstützung der Muskelkontraktion.

■ Detonisierende Anlage

Wird eine Muskel gedehnt, entfernt sich der Ansatz vom Ursprung, es entsteht ein leichter Zug aller Strukturen in Richtung Ansatz.

Um einen dämpfen (detonisierend) Anlage zu kleben, wird die Basis des Tapes auf das Punctum mobile geklebt, also in die entgegengesetzte Richtung und anschließend mit Hautvorschub fixiert. Der Muskel wird vorgedehnt und in diesem Moment entsteht erneut ein Zug auf der Basis und der darunter liegende Haut. Das Tape wird ungedehnt aufgebracht und angerieben. Durch die fixierte Basis/Haut entsteht nun, wenn der Muskel wieder entspannt wird, ein Zug in Richtung Ansatz (Punctum mobile). Diese bewirkt eine Unterstützung der Muskelentspannung.

Ligamentanlagen werden im Bereich von Sehnen und Bändern aufgeklebt und mit gleicher Technik können auch Schmerzpunkte, Triggerpunkte oder Wirbelsäulensegmente behandelt werden. Ligamentanlagen werden mit maximaler Tapedehnung en bloc aufgeklebt, wobei die Enden ungedehnt auslaufen. Bei der Anlage werden die Bänder im jeweiligen Gelenk in Spannung gebracht. Dadurch zieht sich das Tape zur Mitte des Bandes zusammen. Rein mechanisch unterstützt es so das Ligament, da es bei Gelenkbewegungen in den gleichen Spannungszustand gebracht wird, wie das Band. Darüber hinaus führt es über die Verschiebung der Haut, die je nach Gelenkeinstellung und Bewegung zur Mitte mitgenommen wird, einen rezeptorischen Reiz aus. Bänder und Sehnen sind sehr stark mit Sensoren versehen, die einen engen funktionalen Zusammenhang mit Gelenken und Muskulatur bilden. Afferenzen aus der Haut und Unterhaut können die Tiefensensibilität (Propriozeption) ergänzen und die Schmerzimpulse (nozizeptive Afferenzen) dämpfen.

Die K-Taping-Therapie macht sich die Eigenschaft zunutze, über den Hautreiz auf die Bewegung des Körpers Einfluss nehmen zu können.

Faszienkorrekturanlagen, werden bei verklebten Faszien der Muskulatur angewendet. Ebenso kann die gleiche Technik verwendet werden, um eine knöcherne Korrektur durchzuführen. Das Besondere an dieser Anlage ist, dass die Basis nicht manuelle fixiert wird. Sie wird aufgeklebt und dann mit pulsierendem Zug am Tape bis zum Grenzzustand über die zu behandelnde Struktur fixiert. Hiermit ist nicht die maximale Dehnung der Tapefaser zu verstehen, sondern der Grenzbereich, der über der Struktur angewendet werden kann. Dies kann z. B. ein Überlappen von Hautfalten sein. Ist der Grenzzustand erreicht, wird der Tapestreifen aufgeklebt. Das Tape-Ende wird ebenfalls dehnungsfrei angelegt. Ein entscheidender Effekt ist die Mitnahme der Basis, sodass eine knöcherne Korrektur in Zugrichtung des Tapes geschieht. Eine Vordehnung des Patienten ist nur notwendig im Bereich von Gelenken zur Anbringung von Tape-Enden.

5.4.3 Crosstape

Anders als K-Tape besteht Crosstape aus einem unelastischen Gewebe und ist in 4 verschiedene Größen vorgeschnitten. Das speziell für Crosstapes entwickelte Mischgewebe besitzt die besondere Eigenschaft, elektrostatisch aufgeladen zu werden, diese Ladung über einen Zeitraum zu halten und sich nur langsam zu entladen.

Crosstape wird auf energiegeladenen Stellen, wie Schmerzpunkte, Muskeltriggerpunkte und Akupunkturpunkte geklebt.

Viele Funktionen und Informationen im menschlichen Körper werden über sehr geringe elektrische Impulse gesteuert. Ob Muskel-, Faszien- oder Nervenfunktionen und auch Akupunkturpunkte, häufig nutzt der Körper messbare elektrische Leitungen und Widerstände. Ein wichtiges Organ hierbei ist die Haut. Das größte Organ des Menschen, ausgestattet mit einer Vielzahl von Rezeptoren und komplex verschaltet mit inneren Organen und dem Gehirn, ist in der Lage, Informationen, Schmerzzustände und Wahrnehmungen weiterzuleiten. Sei es in der Diagnose (EKG) oder Therapie (Elektrostimulanzgeräte), die Medizin nutzt die Funktionsweisen und die Verschaltung der Haut schon seit vielen Jahren. Ebenso in der Akupunktur, hier wird die exakte Lage der Akupunkturpunkte über ihre elektrische Ladung gefunden. Verletzungen, Erkrankungen, Narben und Verspannungen all dies sind Einflüsse auf das elektrische Leitsystem des Körpers bzw. werden diese Einflüsse als Störung und Schmerz an das Gehirn geleitet.

Das **Kumbrink-Crosstape** besteht aus einer Duo-Mischfaser, aufgebracht auf einer speziell beschichtete Papierfolie. Beim Abziehen des Crosstape entsteht eine elektrische Aufladung in dem Tape. Das bedeutet, dass das Crosstape nach dem Abziehen einen Überschuss an elektrischer Ladung besitzt und diese nicht selbstständig ableiten kann. Die so aufgeladenen Crosstapes werden dann zur Stimulanz der Schmerzareale

und Akupunkturpunkte auf die Haut geklebt, wo sie ihre Ladung langsam abgeben können.

Für die Anwendung zieht man das Crosstape vorsichtig von der Trägerfolie ab und lässt es an der Fingerkuppe an einer Ecke kleben. Das Crosstape sollte so wenig wie möglich wiederholt angefasst werden, da sonst die Ladung verloren gehen kann. Das Crosstape mit einem Zentimeter Abstand parallel zur Haut über einen Schmerz- oder Triggerpunkt führen. Dabei kann man beobachten, dass sich das aufgeladene Tape in vielen Fällen zu dem entgegengesetzt geladenen Hautareal hinzieht.

■ Indikationanlagen

Haltung und Aufrichtung: Eine gute Haltung und Aufrichtung des Rumpfes ist die Voraussetzung für optimale Kau- und Kieferfunktion.

Einzelne Muskelanlagen oder eine Kombination von mehreren Muskelanlagen werden dazu in der K-Taping-Therapie angewendet.

Wichtige Muskeln zur Entspannung des Schultergürtels und Aufrichtung der Halswirbelsäule sind M. trapezius descendens, M. semispinales capitis und M. sternocleidomastoideus.

■ ■ M. trapezius descendens

Ziel: Entspannung und Absenken des Schultergürtels, Positionierung des Kopfes, Aufrichtung des Rumpfes und Wahrnehmung.

Anlage:
- Muskelanlage, detonisierend, I-Tape
- Basis liegt auf dem Acromion

Ursprung:
- Linea nuchae superior, Protuberantia occipitale externa, Ligamentum nuchae

Ansatz:
- Laterale Drittel der Clavicula

Funktion:
- Drehen des Kopfes, Heben der Schulter, Drehen der Scapula zur Seite und nach oben
- Innervation: N. accessorius

Durchführung:
Zum Abmessen des Tapes die Halswirbelsäule in Seitneigung zur Gegenseite und Rotation

zur gleichen Seite und leichter Flexion vordehnen. Abmessen des Tapes vom Acromion bis zum Haaransatz im Nacken. Basis auf Acromion aufkleben und dann die Halswirbelsäule vordehnen. Basis mit Hautvorschub fixieren und das Tape mit 0 % Zug über den Muskelbauch aufkleben. Muskelanlage auf der anderen Körperseite wiederholen.

Eine beidseitige Anlage muss zwecks der Symmetrie immer angelegt werden.

■ **M. semispinales capitis (** 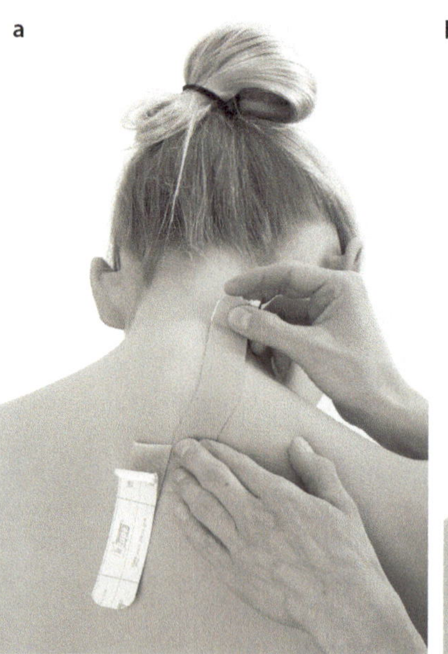 Abb. 5.45**)**

Ziel: Unterstützung der Nackenmuskulatur, Verbesserung der Haltung und Wahrnehmung des Kopfes

Anlage: Die Erfahrung zeigt, dass für eine Entspannung (Detonisierung) der Nackenmuskulatur die Anlage vom Ursprung zum Ansatz gelebt werden sollte. Dies gilt für die gesamte autochthone Rückenmuskulatur. Die Basis liegt dabei jeweils immer caudal und es wird nach oben hin geklebt.
- Muskelanlage, detonisierend (Sonderfall), Y-Tape
- Basis auf Th2

Ursprung:
- Querfortsatz 4–7 der oberen Brustwirbelsäule und Gelenkfortsätze der 5 unteren Halswirbel

Ansatz:
- Zwischen Linea nuchae superior und inferior

Funktion:
- Beidseitig: Reklination des Kopfes
- Einseitig: Seitneigung der Halswirbelsäule
- Innervation: Rr. dorsales (Th4-6, C4-6, C1-5)

Durchführung: Zum Abmessen des Tapes den Kopf in Flexion vordehnen. Abmessen des Tapes von Th2 bis zum Haaransatz im Nacken. Das Tape als Y-Tape einschneiden. Basis auf Th2 aufkleben und danach Halswirbelsäule vordehnen. Basis mit Hautvorschub fixieren und die Tapezügel ohne Zug paravertebral über den Muskel aufkleben. Enden dürfen nicht in die Haare geklebt werden, denn dieses führt zu Bewegungseinschränkung und dadurch eher zu Verspannungen.

■ **M. sternocleidomastoideus (** 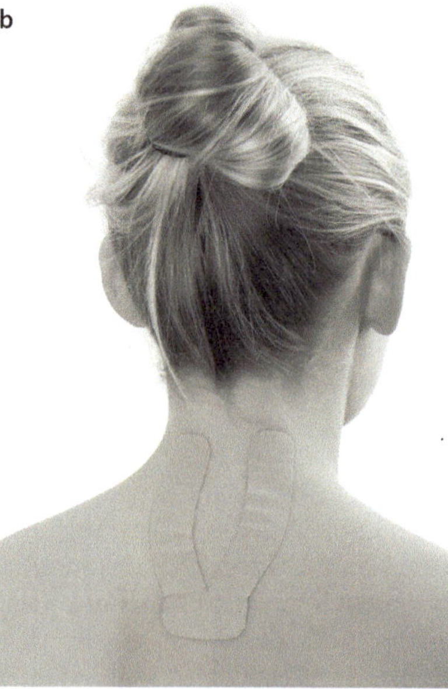 Abb. 5.46**)**

Ziel: Entspannung der Halsmuskulatur, Verbesserung der Haltung und Wahrnehmung des Kopfes.

Anlage:
- Muskelanlage detoniserend, Y-Tape
- Basis am Processus mastoideus

◘ Abb. 5.45   a, b M. semispinales

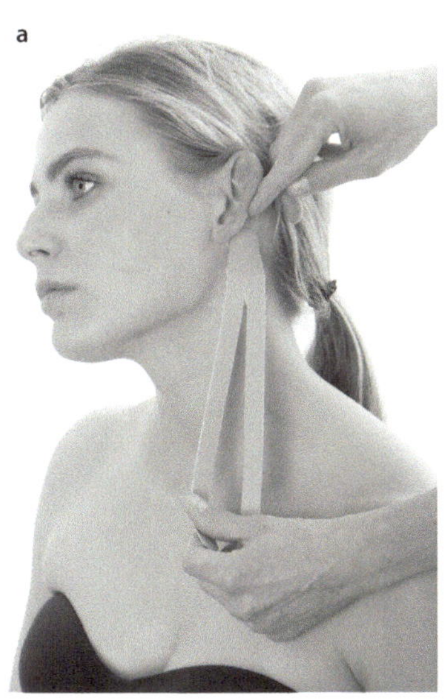 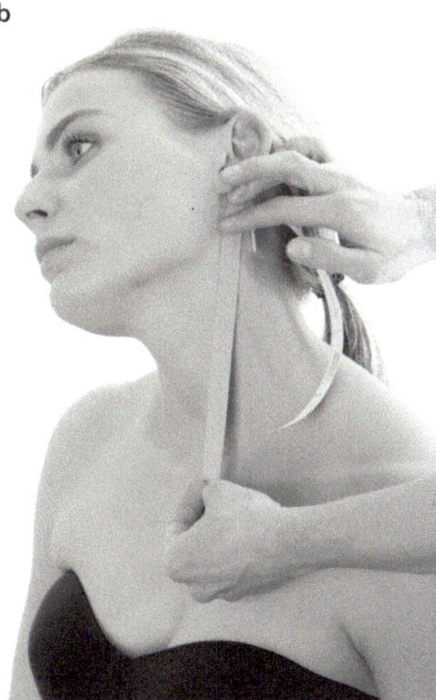 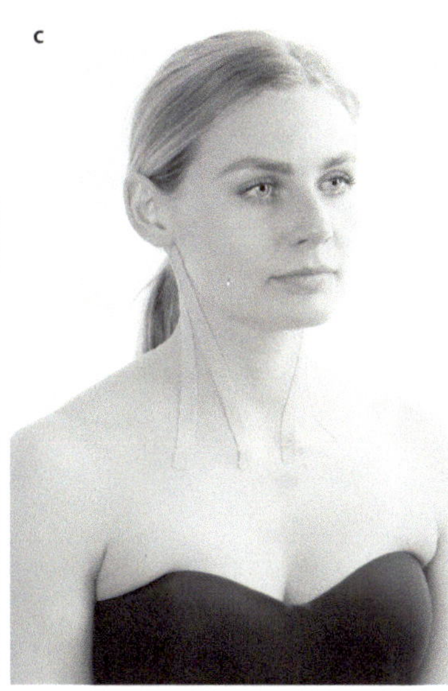

Abb. 5.46 a–c M. sternocleidomastoideus

Ursprung:
- Caput sternale: Oberrand des Manubrium sterni
- Caput claviculare mediale Drittel der Clavicula

Ansatz:
- Caput sternale: Basis des Processus mastoideus, Linea nuchalis superior
- Caput claviculare: Spitze und Außenfläche des Processus mastoideus

Funktion:
Bei fixiertem Schultergürtel:
- Einseitig: Neigen des Kopfes und der HWS zur ipsilateralen Seite, Drehen des Kopfes und der HWS zur kontralateralen Seite
- Beidseitig: Kippen des Kopfes in den Kopfgelenken nach dorsal und Ventralbewegung der gestreckten HWS

Bei fixiertem Kopf:
Anheben der oberen Thoraxapertur (Unterstützung Inspiration)

Innervation:
- Ramus externus des N. accessorius, Ramus musculares des Zervikalnerven C1-C2

Durchführung: Zum Abmessen des Tapes den Kopf in Seitneigung zur Gegenseite, Rotation zur gleichen Seite und lexion in den Kopfgelenken einstellen. Abmessen des Tapes vom Processus mastoideus bis 1 Querfinger über das Sternoclaviculargelenk. Tape halbieren und das halbe Tape als Y-Tape einschneiden. Basis auf dem Processus mastoideus, dann den Muskel vordehnen. Basis mit Hautvorschub fixieren und ohne Zug beide Schenkel über den Muskelbauch aufkleben. Ein Tapestreifen geht bis zum Ansatz des Sternoclaviculargelenks und der andere Tapestreifen geht zum Ansatz der Clavicula. Eine beidseitige Anlage ist zwecks der Symmetrie notwendig.

▪ Kaumuskulatur

Verspannungen im Bereich des M. masseter durch Zähneknirschen oder Kieferpressen (Bruxismus) können Probleme bei der Kieferöffnung sowie Schmerzen im Kiefergelenk verursachen. Ausstrahlungen bis zum Nacken und Kopfbereich sind häufig vorzufinden. Eine Kombination von einer detonisierenden Muskelanlage und einer Ligamentanlage über das Kiefergelenk entlastet diese Strukturen.

▪▪ M. masseter (Abb. 5.47)

Ziel: Entspannung des M. masseter

Anlage:
- Muskelanlage, detonisierend, I-Tape
- Basis liegt auf dem Unterkiefer

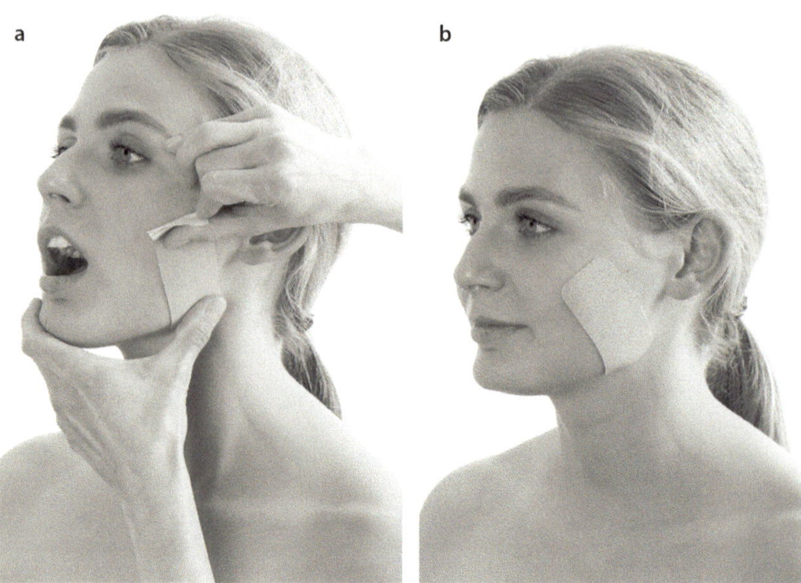

Abb. 5.47 a, b M. masseter det

Ursprung: Arcus zygomaticus

Ansatz: Kieferwinkel, Tuberositas masseterica am Angulus mandibulae

Funktion: Heben der Mandibula, kräftiger Schließer des Mundes

Innervation: N. massetericus des N. mandibularis

Durchführung: Das Abmessen des Tapes erfolgt bei maximaler Mundöffnung vom Kieferwinkel bis zum Jochbein. Die Breite des Muskels abmessen und das Tape entsprechend schmaler schneiden. Die Basis in Ruheposition auf den Ansatz am Kieferwinkel aufkleben. Den Muskel vordehnen und die Basis mit Hautvorschub fixieren. Das Tape mit 0–10 % Dehnung über den Muskelbauch bis zum Ursprung am Jochbein aufkleben. Das Tape in Vordehnung anreiben. Muskelanlage auf der anderen Wangenseite wiederholen.

Eine einseitige Muskelanlage ist bei einer Seitabweichungen des Unterkiefers nach lateral möglich.

▪▪ Crosstape auf den Triggerpunkt des M. masseter

Ziel: Durch eine Crosstape Anlage auf dem Muskeltriggerpunkt des M. masseter kommt es zur Entspannung des Muskels.

Durchführung: Manuelles Auffinden des Triggerpunktes im Muskel. Crosstape von der Papierunterlage abziehen und mithilfe der energieflussbedingten Haftungsausrichtung des Crosstape auf dem Punkt aufkleben.

Eine einseitige oder beidseitige Anlage ist je nach Befund möglich.

▪ Kiefergelenk (**Abb. 5.48**)

Entlastung des Kiefergelenks über eine direkte **Ligamentanlage** über das Gelenk.

Ziel: Zur Entspannung und besseren Öffnung des Kiefergelenks sowie zur Wahrnehmung und Kontrolle des Kiefergelenks.

Anlage:
- Ligamentanlage en bloc, I-Tape
- Zug 75 %

Durchführung: Die Tapelänge beträgt in der Regel ein halbes Kästchen. Das Tape wird geviertelt. Für die Anlage wird der Mund leicht geöffnet. Das Tape en bloc mit 75 % Zug über das Kiefergelenk aufkleben. Enden werden ungedehnt aufgeklebt. Eine einseitige oder beidseitige Anlage ist je nach Befund möglich.

Eine weitere Möglichkeit das Kiefergelenk zu entlasten, ist eine **Crosstapeanlage** auf diesem Gelenk. Crosstape von der Papierunterlage abziehen und mithilfe der energieflussbedingten Haftungsausrichtung des Crosstape auf das Gelenk aufkleben.

Eine einseitige oder beidseitige Anlage ist je nach Befund möglich.

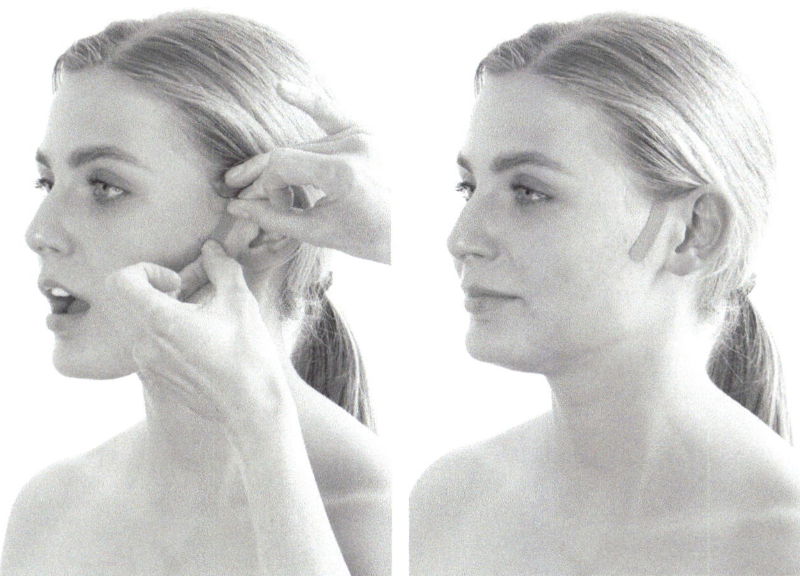

Abb. 5.48 a, b Ligament Kiefergelenk

■ ■ Korrektur Unterkiefer (■ Abb. 5.49)

Durch eine Faszienkorrektur des Unterkiefers können **Seitabweichungen** des Unterkiefers korrigiert werden.

Anlage:
- Faszientechnik, I-Tape
- Basis Kinnmitte

Durchführung: Abmessen des Tapes vom Kieferwinkel bis zur Kinnmitte. Tape wird halbiert. Basis des Tapes wird auf der Kinnmitte aufgeklebt. Mit leichtem Zug wird das Tape Richtung Kieferwinkel oszillierend aufgeklebt. Ende ungedehnt aufkleben. Die Korrektur des Unterkiefers geht in Richtung des Tapezuges.

a
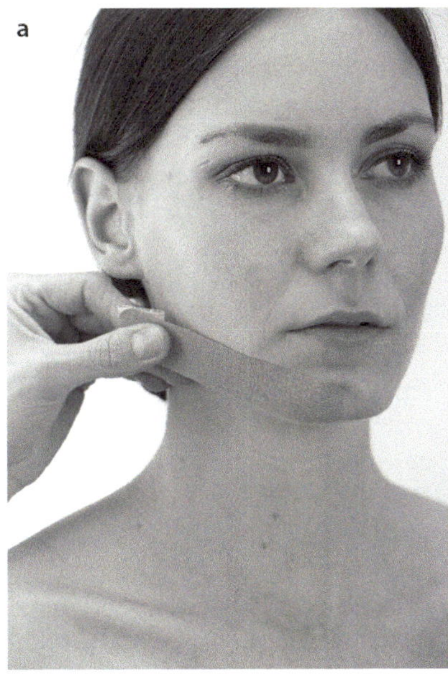

b
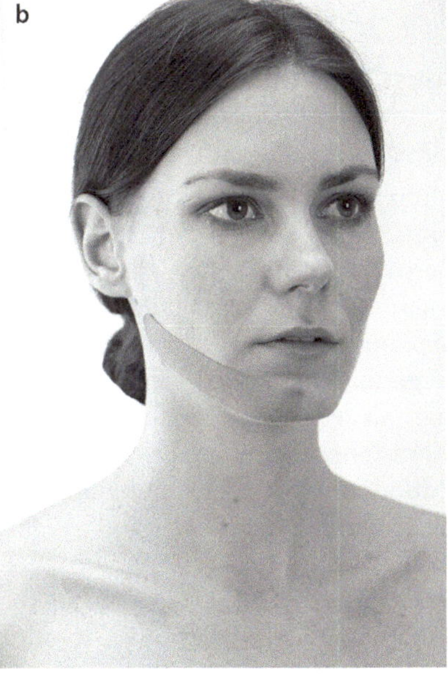

Abb. 5.49 a, b Korrektur Unterkiefer

5.5 Arten von Schienen

Markus Spalek

Unter dem Begriff „Schiene" oder „Bissschiene" werden unterschiedlichste Aufbissbehelfe zusammengefasst. Grundsätzlich gibt es keine einheitliche, in irgendeiner Form national oder international verbindliche Bezeichnung von Schienen. Entsprechend inhomogen sind die Bezeichnungen und vielfältig die Synonyme für unterschiedliche Schienenarten. In den meisten Bezeichnungen ist nicht die genaue Ausführung festgelegt. Zudem gibt es eine große Variabilität in der Ausführung durch die Behandler.

Durch die nachfolgende Aufstellung soll versucht werden, die unterschiedlichen Synonyme so gut wie möglich zu berücksichtigen. Überschneidungen oder anders benutzte Bezeichnungen sind dennoch möglich. Wichtig ist ein grundlegendes Verständnis darüber, was welcher Schienentyp in der Lage ist zu leisten.

Aufbissschienen sind nicht zu verwechseln mit kieferorthopädischen Geräten, die eine Bewegung der Zähne zum Ziel haben!

Eine praktisch nachvollziehbare Einteilung lässt sich nach den Wirkprinzipien vornehmen (Dr. Olaf Bernhard, Dr. Bernd Schwahn, ZMK 7/8 (1999), 432). Danach erfolgt die Einteilung in
1. Reflexschienen,
2. exzentrische Schienen,
3. Zentrikschienen.

5.5.1 Reflexschienen

5.5.1.1 Knirscherschiene

(Synonym Miniplastschiene, Folienschiene) Die Knirscherschiene (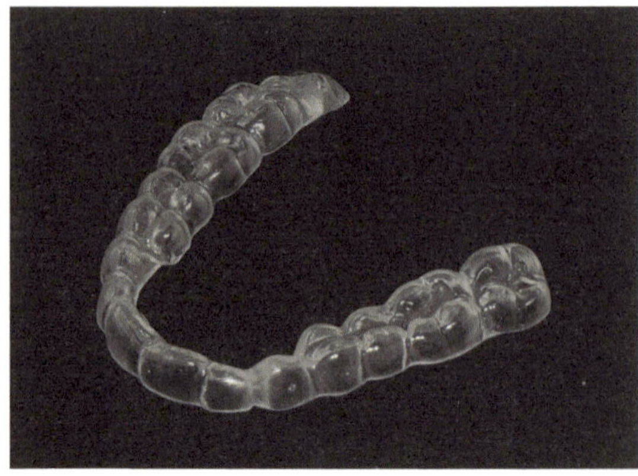 Abb. 5.50) wird im Tiefziehverfahren thermoplastisch nach dem Abdruck eines Kiefers hergestellt. Sie bewirkt eine unspezifische Entkopplung der Zähne. Es erfolgt keine oder nur eine geringe Anpassung der Okklusion. Sie ist primär als reine Schutzschiene einzusetzen, die Abrasionen der Zähne während der Tragezeit verhindert. Im angloamerikanischen Sprachgebrauch wird sie treffend als „Nightguard" bezeichnet. Sie führt zu einer unspezifischen Veränderung von etablierten muskulären Bewegungsmustern. Zudem bewirkt sie eine gewisse Entlastung der Kiefergelenke durch ein

Abb. 5.50   Miniplastschiene. (Bild: Dr. Spalek)

leichtes Ausrücken des Caput mandibulae aus der Gelenkpfanne sowie eine geringe Dehnung der Kaumuskulatur.

Eine besondere Unterart der Knirscherschiene ist die Resilienzschiene (Synonym Myozeptor). Diese wird aus einem gummiartigen, weichen Kunststoff hergestellt.

Die Herstellung kann für den Oberkiefer oder für den Unterkiefer erfolgen. Häufig werden Knirscherschienen im Unterkiefer hergestellt, da viele Patienten damit ein besseres Tragegefühl haben.

Trageweise: In den meisten Fällen wird das Tragen nachts empfohlen. Ein Großteil der unbewussten Überbelastungen der Zähne erfolgt während des Schlafens.

Indikation: Sie ist als reine symptomatische Therapie anzusehen, hat aufgrund ihres geringen Aufwandes ihr Einsatzgebiet bei weitgehend beschwerdefreien Patienten, denen eine Verringerung des Verschleißes der Zähne genügt. In einfachen Fällen ist der Versuch, damit eine Linderung von CMD-Symptomen zu erreichen, möglich. Auch als Akutmaßnahme bei stärkeren Beschwerden kann die Knirscherschiene aufgrund ihrer einfachen und damit schnellen Herstellung zum Einsatz kommen. Häufig tritt damit alleine durch das Unterbrechen von gewohnten, pathologischen Bewegungsmustern eine Besserung der Symptome ein. Therapeut und Patient müssen wissen, dass es sich bei der reinen Knirscherschiene um keine ursächliche Therapie handelt und bei Erreichen der Beschwerdefreiheit die Grunderkrankung im Blick zu behalten ist.

5.5.1.2 Jig-Schiene

(Synonyme: Front-Aufbiss-Schiene, Entspannungsschiene, Reflexschiene, Entspannungsplatte, Relaxierungsbehelf) Die Jig-Schiene soll den Kreislauf des Knirschens oder Pressens durchbrechen. Sie besitzt ein kleines anteriores Plateau, das durch das reflektorische Nachlassen der Muskulatur bei Aufbiss auf kleine Hindernisse, wie es beispielsweise beim Aufbeißen auf ein kleines Sandkorn im Essen zu spüren ist, eine Entspannung des gesamten Systems erreichen soll. Durch das Ausschalten von seitlichen Okklusionsstörungen, die ein reflektorisches Ausweichen des Unterkiefers bewirken, soll die Muskelaktivität verringert werden.

Trageweise: Die Empfehlungen zur Trageweise sind inhomogen. Manche Zahnärzte empfehlen ein dauerhaftes Tragen, außer zum Essen. Andere Zahnärzte weisen die Patienten an, die Jig-Schiene nach bestimmten Zeitvorgaben stundenweise zu tragen.

Indikation: Die Indikation der Jig-Schiene wird unterschiedlich bewertet. Manche Behandler sehen den Einsatz als alleinige Lösung funktioneller Probleme. Aufgrund der rein frontalen Abstützung ist dies sicher falsch. Als positiver Effekt kann die Entkopplung von seitlichen Aufbiss-Störungen, sogenannten Interferenzen, angesehen werden. Dies führt sicher in einigen Fällen zur Verbesserung oder zum Verschwinden von Symptomen. Bei der Jig-Schiene werden die Lasten des Muskelzuges der Mm. masseter, temporalis, pterygoideus med. ausschließlich auf die Frontzähne und die Kiefergelenke verteilt. Eine übermäßige Kompression der Kiefergelenke ist damit systemimmanent gegeben. Häufig ist damit nur eine vorübergehende Besserung der Ausgangssymptome zu erreichen. Sinnvoll ist der Einsatz zur kurzzeitigen Entkopplung einer pathologischen Okklusion als Vorbereitung auf eine Zentrikschiene.

5.5.1.3 Interzeptor

(Synonyme: Reflexschiene) Der Interzeptor ist eine Aufbiss-Schiene mit gezielt eingearbeiteten Frühkontakten aus Metall im Prämolarenbereich. Die Herstellung ähnelt der von einfachen Zahnprothesen, die im Modellgussverfahren hergestellt werden.

Tageweise: Der Interzeptor wird nachts getragen, um unbewusste Bewegungen zu beeinflussen.

Indikation: Der Einsatz soll durch die verringerten Kontakte (nur 2 Kontaktpunkte im Bereich der Prämolaren) die Muskelaktivität reduzieren. Eine Kontraindikation ist bei Deck- und Tiefbissen gegeben. Der Interzeptor gibt, wie die Jig-Schiene keine Bisslage vor, sondern entkoppelt die vorhandene Okklusion unspezifisch. Eine Ermittlung der physiologischen Okklusion ist damit nicht möglich. Der Interzeptor konnte sich klinisch nicht durchsetzen und kommt nur noch sehr selten zum Einsatz. Die Anwendung ist aufgrund besserer Alternativen als obsolet zu bezeichnen.

5.5.2 Exzentrische Schienen

Die exzentrischen Schienen berücksichtigen die Zähne von Ober- und Unterkiefer. Sie werden bewusst in einer therapeutischen Position mit vorgeschobenem oder nach unten ausgerücktem Unterkiefer hergestellt. Das Ziel ist die Regeneration eines traumatisierten Discus articularis und dessen Bandapparates. Es werden 2 Typen unterschieden:

- Die Repositionierungsschiene
- Die Distraktionsschiene

5.5.3 Repositionierungsschiene

Diese wird in einer Position mit vorgeschobenem Unterkiefer (1–1,5 mm) hergestellt. Sie soll eine Repositionierung eines verlagerten Discus articularis bewirken.

5.5.4 Distraktionsschiene

Sie wird in einer Position hergestellt, die den Unterkiefer etwas (0,3–0,9 mm) nach caudal verlagert. Dadurch soll dem Discus articularis die Möglichkeit gegeben werden, sich von einer Kompression zu regenerieren.

Indikation: Exzentrische Schienen werden bei geschädigtem Discus articularis eingesetzt. Häufig ermöglichen sie eine Verbesserung von Symptomen und eine gewisse Regeneration der Kiefergelenke. Als Folgebehandlung wird nach dem Erreichen von Beschwerdefreiheit eine Umgestaltung der Zähne in der Schienenposition empfohlen. Der Autor hält dieses Vorgehen für kontraindiziert. Als alleinige Therapie sind sie nicht in der Lage, eine dauerhafte Gesundung zu ermöglichen, da sie die Kiefergelenke in eine vom Behandler festgelegte Position zwingen. Diese kann als therapeutische Position ihren Effekt haben, als dauerhafte Bisslage ist sie aber in jedem Fall ungeeignet! Vor einer Veränderung der Zähne muss mit einer Zentrikschiene wie der MAGO (s. u.) nachgearbeitet werden, um den Kiefergelenken die Entwicklung in ihre physiologische Position zu ermöglichen!

Tragedauer: Repositionierungsschienen werden 24 Stunden täglich getragen.

5.5.5 Zentrikschienen

Zentrikschienen kommen meistens als vorbereitende Maßnahme vor der Umgestaltung der Zähne durch Einschleifmaßnahmen oder prothetische Maßnahmen zum Einsatz. Der Schienentherapie ist immer eine weiterführende Therapie nachgeschaltet. Die nachfolgende Aufstellung ist beispielhaft zu verstehen. Es existieren viele einander ähnelnde Schienenarten, die oft nach ihren „Schöpfern" benannt sind.

5.5.5.1 Michigan-Schiene

(Synonyme: Schienentherapie nach Ash und Ramfjord, Aufbiss- bzw. Äquilibrierungsschiene, DRUM-Schiene, Engl. „Stabilisation splint").

Es gibt keine einheitliche Definition der genauen Ausführung oder Trageweise der Michigan-Schiene. Daher weichen die Empfehlungen für die Herstellung und Trageweise voneinander ab. Die Michigan-Schiene wird nach Bissregistraten und nach Abdrücken von Ober- und Unterkiefer hergestellt. Sie besitzt eine individuell angepasste Oberfläche zum Gegenkiefer. Die Herstellung wird meist im Oberkiefer empfohlen. Die Seitenzähne werden auf leichte Einbisse eingestellt, teilweise werden plane Oberflächen empfohlen. Es wird eine Front-Eckzahnführung im Winkel von 40–60 Grad angestrebt. Das bedeutet, dass bei Seitwärts- oder Vorwärts-Bewegungen des Unterkiefers der Kontakt der Backenzähne zur Schiene aufgelöst wird.

Das Ziel der Behandlung ist das Erreichen einer „entspannten Muskel- und Kiefergelenkssituation". Nach dem Erreichen von Beschwerdefreiheit werden Korrekturen der Okklusion vorgenommen.

Tageweise: Die Michigan-Schiene wird in der Regel nachts getragen. Manche Behandler empfehlen, sie „so viel wie möglich" zu tragen. Das Essen damit wird nicht empfohlen. Meistens werden 6 Wochen Tragedauer als ausreichend gesehen. Wenn in dieser Zeit eine Beschwerdefreiheit des Patienten eintritt, wird die Behandlung als erfolgreich angesehen und die abschließende Umformung der Zähne durch Einschleifmaßnahmen und/oder prothetische Maßnahmen durchgeführt.

Indikation: Die Michigan-Schiene wird zur Therapie der CMD eingesetzt.

Eine weitere Indikation ist das Testen einer neuen Bisshöhe vor der Herstellung von neuem Zahnersatz.

5.5.5.2 DIR-Schiene®

Dir steht für „Dynamic intraoral registration" und ist eingetragenes Warenzeichen der Gesellschaft für Funktionsdiagnostik DIR® System mbH & Co. KG, Bocholderstraße 5, 45355 Essen. Die DIR-Schiene basiert auf einem elektronischen Messverfahren, dass im Grundsatz der alten Stützstiftregistrierung nach Gerber ähnelt.

Für die Stützstiftregistrierung wird ein zentraler Stift an einer Schablone mittig im Oberkiefer befestigt. Dieser trifft auf eine ebene Platte, die im Unterkiefer befestigt wird. Die Theorie besagt, dass durch Bewegungen des Unterkiefers, mit den Schablonen im Mund, der Unterkiefer seine „zentrale Lage" von selbst findet. Durch die Aufzeichnung der Bewegungen auf dieser Platte, im Falle der DIR-Registrierung auf elektronischem Wege, wird eine „zentrale" Kieferposition festgelegt. Diese wird verschlüsselt und dient als Grundlage zur Herstellung der DIR-Schiene®.

Problematisch ist dabei, dass die Schablonen im Mund den Zungenraum stark eingrenzen. Die Lage des Unterkiefers wird sehr stark durch die Muskulatur beeinflusst. Muskuläre Dysbalancen und viele mögliche weitere Fehlerquelle, wie aufsteigende Bewegungseinflüsse, verfälschen das Ergebnis. Auch ist nirgends klar definiert, was „zentral" bedeutet.

Die DIR-Schiene (◧ Abb. 5.51) wird im Unterkiefer hergestellt und bedeckt die Seitenzähne. Die beiden seitlichen Aufbisse werden durch einen Metallverbinder, der innen an den unteren Schneidezähnen entlangläuft, zusammengehalten. Vertiefungen auf der Kaufläche geben dem Oberkiefer die ermittelte

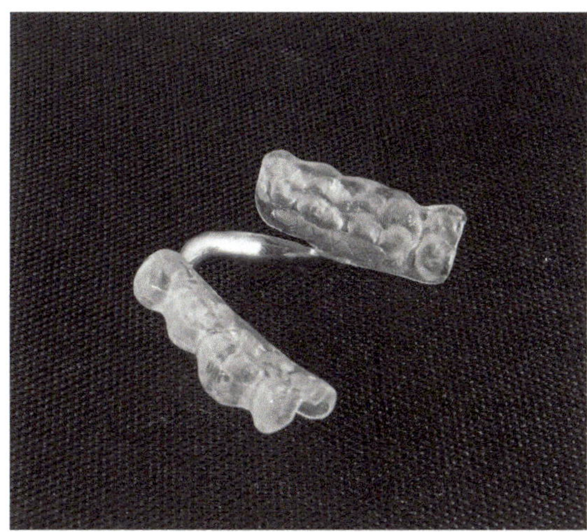

Bissposition vor, die Schneidezähne werden nicht mit beeinflusst. Eine definierte Beeinflussung des Bewegungsmusters der Muskulatur ist dadurch nicht strukturiert möglich.

5.5.5.3 MAGO

nach Dr. Robert Lee

MAGO (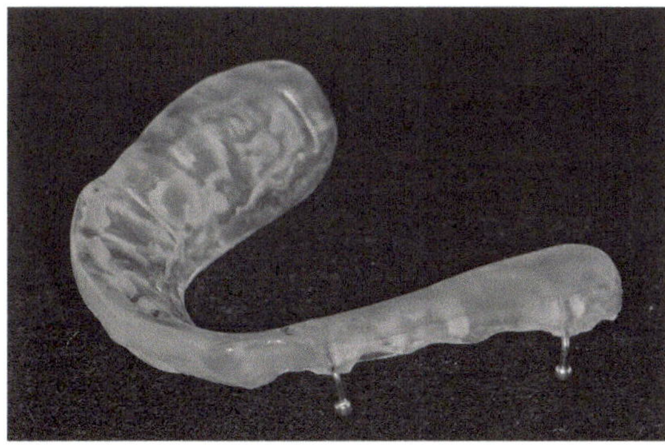 Abb. 5.52) steht für „**M**axillary (= im Oberkiefer) **a**nterior **g**uided (= frontzahn geleitete) **o**rthosis" (Orhtesen sind Hilfsmittel, die den Bewegungsapparat lt. Definition „schützen und stützen)".

Diese Schienenart ist in Europa leider sehr wenig verbreitet. Sie hat, außer, dass sie durchsichtig ist, mit den gängigen Schienen wenig gemeinsam.

Die MAGO ähnelt in den Grundzügen der Michigan-Schiene. Die Schiene wird aus hartem Kunststoff hergestellt, der in der Lage ist, die lange Tragedauer der Schiene auszuhalten. Durch kleine Metallknöpfchen wird der Halt erreicht, der notwendig ist, um das dauerhafte Tragen zu ermöglichen. Die MAGO wird grundsätzlich im Oberkiefer angepasst. Sie zeichnet sich durch plane Oberflächen im Seitenzahnbereich aus, die den Zähnen ein gerades Auftreffen auf die Schienenoberfläche ermöglichen. Damit wird die physiologische, axiale Belastung der Zähne bereits in der Phase der Schienentherapie simuliert. An den Eckzähnen und den Schneidezähnen sind dünne Sensorikbahnen eingearbeitet, die, in bestimmten Winkeln angeordnet, die Muskelkoordination beeinflussen. Durch die Front-Eckzahnführung werden seitliche Interferenzen (Störungen) bei Unterkieferbewegungen verhindert.

Die MAGO wird als Arbeitsmittel zur Regeneration der Kiefergelenke und zur Überführung von pathologischen in physiologische Bewegungsmuster der Muskulatur eingesetzt. Bei vorliegender Indikation kann die Oberfläche zu Therapiebeginn als Jig-Schiene, Repositionsschiene oder Distraktionsschiene gestaltet werden. In jedem Fall wird nach voranschreitender Regeneration der beteiligten Gewebe die MAGO zur Zentrikschiene umgearbeitet. Im Rahmen der MAGO-Therapie wird die Schiene in aller Regel wöchentlich an die Regeneration der beteiligten Gewebe angepasst. Dabei werden Frühkontakte eingeschliffen oder, bei Bedarf, fehlende Kontakte aufgebaut. Die Anpassung erfolgt immer unter sehr leichtem Druck der Unterkieferzähne auf die Schiene, teilweise unter Führung des Unterkiefers durch den Zahnarzt, teilweise mit vom Patienten ausgeführten Bewegungen. Erst wenn die Faktoren Beschwerdefreiheit, physiologisches Bewegungsmuster der Kaumuskulatur und die Stabilität der Kiefergelenke erreicht sind, wird die abschließende Umformung der Zähne anhand einer Modellsimulation (Wax-Up) geplant und am Patienten umgesetzt.

Trageweise: Die MAGO wird während der gesamten Therapiedauer (3 Monate bis zu 2 Jahren, abhängig vom Erreichen der stabilen Kiefergelenkssituation) permanent getragen. Sie ist zur Zahnpflege herausnehmbar. Nur durch die konsequente Trageweise kann vermieden werden, dass die unverändert vorhandene Okklusionssituation

Abb. 5.52 MAGO. (Bild: Dr. Spalek)

der Zähne in kürzester Zeit die alten Bewegungsmuster der Muskulatur reaktivieren und die Kiefergelenke wieder traumatisieren kann.

Indikation: Die MAGO ist zur ursachengerichteten Therapie der CMD indiziert. Sie ist die einzige Schienenform, die eine durch den Behandler begleitete Entwicklung der Kiefergelenke in ihre physiologische Position ermöglicht. Zeitgleich werden die pathologischen muskulären Bewegungsmuster, die bei Funktionsstörungen immer auftreten, in eine physiologische Bewegung umprogrammiert. Die physiologische Kiefergelenksposition ist erstaunlich stabil. Stabile Kiefergelenke ermöglichen eine stabile Bisslage, die selbst von der Lage des Körpers (Stehen, Sitzen, Liegen) unabhängig funktioniert.

Die Erkenntnis, dass die Position der Kiefergelenke und die Bewegungsmuster der Kaumuskulatur untrennbar mit den Bewegungen des restlichen Körpers verknüpft sind, hat aus der reinen MAGO-Therapie die Entwicklung der Dentokinetik hervorgebracht. Die Dentokinetik berücksichtigt in der Therapie intensiv die Zusammenhänge von Problemen anderer Körperregionen, die auf die Entwicklung von Fehlbissen einen großen Einfluss haben,

5.5.6 Herstellung von Schienen

Die Art und der Aufwand der Herstellung von Schienen variieren sehr stark. Den geringsten Aufwand erfordert die Herstellung der Knirscherschiene:

Zahnarzt: Herstellung eines Abdruckes der Zähne im Ober- oder Unterkiefer mit einfachem Abdruckmaterial (Alginate).

Zahntechniker:
- Herstellung eines Gipsmodelles aus einem einfachen Modellgips
- Vorbereiten des Modells auf das Tiefziehverfahren
- Tiefziehen der Folie
- Kürzen der Folie und Verrunden der Ränder

Zahnarzt: Einsetzen der Schiene, Kontrolle des Sitzes, leichtes Einschleifen um ein angenehmes Tragen zu ermöglichen.

Die Herstellung von Schienen mit angepasster Oberfläche ist deutlich aufwendiger.

Zahnarzt: Abdrücke von Ober- und Unterkiefer, bei sehr präzisen Schienen mit sehr genau zeichnendem Abdruckmaterial (A-Silikone).

Bissregistrat (Verschlüsselung von Ober- und Unterkiefer möglichst in der gewünschten Bisslage). Je nach Behandlungskonzept kommen dazu unterschiedliche Verfahren zum Einsatz. Die einfachste und häufigste Art des Bissregistrates ist der Wachs-Quetsch-Biss. Dazu wird eine Wachsplatte erwärmt und dem Patienten zwischen die Zähne gelegt. Durch Zubeißen in das Wachs wird eine Zuordnung von Ober- zu Unterkiefer festgehalten. Diese Position ist, insbesondere bei funktionsgestörten Patienten, eine beliebige, rein muskulär gesteuerte Position, die mit der physiologischen zentrischen Gelenksposition nichts zu tun hat.

Aufwendigere Verfahren der Bissregistrierung entkoppeln die pathologische Okklusion und versuchen, die gestörten muskulären Bewegungsmuster auszugleichen, um eine möglichst genaue Position der Kiefergelenke zu ermitteln.

Anlegen eines Gesichtsbogens, ev. Vermessung der Gelenkbahnen (Axiografie).

Zahntechniker:
- Herstellung von Modellen mit hochwertigem Gips
- Einsetzen der Modelle in den Kausimulator (Artikulator) unter Zuhilfenahme des Bissregistrates

Die Herstellung der Schiene ist in unterschiedlichen Verfahren möglich:
- Auf der Basis einer Tiefziehschiene werden mit hartem Kunststoff die Kauflächen aufgebaut.
- Herstellung der gesamten Schiene aus hartem Kunststoff.

Zahnarzt: Einsetzen der Schiene mit Anpassung der Okklusion und Prüfen der Vorwärts- und Seitwärts-Bewegungen des Unterkiefers und gegebenenfalls Korrigieren.

Meistens werden mehrfache Kontrollen und Korrekturen des Bisses empfohlen.

Fazit

In jedem Fall muss sich der Behandler darüber im Klaren sein, dass in einem funktionsgestörten Kausystem die Ermittlung der physiologischen, zentrischen Kiefergelenksposition nicht möglich ist. Wenn Muskeln und Gelenke über Jahre oder Jahrzehnte in einem gestörten Zusammenspiel gearbeitet haben, ist eine sofortige Entspannung aller beteiligten Gewebe unmöglich. Eine wirkungsvolle Schienentherapie muss den Gesundungsprozess sensibel begleiten, die Schiene dem Gehirn die richtigen Informationen bereitstellen und den Regenerationsprozessen regelmäßig angepasst werden bis dieser abgeschlossen ist.

5.5.7 MAGO-Therapie

Die MAGO nimmt eine Sonderstellung unter den Schienen ein. Diese wird als Arbeitsmittel angesehen, das die Regeneration des gesamten Kausystems bis zu deren Abschluss begleitet. Demnach sind kontinuierliche Veränderungen der Oberfläche notwendig, die erst mit dem Erreichen der stabilen Kiefergelenksposition beendet sind.

Der Beginn jeder Schienentherapie startet zwangsläufig in einer pathologischen Gelenkposition. Kein Therapeut und keine Registrieroder Vermessungsmethode sind in der Lage, „aus dem Stand" die traumatisierten Gelenke in ihre physiologische Position bringen zu können. Um aus einer pathologischen Okklusion mit allen seinen Folgen für das stomatognate System und die gesamte Körperstatik wieder eine funktionierende Einheit werden zu lassen, ist die Kenntnis der physiologischen funktionellen Zusammenhänge unerlässlich. Erst dieses Wissen ermöglicht es, ein therapeutisches Ziel vor Augen zu haben.

Die erste therapeutisch notwendige Maßnahme ist die Entkopplung der pathologischen Okklusion. Diese Entkopplung wird mit einer Okklusionsschiene ermöglicht. Die Therapie muss die vorhandenen Fehlinformationen für die Muskulatur als Folge der Zahnfehlstellung eliminieren. Die Zähne, als unflexibelste Struktur des gesamten Bewegungsapparates, lassen keine andere Option zu. Daher muss eine Schiene individuell hergestellt werden, die den Seitenzähnen ausschließlich ihre axiale Belastung gibt und für die (Unterkiefer-) Schneidezähne die notwendigen sensorischen Informationen bereitstellt. Erst dadurch wird der Muskulatur das wieder Erlernen der physiologischen Bewegung ermöglicht.

Wer einmal einen Arm oder ein Bein in Gips hatte, der weiß, in welchem Zustand die Gelenke und die Muskulatur nach nur 6 Wochen Bewegungseinschränkung sind – die Beweglichkeit und die Kraft müssen wieder mühsam physiotherapeutisch und durch hartes Training erarbeitet werden, um die ursprüngliche Funktionalität zu erlangen. Nichts anderes ist für das Kausystem notwendig, das häufig Jahre oder Jahrzehnte einer pathologischen Belastung ausgesetzt war.

Erst die kontinuierliche okklusale und funktionelle Anpassung der MAGO lässt die Muskeln wieder ihr physiologisches Bewegungsmuster erlernen und die komplexen Strukturen der Kiefergelenke regenerieren. Verkürzte Bänder werden gedehnt, gedehnte Bänder kontrahieren sich, komprimierte Gewebe der bilaminären Zone nehmen ihren vorgesehenen Raum wieder ein, der Discus articularis formt sich wieder der neuen Belastung entsprechend um. Diese Regenerationsprozesse finden ihre Limitation in vorangegangenen Gewebezerstörungen mit Vernarbungen, die eine vollständige Restitutio ad integrum nicht mehr zulassen. Das Regenerationspotenzial ist jedoch deutlich höher, als vielfach postuliert wird.

Durch die MAGO als Arbeitsmittel ist ein hohes Maß an therapeutischer Sicherheit gewährleistet. Es werden keinerlei Eingriffe an den Zähnen durchgeführt, bis die Stabilität in den Kiefergelenken (Centric Relation = CR) erreicht ist. Alle Veränderungen an den Zähnen vor dem Erreichen der CR sind verbotenes Glücksspiel! Das Erreichen der CR, der physiologischen artikulären Zentrik, zeigt sich dadurch, dass nach immer wiederkehrenden notwendigen Änderungen auf der MAGO irgendwann der Moment kommt, an dem sich die okklusalen Kontakte auf der Schiene identisch harmonisch zeigen wie nach der letzten Anpassung der Schienenoberfläche. Dabei wird der Biss mit sehr dünnen Folien (8 μm) unter geringem Druck getestet. Eine adäquate zahnärztliche Befundung und eine Untersuchung von den Füßen bis zum Scheitel durch die beteiligten Co-Therapeuten sollte unbedingt durchgeführt werden, bevor die Abschlussdiagnostik eingeleitet wird. Nach dem Erreichen der CR ist die abschließende, zuverlässige Diagnose möglich, wie sich die Relation von Oberkiefer zu Unterkiefer darstellt.

Die dadurch erlangte Diagnose lässt eine detaillierte Planung der zahnmedizinischen Zielsituation mithilfe einer Modellsimulation zu. Dieses sogenannte Waxup ist die Basis für das gesamte weitere Vorgehen.

Die möglichen zahnärztlichen therapeutischen Eingriffe reichen von der Beseitigung von Störkontakten durch gezieltes, substanzschonendes Umformen von Zähnen durch Abschleifen in geringem Umfang (Coronaplasty) über eine Kombination von Coronaplasty mit geringen Aufbauten an anderen Zähnen, über das Umformen von Zähnen durch die Erneuerung von Zahnersatz bis zur Umstellung von Zähnen mit kieferorthopädischen Maßnahmen und großen chirurgischen Umstellungsoperationen von Ober- und Unterkiefer. Häufig ist eine Kombination von unterschiedlichen Maßnahmen nötig. Eine generelle Überkronung alle Zähne, die häufig befürchtet wird, ist dank der hervorragenden zahnärztlichen Techniken, die uns heute zur Verfügung stehen, nicht mehr notwendig, außer der Ausgangszustand der Zahnsubstanz ist so schlecht, dass eine Indikation hierfür vorliegt. Wie lange der Weg bis zum Erreichen der CR dauert und mit welchen Maßnahmen dieser erreicht werden kann, variiert im Einzelfall stark. In jedem Fall ist der therapeutische Aufwand im Verhältnis zur individuellen Notwendigkeit zu betrachten. Eine Aufwand-Nutzen-Abwägung muss vor Therapiebeginn gemeinsam mit den Co-Therapeuten und dem Patienten erfolgen. Eine nachhaltige Verbesserung der Lebensqualität rechtfertigt auch einen hohen Aufwand.

5.5.8 Patientenbeispiel

Die folgenden Bilder geben einen Eindruck von einer komplexen zahnärztlichen Behandlungsstrategie. Vor Behandlungsbeginn lag ein deutlicher Deckbiss (die oberen Schneidezähne überdecken die unteren vollständig, ◘ Abb. 5.53) mit Kreuzbiss von 23–33 vor.

Der Patient hatte immer wieder Rückenschmerzen unklarer Genese. Beim Kauen ermüdete die Kaumuskulatur regelmäßig schnell. Ein durchgehendes Kauen etwas zäherer Kost war nicht möglich. Er musste immer wieder Pausen einlegen, damit sich die Kaumuskulatur erholen konnte. Die Schneidezähne wiesen einen starken Verschleiß auf. Die Prognose war ein sicheres Fortschreiten der Abrasionen

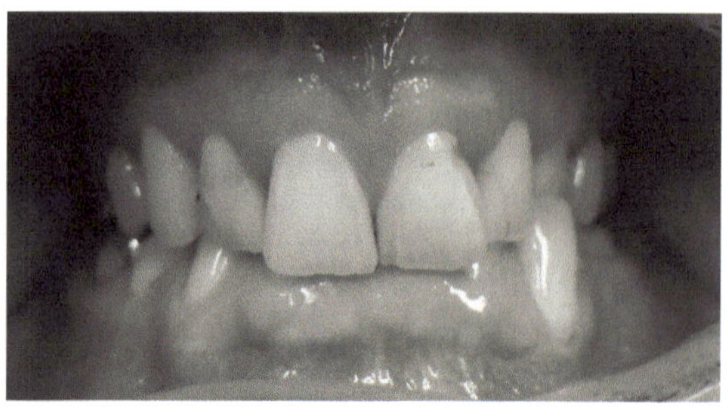

◘ **Abb. 5.53**   Biss vor KFO. (Foto: Dr. Dieter Ruoff)

mit weiterem Absinken des Bisses. Die daraus zu erwartenden weitern Probleme ließen sich nicht abschließend umreißen. Klar war in der Prognose, dass durch den fortschreitenden Verschleiß der Zähne eine weitere Verschärfung der Situation zu erwarten war. Eine Beteiligung des Zahnfleisches auf der Innenseite oberen Schneidezähne durch den Einbiss der unteren Schneidezähne war zu befürchten.

Nachdem einige alte Teilkronen erneuert werden mussten, wurde mit dem Patienten besprochen, ob die Erneuerung in das vorhandene Zubeißen erfolgen oder ob eine Korrektur des Bisses in dem Zuge stattfinden sollte. Nach einer ausreichenden Überlegungszeit entschloss sich der Patient zur umfangreichen, ursachengerichteten Therapie. Von Anfang an war klar, dass bei einer so komplexen Ausgangssituation aufgrund des Kreuzbisses 23–33 eine kieferorthopädische Behandlung als vorbereitende Maßnahme erforderlich wäre. Die folgenden Abbildungen zeigen die zahnärztlichen Befunde vor Therapiebeginn (◘ Abb. 5.54). Die weißen Füllungen im Oberkiefer rechts sind provisorischen Kunststoff-Aufbauten, die die Zähnen auf eine neue Versorgung vorbereiten.

Die Aufnahme der Unterkiefer-Schneidezähne während der kieferorthopädischen Behandlung zeigt deutlich den durch Abnutzung bisher an den Zähnen entstandenen Schaden (◘ Abb. 5.55).

Um eine kieferorthopädische Überstellung des Kreuzbisses zu ermöglichen, war das Einbringen von Aufbissen, das eine Bisshebung verursacht möglich. Die Abbildung des Oberkiefers mit eingeklebten Aufbissen nach abgeschlossener Kieferorthopädie zeigt diese Aufbisse (◘ Abb. 5.56a). Die Ausformung des Oberkiefers ist deutlich zu erkennen.

Die Ausformung des Unterkiefers (◘ Abb. 5.56b) lässt bereits eine deutliche Verbesserung der

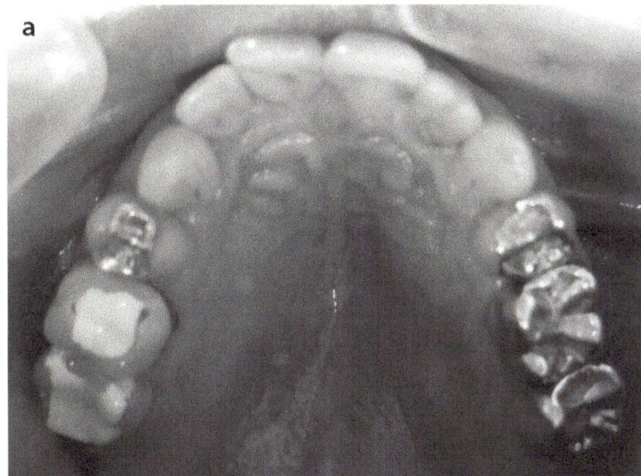

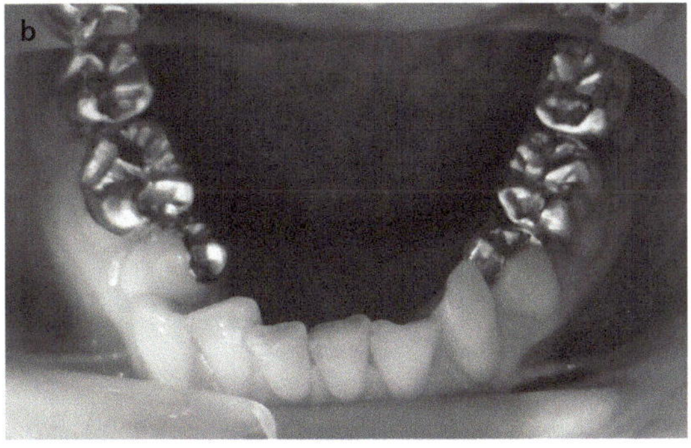

Abb. 5.54 a, b OK (**a**) und UK (**b**) vor kieferorthopädischer Behandlung. (Foto: Dr. Dieter Ruoff)

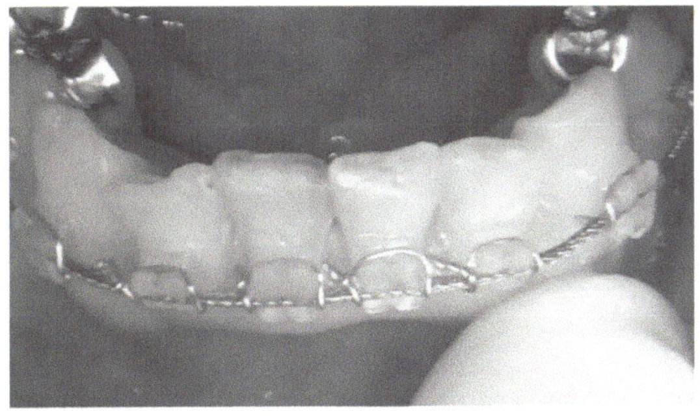

Abb. 5.55 UK während kieferorthopädischer Behandlung

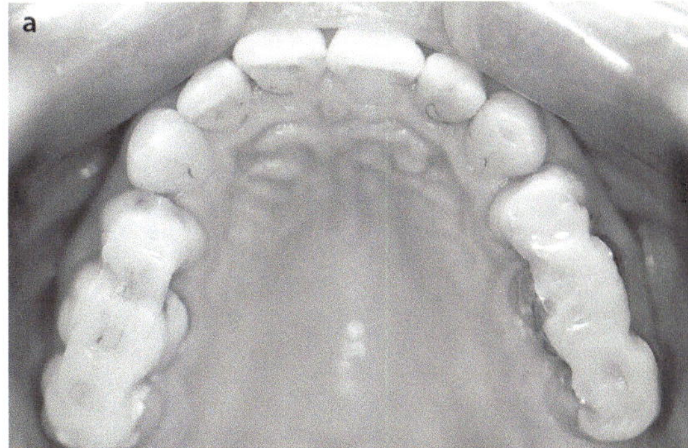

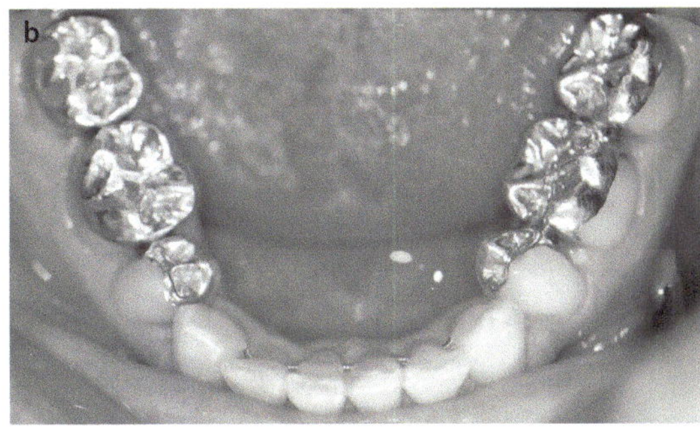

Abb. 5.56 a, b OK (**a**) und UK (**b**) nach kieferorthopädischer Behandlung

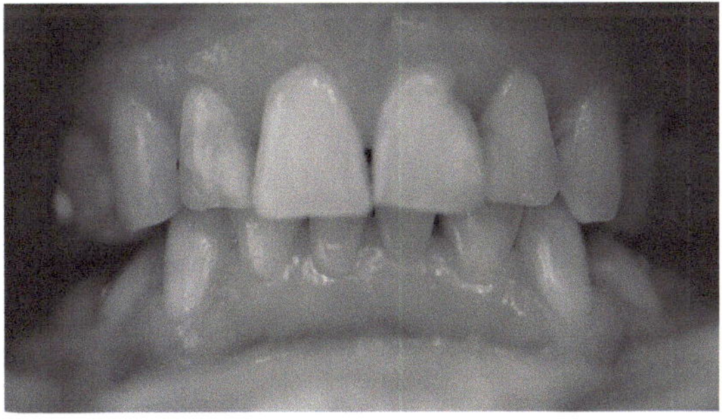

Abb. 5.57 Biss nach kieferorthopädischer Behandlung. (Foto: Dr. Dieter Ruoff)

Ausgangssituation erkennen. Während der gesamte Behandlungsdauer war bereits eine Entkopplung der pathologischen Okklusion durch die eingeklebten Aufbisse gesichert. Die notwendige Beschränkung der Aufbisse auf die Prämolaren und Molaren hatte zwangsläufig eine fehlende Orientierung der Eck- und Schneidezähne zur Folge. Von einem physiologischen Bewegungsmuster konnte daher nicht ausgegangen werden.

Das Foto des Bisses nach KFO (**Abb. 5.57**) lässt ebenso die bereits erheblich verbesserten Bedingungen erkennen. Durch die starken Abrasionen der Schneide- und Eckzähne und den immer noch tiefen Biss ist, wie bereits von Beginn an geplant, eine weitere Bisshebung notwendig.

Zur Regeneration des Bewegungsmusters und zur vollständigen Regeneration der Kiefergelenke wurde in dieser Situation mit einer MAGO-Therapie begonnen. Nach dem Erreichen der Stabilität der Kiefergelenke und der Körperstatik wurde das obligatorische Waxup hergestellt (**Abb. 5.58**).

Auf Basis des Waxups erfolgt die abschließende Therapieplanung. Dabei wird für jeden einzelnen

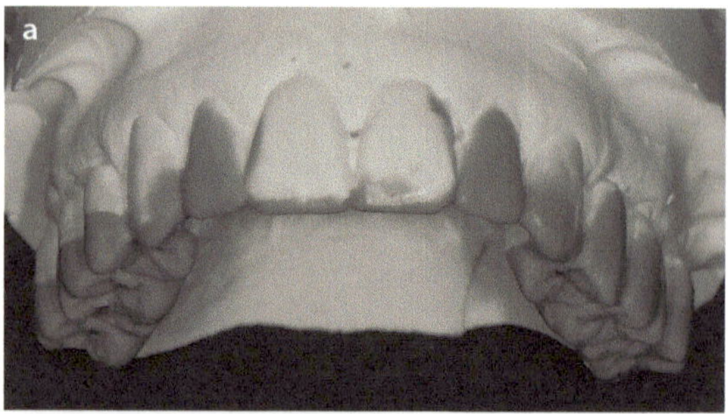

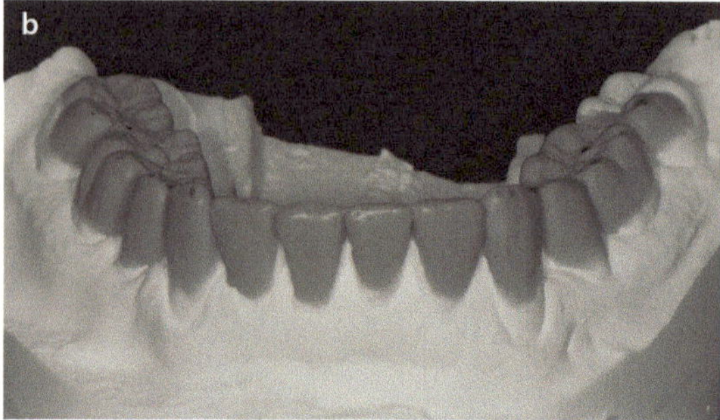

Abb. 5.58 **a, b** Waxup OK (**a**) und UK (**b**)

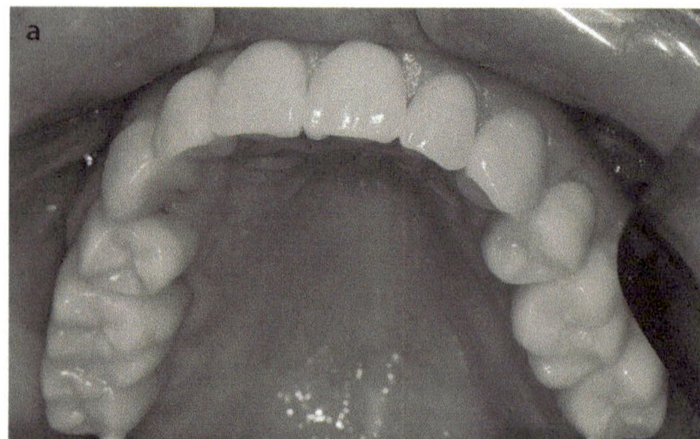

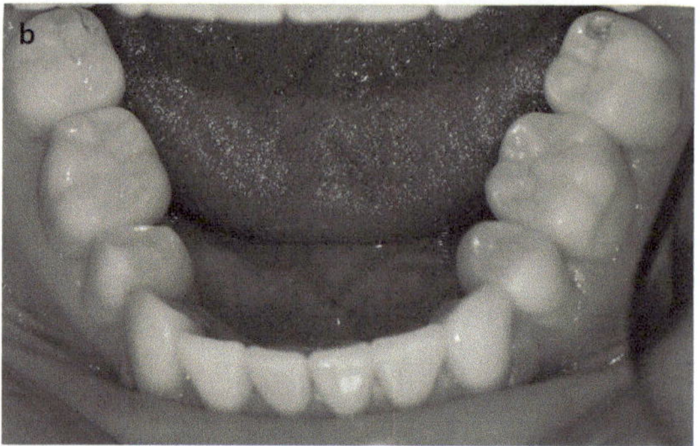

Abb. 5.59 **a, b** Abschluss OK (**a**) und UK (**b**)

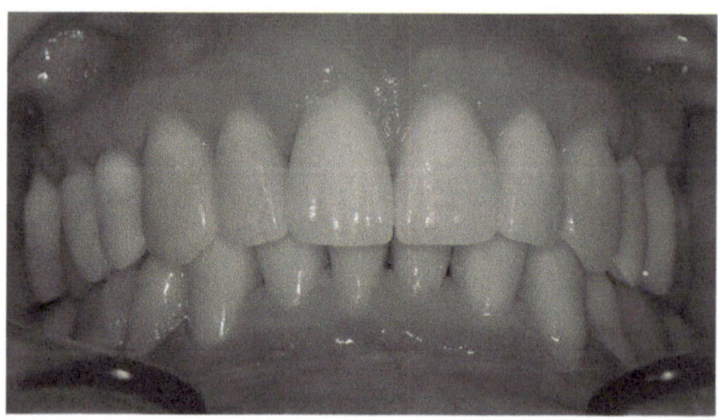

Abb. 5.60 Abschluss Biss

Zahn geplant, wie die Endsituation aussehen soll, damit jeder Zahn mit seinem Gegenüber (Antagonisten) physiologisch zusammenarbeiten kann. Die notwendigen Veränderungen werden unter maximaler Schonung von gesunder Zahnsubstanz geplant und umgesetzt. Als besondere Schwierigkeit war in diesem Fall das Fehlen der ersten Prämolaren zu berücksichtigen. Trotz der kieferorthopädischen Vorbehandlung war in sagittaler Richtung eine unphysiologische Zahn-zu-Zahn-Beziehung unumgänglich. Es wurden daher zentrale Aufbisse auf den oberen Zähnen geschaffen, die eine physiologische, axiale Belastung ermöglichten. Großen Raum nimmt in der Planung und in der Umsetzung die Beziehung der Eck- und Schneidezähne ein. Hier ist das Navigationssystem des Unterkiefers. Die muskulären Abläufe werden hier maßgeblich beeinflusst.

Die abgeschlossene Behandlung zeigt die große Differenz zur Ausgangssituation (■ Abb. 5.59 und 5.60).

Auffallend ist die extraorale Wirkung der Therapie. Vergleichen Sie die Portraits (■ Abb. 5.61). Der Zeitpunkt der Aufnahmen liegt etwa 2 1/2 Jahre auseinander. Decken Sie die Mundpartie zuerst ab und beachten Sie die Veränderung der Augenpartie durch das veränderte Bewegungsmuster der mimischen Muskulatur.

Seit dem Abschluss der Behandlung hat der Patient keine Rückenschmerzen mehr. Wenige

Tage nach der Fertigstellung beschrieb er das wiedererlangte physiologische, effiziente Kauen so: „Ich habe einen Apfel gegessen. Der ist in meinem Mund explodiert!". Die vor Therapiebeginn beschriebene schnelle Ermüdung der Kaumuskulatur tritt auch bei umfangreichen Mahlzeiten nicht mehr auf.

Die sehr guten Behandlungsergebnisse mit der MAGO sowie die jederzeitige Reproduzierbarkeit und Sicherheit im Behandlungsprotokoll sind mit anderen, dem Autor bekannte Verfahren, nicht erreichbar. Im Laufe der Jahre hat sich durch die hohe Sensitivität der Behandlung zwangsläufig die Zusammenarbeit mit weiteren

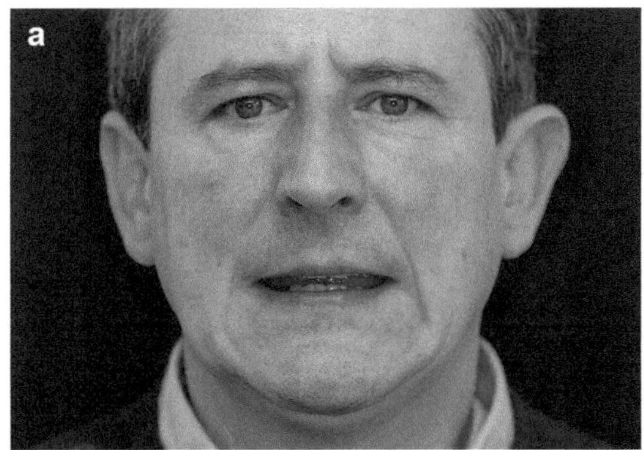

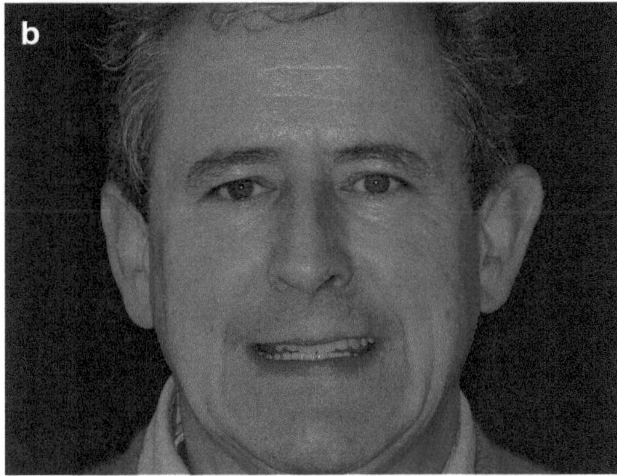

◘ **Abb. 5.61**   a, b Portrait Anfang (a) und Abschluss (b)

Therapeuten als notwendig herausgestellt. Aus dem Beobachten des Wechselspiels zwischen dem Kausystem und dem gesamten restlichen Körper hat sich die neue Disziplin der Dentokinetik entwickelt.

Die Dentokinetik begreift das Kausystem als ein in seiner Gesamtheit zu betrachtendes Organsystem. Dieses ist, wie jedes andere Organ, in den Gesamtkörper eingebettet. Störungen des Kausystems haben Auswirkungen auf den gesamten Organismus, ebenso wie Störungen im restlichen Organismus pathologische Vorgänge und Veränderungen des Kausystems verursachen können.

Das Therapiekonzept der Dentokinetik berücksichtigt die Wechselwirkungen von auf- und absteigenden Muskel- und Faszienketten ebenso, wie die Betrachtung der inneren Organe und des Immunsystems bis hin zur Psyche. Das Therapieziel ist, Patienten mit komplexen Störungen des stomatognaten und posturalen Systems eine dauerhafte Beschwerdefreiheit, basierend auf einer ursächlichen, interdisziplinären Behandlung, zu ermöglichen.

Ein Grundverständnis der angrenzenden Fachgebiete gehört zu den notwendigen Fähigkeiten des dentokinetisch arbeitenden Zahnarztes. Dazu gehören u. a. Physiotherapie, Osteopathie, Logopädie, Optometrie, Neurologie und weitere Fachrichtungen. Auch müssen die im Netzwerk tätigen Therapeuten ein Grundverständnis für die zahnärztliche Therapie haben.

Literatur

Bartolome G, Schröter-Morasch H (2010) Schluckstörungen – Diagnostik und Rehabilitation, 4. Aufl. Urban & Fischer/Elsevier, München

Bartolome G, Schröter-Morasch H (2013) Schluckstörungen: Diagnostik und Rehabilitation, 5. Aufl. Urban & Fischer/Elsevier, München

Bartolome G, Schröter-Morasch H (2014) Schluckstörungen: Diagnostik und Rehabilitation, 5. Aufl. Urban & Fischer/Elsevier, München (online-Zusatzinhalt)

Bartow K (2011) Physiotherapie am Kiefergelenk. Thieme, Stuttgart

Bienstein C, Fröhlich A (2010) Basale Stimulation in der Pflege – die Grundlagen. Huber, Bern

Birkmann U (2017) Kölner Befundsystem für Schluckstörungen. Kö.Be.S. ProLog, Köln

Bortz J, Döring N (2006) Forschungsmethoden und Evaluation für Human- und Sozialwissenschaftler. Springer, Heidelberg, S 177

Brügge W, Mohs K (1998) Therapie funktioneller Stimmstörungen: Übungssammlung zu Körper, Atem, Stimme, 4. Aufl. Ernst Reinhardt, München

Castillo Morales R (1998) Die Orofaziale Regulationstherapie, 2. Aufl. Verlag Pflaum, München

Coenen W et al (2015) Atlastherapie nach Arlen: 3-Zeichen-Test statt Röntgen. Man Med 53:330–337

Dammshäuser B (2005) Bobath-Konzept in der Pflege. Elsevier Urban & Fischer, München

Dommerholdt J, Mayoral des Moral O, Gröbli C (2006) Trigger point dry needling. J Man Manip Ther 14(4):E70–E87

Dvoràk J, Grob D (1999) Halswirbelsäule: Diagnostik und Therapie. Thieme, Stuttgart

Feldenkrais M (1968) Bewußtheit durch Bewegung. Der aufrechte Gang. Surkamp, Frankfurt a. M.

Frisch H (1991) Programmierte Untersuchung des Bewegungsapparates. Springer, Berlin

Fujiu M, Logemann JA (1996) Effect of a tongue-holding maneuver on posterior wall movement during deglutition. Am J Speech Lang Pathol 5:23–30

Gallo LM (2016) Analyse der Biomechanik des Kiefergelenks. Aktueller Stand. MKG-Chirurg 9:155–166

Greenman PE (1998) Lehrbuch der osteopathischen Medizin. Haug, Heidelberg

Hermanns W (2013) Geschichte der Osteopathie. In: Langer W, Hebgen E (Hrsg) Lehrbuch der Osteopathie. Haug, Stuttgart, S 2–16

Hollmann W, Strüder HK (2009) Sportmedizin. Schattauer, Stuttgart

Hotzenköcherle S (2013) Funktionelle Dysphagie-Therapie. Funktionelle Dysphagie-Therapie: Ein Übungsprogramm. Schulz-Kirchner, Idstein

Hotzenköcherle S (2016) Funktionelle Dysphagie-Therapie. Schulz-Kirchner, Idstein

Hülse M, Losert-Bruckner B, Schöttl R (2003) Neuromuskulär ausgerichtete Bisslagebestimmung mithilfe niedrigfrequenter Nervenstimulation. Man Med 41:120–128

Kallus A (2004) MÜO Myofunktions-Übungs-Ordner. K2-Verlag/Prolog Therapie- und Lernmittel, Köln

Kaltenborn FM (1985) Manuelle Mobilisation der Extremitätengelenke. Olaf Norlis Bokhandel, Oslo

Klein A et al (2016) Physiotherapeutische Interventionen als Mittel der Wahl bei kraniomandibulärer Dysfunktion? Literaturübersicht im europäischen Raum. Man Med 54:235–244

Klein-Vogelbach S (1990) Ballgymnastik zur funktionellen Bewegungslehre: Analysen und Rezepte. Springer, Heidelberg

Kopp S, Plato G (2003) Änderung der dreidimensionalen Lage der Unterkiefers durch Atlasimpulstherapie. Man Med 41:500–505

Kruse SA (2015) Lax Vox – Die Übungen zur Pflege, Heilung und Schulung der Stimme. PathoLink 1/2015(25):5–7

Langer W, Hebgen E (2013) Lehrbuch der Osteopathie. Haug, Stuttgart

Lewit K (2005) Manuelle Medizin bei Funktionsstörungen des Bewegungsapparats. Urban und Fischer, München

Liem T (2005) Kraniosakrale Osteopathie: Ein praktisches Lehrbuch. Hippokrates, Stuttgart

Motzko M, Weinert M (2005) Ora-Light®-System Therapiematerial zur Stimulation der Muskulatur im orofazialen Komplex. Anwendungsbeschreibung für die Behandlung dysphagischer Störungen. Sprachheilarbeit 50(2):84–88

Prosiegel M, Weber S (2016) Dysphagie. Springer, Berlin

Prosiegel M et al (2013) Leitlinien Neurogene Dysphagien. Überarbeitung August 2015. Deutsche Gesellschaft für Neurologie, Berlin

Ridder P-H (1998) Kieferfunktionsstörungen und Zahnfehlstellungen mit ihren Auswirkungen auf die Körperperipherie. Man Med 36:194–212

Roch J-B, Piron A (2013) Osteovox. Kursmanual 24.–26.5.2013, Mühlheim

Rogge E (2015) Neurofunktions!therapie in der Praxis (NF!T®), 2. Aufl. Verlag modernes lernen, Dortmund

Schiavoni ME (2000) Jaw rehabilitation program. Speech Pathology Associates, Maine

Schiavoni ME (2010) Jaw Rehabilitation Program. Speech Pathology Associates, Maine

Schopf P (2000) Anamnese und klinische Untersuchung. In: Diedrich P (Hrsg) Kieferorthopädie 1. Urban und Fischer, Jena, S 123–167

Schupp W, Marx G (2002) Manuelle Behandlung der Kiefergelenke zur Therapie der kraniomandibulären Dysfunktion. Man Med 40:177–183

Sihvo M (2017) History of the LAX VOX® tube exercise: QUICK first-aid and vocal self care. LAP LAMBERT Academic Publishing

Stanschus S, Kuhn W, Büßelberg N (2005) Notwendigkeit und Möglichkeiten der Verlaufsdokumentation bei Rehabilitation pharyngealer Schluckstörungen bei Schlaganfall-Patienten. Aphasie und angewandte Gebiete 1&2:29–50

Stelzenmüller W, Wiesner J (2010) Therapie von Kiefergelenkschmerzen. Thieme, Stuttgart

Travell JG, Simons DG (2002) Handbuch der Muskel-Triggerpunkte Obere Extremität, Kopf und Rumpf. Urban und Fischer, München

Upledger JF, Vredevoogd JD (1994) Lehrbuch der Kraniosakral-Therapie. Haug, Heidelberg

Von Piekartz H (2015) Kiefer, Gesichts- und Zervikalregion. Thieme, Stuttgart

Wachsmuth W, von Lanz T (1955) Praktische Anatomie Hals. Springer, Berlin

Weiterführende Literatur

AWMF-Registernummer: 030/111

Frey S (2011) Pädiatrisches Dysphagiemanagement. Elsevier, München

Motzko M, Mlynczak U, Prinzen C (2004) Stimm- und Schlucktherapie nach Larynx- und Hypopharynxkarzinomen. Elsevier, München

Nusser-Müller-Busch R (2011) Die Therapie des Facio-Oralen Trakts. Springer, Berlin

Nydahl P (2013) Basale Stimulation. Von der Kunst erfolgreichen Zähneputzens. Pflege 13:22–25

Nydahl P, Bartoszek G (Hrsg) (2012) Basale Stimulation – Neue Wege in der Pflege Schwerstkranker, 6. Aufl. Urban Fischer, München

Schuster P (2017) Funktionales Mundprogramm (FMP). Verlag modernes lernen, Dortmund

Serviceteil

© Springer-Verlag GmbH Deutschland, ein Teil von Springer Nature 2019
M. Motzko et al. (Hrsg.), *Kiefergelenk und Kaustörungen*,
https://doi.org/10.1007/978-3-662-59210-6

Sachverzeichnis

A

B

C

D

E

F